人生必须知道的健康知识
科普系列丛书

检验医学（上）

看数字诊疾病

KAN SHUZI ZHEN JIBING

总 主 编　郑静晨

本册主编　刘爱兵

U0189392

中国科学技术出版社
·北 京·

图书在版编目（CIP）数据

检验医学(上)：看数字诊疾病. /刘爱兵主编. —北京：中国科学技术出版社，2012.8

（人生必须知道的健康知识科普系列丛书/郑静晨总主编）

ISBN 978-7-5046-6162-3

Ⅰ. ①检… Ⅱ. ①刘… Ⅲ. ①医学检验—基本知识Ⅳ. ①R446

中国版本图书馆CIP数据核字（2012）第170889号

策划编辑	徐扬科
责任编辑	徐扬科
责任校对	孟华英
责任印制	李春利
封面设计	潘通印艺文化传媒
版式设计	周新河　程　涛　王　乐

出　　版	中国科学技术出版社
发　　行	科学普及出版社发行部
地　　址	北京市海淀区中关村南大街16号
邮　　编	100081
发行电话	010-62173865
传　　真	010-62179148
投稿电话	010-62176522
网　　址	http://www.cspbooks.com.cn

开　　本	720mm×1000mm　1/16
字　　数	200千字
印　　张	20.5
印　　数	1—10000册
版　　次	2012年8月第1版
印　　次	2012年8月第1次印刷
印　　刷	北京佳信达恒智彩色印刷有限公司

书　　号	ISBN 978-7-5046-6162-3 / R·1605
定　　价	51.00元

——《检验医学（上）》编委会——

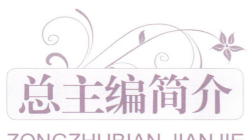

总主编简介
ZONGZHUBIAN JIANJIE

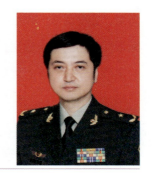

　　郑静晨，中国工程院院士、国务院应急管理专家组专家、中国国际救援队副总队长兼首席医疗官、中国武警总部后勤部副部长兼武警总医院院长，中国武警总医院现代化医院管理研究所所长。现兼任中国医学救援协会常务副会长、中国医院协会副会长、中国灾害防御协会救援医学会副会长、中华医学会科学普及分会主任委员、中国医院协会医院医疗保险专业委员会主任委员、中国急救复苏与灾害医学杂志常务副主编等，先后被授予"中国优秀医院院长"、"中国最具领导力院长"和"杰出救援医学专家"荣誉称号，2006年被国务院、中央军委授予一等功。

　　"谦谦为人，温润如玉；激情似火，和善如风"和敬业攀登、意志如钢是郑静晨院士的一贯品格。在他带领的团队中，秉承了"特别能吃苦、特别能学习、特别能合作、特别能战斗、特别能攻关、特别能奉献"的六种精神，瞄准新问题、开展新思维、形成新思路、实现新突破、攻克前进道路上的一个又一个堡垒，先后在现代化医院管理、灾害救援医学、军队卫勤保障、医学科学普及、社会公益救助等领域做出了可喜成就。

　　在现代化医院管理方面，凭借创新思维实施了"做大做强、以优带强"与"整体推进、重点突破"的学科发展战略，秉承"不图顶尖人才归己有，但揽一流专家为我用"的广义人才观，造就了武警总医院在较短时间内形成肝移植外科、眼眶肿瘤、神经外科、骨科等一批知名学科，推动医疗技术发展的局面。凭借更新理念，实施"感动服务"、"极致化服务"和"快捷服务补救"的新举措，通过开展"说好接诊一句话,温暖病人一颗心" 和"学习白求恩,争当合格医务人员"等培训,让职业化、标准化、礼仪化走进医院、走进病区,深化了卫生部提出的开展"三好一满意"活动的实践。凭借"他山之石可以攻玉"的思路,在全军医院较先推行了"标杆管理"、"精细化管理"、"落地绩效管理"、"质量内涵式管理"、"临床路径管理"和"研究型医院管理"等,有力地促进了医院的可持续发展。

在灾害救援医学领域,以重大灾害医学救援需求为牵引,主持建立了灾害救援医学这门新的学科,并引入系统优化理论,提出了"三位一体"救治体系及制定预案、人员配备、随行装备、技能培训等标准化方案,成为组建国家和省(市)救援体系的指导性文件。2001年参与组建了第一支中国国际救援队,并带领团队先后十余次参加国内外重大灾害医疗救援,圆满完成了任务,为祖国争得了荣誉,先后多次受到党和国家领导人的接见。

在推广医学科普上,着眼于让医学走进公众,提高公众的科学素养,帮助公众用科学的态度看待医学、理解医学、支持医学,有效贯通医患之间的隔阂。提出了作为一名专家、医生和医务工作者,要承担医学知识传播链中"第一发球员"的神圣职责,促使医、患"握手",让医患关系走向和谐的明天。科普是一项重要的社会公益事业,受益者是全体公民和整个国家。面对科普队伍严重老龄化,科普创作观念陈旧,运行机制急功近利等现象,身为中华医学会科学普及分会主任委员,他首次提出了"公众健康学"、"公众疾病学"和"公众急救学"等概念,并吸纳新鲜血液,培养年轻科普专家,广泛开展学术活动,利用电视和报纸两大载体,加强对灾害救援、现场急救、科技推广、营养指导、健康咨询等进行科普宣传,极大地提高了我国公众的医学科学素养。

在社会公益救助方面,积极响应党中央、国务院、中央军委的号召,发扬人民军队的优良传统,为解决群众"看病难、看病贵"及构建和谐社会,自2005年武警总医院与中国红十字会在国内率先开展了"扶贫救心"活动,先后救助贫困家庭心脏病患儿两千余人。武警总医院由此获得了"中国十大公益之星"殊荣,郑静晨院士获得全国医学人文管理奖。2001年,武警总医院与中华慈善总会联手启动了"为了我们的孩子——救治千名少数民族贫困家庭先心病患儿"行动，先后赴新疆、西藏少数民族地区开展先心病儿童筛查，将有手术适应证的患儿转运北京治疗，以实际行动践行了党的惠民政策，密切了民族感情，受到中央多家主流媒体的跟踪报道。

"书山有路勤为径，学海无涯苦作舟。"郑静晨院士勤奋好学、刻苦钻研，不仅在事业上取得了辉煌成就，在理论研究、学术科研领域也成绩斐然。先后主编《灾害救援医学》《现代化医院管理》《内科循证诊治学》等大型专著5部，发表学术论文近百篇，先后以第一完成人获得国家和省部级科研成果二等奖以上奖7项，其中《重大自然灾害医疗救援体系的创建及关键技术、装备研发与应用》获得国家科技进步二等奖，《国际灾害医学救援系列研究》获得华夏高科技产业创新一等奖，《国内国外重大灾害事件中的卫勤保障研究》获得武警部队科技进步一等奖等。目前，还承担着多项国家、全军和武警科研课题，其中"各种自然灾害条件下医疗救援队的人员、装备标准化研究"为国务院指令性课题。

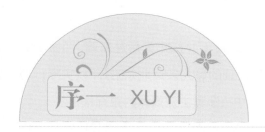

序一 XU YI

　　健康是人类的基本需要，人人都希望身心健康。世界卫生组织公布的数据表明，人的健康和寿命状况40%取决于客观环境因素，60%取决于人体自身因素。长期以来，人们把有无疾病作为健康的标准。这个单一的健康观念仅关注疾病的治疗，而忽视了疾病的预防，是一种片面的健康观。

　　在我国，人口老龄化及较低的健康素养教育水平，构成了居民疾病转型的内在因素，慢性非传染性疾病已经成为危害人民健康的主要公共卫生问题，其发病率一直呈现明显上升趋势。据统计，在我国每年约1000万例各种因素导致的死亡中，以心血管疾病、糖尿病、慢性阻塞性肺病和癌症为主的慢性病所占比例已超过80%，已成为中国民众健康的"头号杀手"。慢性病不仅严重影响社会劳动力的发展，而且已经成为导致"看病贵"、"看病难"的主要原因，由慢性病引起的经济负担对我国社会经济的和谐发展形成越来越沉重的压力，考验着我国的医疗卫生体制改革。

　　从某种层面理解，作为一门生命科学，医学是一门让人遗憾的学科，大多数疾病按现有的医学水平是无法治愈的。作为医生该如何减少这样的困境和尴尬？怎样才能让广大普通老百姓摆脱疾病、阻断或延缓亚健康而真正享受健康的生活？众所周知，国家的繁荣昌盛，离不开高素质的国民，离不开科学精神的浸染；同样，医学科学的进步和疾病预防意识的提升，需要从提高民众的医学科普素质入手。当前，我国民众疾病预防意识平均高度在世界同等国家范围内处于一个较低水平，据卫生部2010年调查结果显示，我国居民健康素养水平仅为6.48%，其中居民慢性病预防素养最低，在20个集团国中排名居后。因此，我们作为卫生管理者、医务工作者，应该努力提高广大民众的医学科学素养，让老百姓懂得疾病的规律，熟悉自我管理疾病的知识，掌握改变生活方式的技巧，促进和提高自我管理疾病的能力，逐步增强疾病预防的意识，这或许是解决我国医疗卫生体系现在所面临困境的一种很好的方式。中华医学会科学普及分会主任委员郑静晨院士领衔主编的《人生必须知道的健康知识科普系列丛书》，正是本着这样的原则，集诸多临床专家之经验，耗时数载，几易其稿，最终编写而成的。

这套医学科普图书具有可读性、趣味性和实用性，有其鲜明的特点：一是文字通俗易懂、言简意赅，采取图文并茂、有问有答的形式，避免了生涩的专业术语和难解的"医言医语"；二是科学分类、脉络清晰，归纳了专家经验集锦、锦囊妙计和肺腑之言，回答了医学"是什么？""为什么？""干什么？"等问题；三是采取便于读者查阅的方式，使其能够及时学习和了解有关医学基本知识，做到开卷有益。

我相信，在不远的将来，随着社会经济的进步，全国人民将逐步达到一个"人人掌握医学科普知识，人人享受健康生活"的幸福的新阶段！

中央保健委员会副主任
卫 生 部 副 部 长
中 国 医 院 协 会 会 长

二〇一二年七月十六日

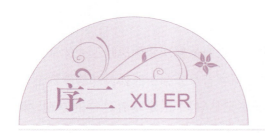

科普——点燃社会文明的火种

科学，是人类文明的助推器；科学家，是科学传播链中的"第一发球员"。在当今社会的各个领域内，有无数位卓越科学家和科普工作者，以他们的辛勤劳动和聪明智慧，点燃了社会文明的火种，有力地促进了社会的发展。在这里，就有一位奉献于医学科普事业的"第一发球员"——中华医学会科学普及分会主任委员郑静晨院士。

2002年6月29日，《中华人民共和国科学技术普及法》正式颁布，明确了科普立法的宗旨、内容、方针、原则和性质，这是我国科普工作的一个重要里程碑，标志着科普工作进入了一个新阶段。2006年2月6日，国务院印发了《全民科学素质行动计划纲要（2006—2010—2020年）》（以下简称《科学素质纲要》）。6年来，《科学素质纲要》领导小组各成员单位、各级政府始终坚持以科学发展观为统领，主动把科普工作纳入全民科学素质工作框架之内，大联合、大协作，认真谋划、积极推进，全民科学素质建设取得了扎扎实实的成效。尽管如此，我国公民科学素质总体水平仍然较低。2011年，中国科协公布的第八次中国公民科学素养调查结果显示，我国具备基本科学素养的公民比例为3.27%，相当于日本、加拿大和欧盟等主要发达国家和地区在20世纪80年代末、90年代初的水平。国家的繁荣昌盛，离不开高素质的国民，离不开科学精神的浸染。所以，科普从来不是纯粹的科学问题，而是事关社会发展的全局性问题。

英国一项研究称，世界都在进入"快生活"，全球城市人走路速度比10年前平均加快了10%，而其中位居前列的几个国家都是发展迅速的亚洲国家。半个多世纪以前，世界对中国人的定义还是"漠视时间的民族"。而如今，在外国媒体眼中，"中国人现在成了世界上最急躁、最没有耐性的地球人"。

人的生命只有一次，健康的生命离不开科学健康意识的支撑。在西方发达国家，每年做一次体检的人达到了80%，而在我国，即使是在大城市，这一比例也只有30%～50%。我国著名的心血管专家洪昭光教授曾指出：目前的医生可分为三种。一种是就病论病，见病开药，头痛医头，脚痛医脚，只治病，不治人。第二种医生不但治病，而且治人，在诊病时，能关注患者心理问题，分析病因，解释病情，同时控制有关危险因素，使病情全面好转，减少复发。第三种医生不但治病和治人，而且能通过健康教育使人群健康水平提高，使健康人不变成亚健康人，亚健康人不变成病人，早期病人不变成晚期病人，使整个人群发病率、死亡率下降。

由郑静晨院士担任总主编的《人生必须知道的健康知识科普系列丛书》的正式出版，必将为医学科普园里增添一朵灿然盛开的夏荷，用芬芳的笑靥化解人间的疾苦折磨，用亭亭的气质点缀人们美好生活。但愿你、我、他一道了解医学科普现状，走近科普人群，展望科普未来，共同锻造我们的医药卫生科技"软实力"。

是为序。

中国科协书记处书记
中国科技馆馆长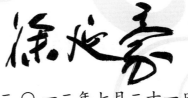

二〇一二年七月二十一日

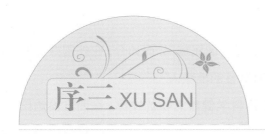

　　"普及健康教育，实施国民健康行动计划"。这是国家"十二五规划纲要"中对加强公共卫生服务体系建设提出的具体要求，深刻揭示了开展健康教育，普及健康知识，提高全民健康水平的极端重要性，是建设有中国特色社会主义伟大事业的目标之一，是改善民生、全面构建和谐社会的重要条件和保障，也是广大医务工作者的职责所系、使命所在。

　　人生历程，生死轮回，在飞逝而过的时光岁月里，在玄妙繁杂的尘世中，面对七情六欲、功名利禄、得失祸福以及贫富贵贱，如何安度人生，怎样滋养健康并获得长寿？是人类一直都在苦苦追问和探寻的命题。为了解开这一旷世命题，千百年来，无数名医大师乃至奇人异士都对健康作了仁者见仁、智者见智的注解。

　　为此，我们有必要先弄明白什么是健康？其实，在《辞海》《简明大不列颠百科全书》以及《世界卫生组织宪章》等词典文献中，对"健康"一词都作过明确的解释和定义，在这里没有必要再赘述。而就中文语义而言，"健康"原本是一个合成的双音节词，这两个字有不同的起源，含义也有较大的差别。具体地讲，"健"主要指形体健硕、强壮，因此，有健身强体的日常用语。《易经》中"天行健，君子以自强不息"说的就是这个意思；而"康"主要指心态坦荡、宁静，像大地一样宽厚、安稳，因此，有康宁、康泰、安康的惯常说法。孔圣人所讲的"仁者寿、寿者康"阐述的就是这个道理。据此，我的理解是"健"与"康"体现了中国文化的二元共契与两极互动，活脱就像一幅阴阳互补、和谐自洽的太极图：健是张扬，是亢奋，是阳刚威猛，强调有为进取；康是温宁，是收敛，是从容绵柔，强调无为而治。正如《黄帝内经》的《灵枢·本神》篇里所讲的："智者之养生也，必顺四时而适寒暑，和喜怒而安居处，节阴阳而调刚柔，如是，则避邪不至，长生久视"那样，才能使自己始终处于一个刚柔相济、阴阳互补的平衡状态，从而达到养生、健康、长寿的目的。而至于那种认为"不得病就意味着健康"的认识，是很不全面的。因为事实上，人生在世，吃五谷杂粮，没有不得病的。即使没有明显的疾病，每个人对健康与否的感觉也具有很大的主观性和差异性。换句话说，觉得身体健康，不等于身体没病。《健康手册》的作者约翰·特拉维斯就曾经说过："健康的人并不必须是强壮的、勇敢的、成功的、年轻的，甚至也不是不得病的。"所以，我认为，健康是相对的、动态的，是身体、心灵与精神健全的完美嫁接和综合体现，是生命存在的最佳状态。

如果说长寿是人们对于明天的希冀，那么健康就是人们今天需要把握的精彩。从古到今，人们打破了时间和疆界的藩篱，前赴后继，孜孜以求，在奔向健康的路上，王侯将相与布衣白丁，医生、护士与患者无不如此。从"万寿无疆"到"永远健康"，这里除了承载着一般人最原始最质朴的祈求和祝愿外，也包含了广大民众对养生长寿之道的渴求。特别是随着社会的进步、经济的发展、人们生活水平和文明程度的提高，健康已成为当下大家最为关注的热点、难点和焦点问题，一场全民健康热、养生热迅速掀起。许多人想方设法寻访和学习养生之道，有的甚至道听途说，误入歧途。对此，我认为当务之急就是要帮助大家确立科学全面的养生观。其实，古代学者早就提出了"养生贵在养性，而养性贵在养德"的理论。孔子在《中庸》中提出"修生以道，修道以仁"，"大德必得其寿"，讲的就是有高尚道德修养的人，才能获得高寿。而唐代著名禅师石头希迁（又被称为"石头和尚"）无际大师，91岁时无疾而终。他曾为世人开列的"十味养生奇方"中的精要就在于养德。他称养德"不劳主顾，不费药金，不劳煎煮"，却可祛病健身，延年益寿。德高者对人、对事胸襟开阔，无私坦荡，光明磊落，故而无忧无愁，无患无求。身心处于淡泊宁静的良好状态之中，必然有利于健康长寿。而现代医学也认为，积德行善，乐于助人的人，有益于提高自身免疫力和心理调节力，有利于祛病健身。由此，一个人要想达到健康长寿的目的，必须进行科学全面的养生保健，并且要清醒地认识到：道德和涵养是养生保健的根本，良好的精神状态是养生保健的关键，思想观念对养生保健起主导作用，科学的饮食及节欲是养生保健的保证，正确的运动锻炼是养生保健的源泉。

"上工不治已病治未病"，意思是说最好的医生应该预防疾病的发生，做到防患于未然。这是《黄帝内经》中最先提出来的防病养生之说，是迄今为止我国医疗卫生界所遵守的"预防为主"战略的最早雏形。其中也包含了宣传推广医学科普知识，倡导科学养生这一中国传统健康文化的核心理念。然而，实事求是地讲，近些年来，在"全民养生"的大潮中，相对滞后的医学科普宣传，却没能很好地满足这一需求。以至于出现了一个世人见怪不怪的现象：内行不说，外行乱说；不学医的人写医，不懂医的人论医。一方面，老百姓十分渴望了解医学防病、养生保健知识；另一方面，擅长讲医学常识、愿意写科普文章的专家又太少。加之，中国传统医学又一直信奉"大医隐于民，良药藏于乡"的陈规，坚守"好酒不怕巷子深"的陋识，由此，就为那些所谓的"神医大师"们粉墨登场提供了舞台和机会。可以这么说，凡是"神医大师"蜂拥而起、兴风作浪的时候，一定是医疗资源分配不均、医学知识普及不够、医疗专家作为不多的时候。从2000年到2010年，尽管"邪门歪道"层出不穷，但他们骗人的手法却如出一辙：出书立传、上节目开讲坛、乃至卖假药卖伪劣保健品，并冠以"国家领导人保健医生"、"中医世家"、"中医教授"等虚构的身份、虚构的学历掩人耳目，自欺欺人。这些乱象的出现，我认为，既有医疗体制上的多种原因，也有传统文化上的深刻根源，既是国人健康素养缺失的表现，更是广大医务工作者没有主动作为的失职。因此，我愿与同行们在痛定思痛之后，勇敢地站出来，承担起维护医学健康的社会责任。

无论是治病还是养生，最怕的是走弯路、走错路，要知道，无知比疾病本身更可怕。世界卫生组织前总干事中岛宏博士就曾指出："许多人不是死于疾病，而是死于无知。"综观当今医学健康的图书市场，养生保健类书籍持续热销，甚至脱销。据统计，在2009年畅销书的排行榜上，前20名中一半以上与养生保健有关。到目前为止，全国已有400多家出版社出版了健康类图书达数千种之多。而这其中，良莠不齐，鱼目混珠。鉴于此，出于医务工作者的良知和责任，我们以寝食难安的心情、扬清激浊的勇气和正本清源的担当，审慎地邀请了既有丰富临床经验又热衷于科普写作的医疗专家和学者，共同编写了这套实用科普书籍，跳出许多同类书籍中重知识宣导、轻智慧启迪，重学术堆砌、轻常识普及，重谈医论病、轻思想烛照的束缚，从有助于人们建立健康、疾病、医学、生命认识的大视野、大关怀、大彻悟的目的出发，以常见病、多发病、意外伤害、诊疗手段、医学趣谈等角度入手，系统地介绍了一系列丰富而权威的知病治病、自救互救、保健养生、康复理疗的知识和方法，力求使广大读者一看就懂、一学就会，从而相信医学，共享健康。

最后，我想坦诚地说，单有健康的知识，并不能确保你一生的健康。你的健康说到底，还是应该由自己负责，没有任何人能替代。你获得的知识、学到的技巧、养成的习惯、作出的选择以及日复一日习以为常的生活方式，都会影响并塑造你的健康和未来。因此，我们必须从现在开始，并持之以恒地付诸实践、付诸行动。

　　以上就是我们编写此书的初衷和目的。但愿能帮助大家过上一种健康、幸福、和谐、美满的生活，使我们的生命更长久！

中　国　工　程　院　院　士
中华医学会科普分会主任委员
中国武警总部后勤部副部长
武　警　总　医　院　院　长

郑静晨

二〇一二年七月于北京

前言 QIANYAN

人们对健康及检验医学知识的了解已经从过去看不懂化验单转变成现在知道基本的检验常识。比如大众早已熟知：感冒发烧，可能"血象高"；转氨酶高可能得了肝炎；血糖高可能是糖尿病等等。现在，人们更希望从诸多的实验数据中综合地了解疾病诊断和治疗的知识；更渴望从数据中获得疾病预防及健康保健常识。

检验医学是伴随着生物医学、自动化技术、信息技术、基因芯片技术等多学科理论和技术发展而快速发展的，已构成疾病诊断、预防、治疗医学不可缺少的一部分。人们到医院做健康体检或就诊时：看到的是一排排精密仪器和设备，为之惊叹——我们与国外的水平也差不多了！手里拿到的是一张张化验单，为之迷惑——密密麻麻的数据和符号看不明白！

这是我从事检验医学30年来，无论从专业医师角度还是大众角度，所深深体会到的。

出一本科普类型的书，把专业性强、人们不熟悉的医学知识转化成为大众"套餐"，让普通大众把这些专业知识消化成"常识"，是编写这本书的初衷！

《看数字诊疾病》这本科普书，分上、下二两册与您见面了。上册包括检验医学的临床化学检验，免疫学检验，微生物学检验和临床体液学检验四部分内容；下册包括血液学及输血检验，人类疾病的基因诊断及基因治疗，毒物检测三部分内容。该书介绍了检验医学和部分预防医学专业的主要内容，以介绍经典和常规的理论与方法为主，并涵盖了某些领域得到专家们认可的进展。对某些系统疾病，从脏器结构、生理功能、疾病时的表现阐述实验诊断的目的和临床意义。在写作风格上，用通俗的语言表述、以问答形式来展现。书中配有大量卡通画和专业图片，使内容活跃，让大众容易接受。

由于检验医学进展飞快，学科多，领域广，书中未能涵盖检验医学的全部内容，以适宜大众口味为主，请专家谅解！书中有些参考值和单位尚未统一，加之各实验室实验方法尚不相同，到医院体检或诊断疾病时以该院参考值为准，请读者朋友见谅！

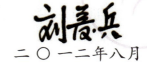

二〇一二年八月

C 目录
ONTENTS

临床生物化学检验
漫谈

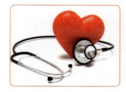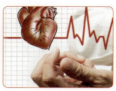

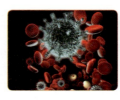
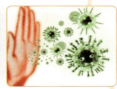

细说临床免疫学检验

微生物是敌是友
——临床微生物检验面面观

水谷运化之"精华"
——临床体液学检验趣谈

谷之终产物——粪便检验 248

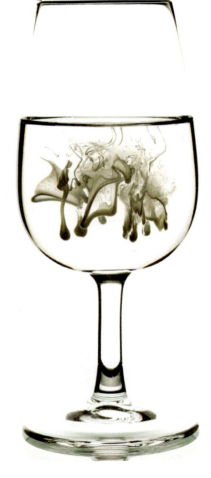

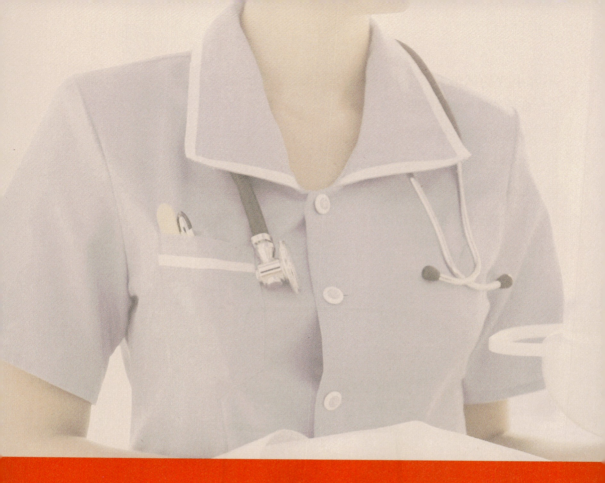

LINCHUANG SHENGWU
HUAXUE JIANYAN MANTAN

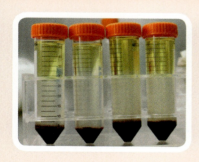

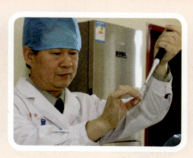

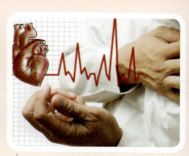

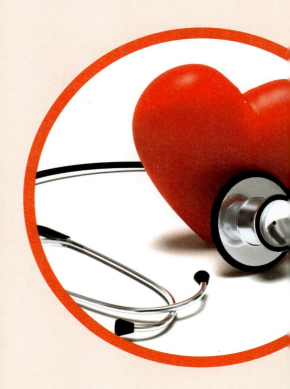

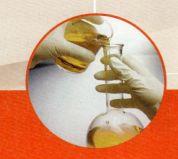

临床生物化学检验漫谈

俗话说"朝霞不出门，晚霞行千里"，我们人类在很早就懂得通过天象的变化预测天气的晴雨变化。那么，我们人类的身体健康能不能通过什么来反映出来呢？其实，体现我们身体健康晴雨变化的最好指标就是人体生物化学指标的检查。它可以通过对我们身体从头到脚的各项化学物质含量的检测，来综合反映出身体健康情况，是当之无愧的身体健康晴雨表。

警惕您"能量表"的变化 ——血糖代谢的 检测

一个12岁男孩的妈妈发现，最近他的小孩吃得多、喝得多、尿得多，但孩子仍然非常瘦，这是怎么回事呢？这位妈妈带孩子上医院一检查，发现小孩血糖严重超标，医生说这是糖尿病。人体血液中的糖是为人们日常各种活动提供能量的直接物质，人的任何活动都离不开它，就像汽车要跑起来就离不开汽油一样。血糖的高低直接影响机体的各项活动，是我们人体的"能量表"。那么，血糖是怎样产生的？血糖是越高越好吗？让我们一起来探个究竟。

糖的主要功能是什么

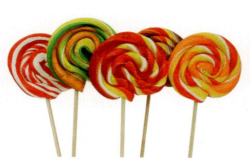

糖类又称碳水化合物，是人体最主要的热能来源。糖类在人体内消化后，主要以葡萄糖的形式被吸收利用，为人体提供能量。

糖类是构成机体的成分，并在多种生命过程中起重要作用。糖类与脂肪及蛋白质代谢有密切的关系。糖类与脂类形成的糖脂是

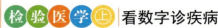
细胞膜与神经组织的组成成分；糖类与蛋白质合成的粘蛋白是构成结缔组织的基础。糖类与蛋白质结合成糖蛋白可构成抗体、某些酶、激素等具有重要生物活性的物质。人体的大脑和红细胞必须依靠血糖供给能量。

当蛋白质进入机体后，使组织中游离氨基酸浓度增加。游离氨基酸合成蛋白质是一个耗能过程，如糖类补充能量，可节省一部分氨基酸，有利于蛋白质合成。食物纤维是一种不能被人体消化酶分解的糖类，虽不能被吸收，但能吸收水分，使粪便变软，体积增大，从而促进肠蠕动，有助排便。脂肪在人体内的完全氧化，需要糖供给能量。当人体内糖不足，或身体不能利用糖时(如糖尿病患者)，所需能量大部分要由脂肪供给。脂肪氧化不完全，会产生一定数量的酮体。酮体过分聚积使血液酸度偏高，会引起酮症酸中毒。

糖类是怎样在人体内消化、吸收和代谢的

小肠是食物中糖消化的主要场所。小肠中有胰腺分泌的胰淀粉酶、小肠黏膜上皮细胞分泌的帮助糖消化的酶——α-糊精酶和二糖酶。糖的吸收是一个依赖于特定载体转运的主动耗能过程。糖的代谢主要是指糖在体内的一系列复杂化学反应。在很大程度上，糖的代谢受氧供应状况的影响，分为糖在无氧条件下的无氧分解和糖在有氧条件下的有氧氧化。糖可以合成糖原储存于肝脏中。其他的非糖物质也可以转化为糖，提供机体所需要的能量。

人体内有氧和缺氧情况下糖代谢有何不同

葡萄糖是糖类的一种，在有氧条件下，会彻底氧化成水和二氧化碳。这个过程是葡萄糖分解代谢的主要途径。在缺氧情况下，葡萄糖生成乳酸的过程，称为糖的无氧酵解。其最重要的生理意义在于迅速提供能量，这对肌肉收缩尤为重要。肌肉内的能量只要肌肉收缩几秒钟即可耗尽。葡萄糖有氧氧化反应时间长，来不及满足

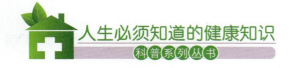
肌肉活动需要,此时即使不缺氧,也会通过糖酵解迅速获得能量。此外,成熟红细胞所需能量全靠糖酵解供能,神经细胞、白细胞等依赖其提供部分能量。

糖原是怎样合成和分解的

　　糖原是由葡萄糖残基构成的含许多分支的大分子高聚物,是人和动物的糖贮存库,也可以称之为能源库。糖原在人的肝脏和肌肉中含量最大,当人体血液中葡萄糖含量较高时,就会结合成糖原储存于肝脏和肌肉中。在机体摄入糖后,一小部

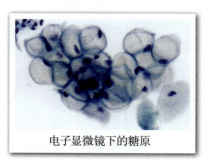

电子显微镜下的糖原

分转变为糖原,大部分转变为脂肪储存起来。肝糖原是人体血糖的重要来源。肌糖原主要是在肌肉收缩时迅速供能。糖原在机体需要葡萄糖时可以迅速分解为葡萄糖,供给机体能量。因为人体肌肉内没有葡萄糖-6-磷酸酶,所以肌糖原不能在肌肉内分解成葡萄糖。

为什么糖类会"异生"

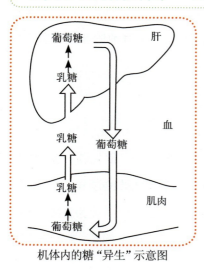

机体内的糖"异生"示意图

　　当人体长期未进食的时候,为了保证血糖能正常供应人体所需要的能量,机体会利用简单的非糖前体(乳酸、甘油、生糖氨基酸等)转变为糖(葡萄糖或糖原),以维持血糖在正常范围内,这就是机体内的糖异生。糖异生的主要器官是肝。肾在正常情况下糖异生能力只有肝的1/10,但长期饥饿时肾糖异生能力可大为增强。

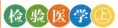

什么是血糖，血糖越高越好吗

　　血糖是指血液中糖的含量。由于正常人血液中糖主要是葡萄糖，且测定血糖的方法也主要是检测葡萄糖，所以一般认为，血糖是指血液中的葡萄糖。血糖不是越高越好，必须维持在一定的范围之内，（通常是空腹血糖浓度3.9~6.1mmol/L）。血糖浓度过高或过低都会对身体造成危害，如血糖浓度过低（低于3.3 mmol/L），人易出现头晕、倦怠无力、心悸等低血糖症状；另外，血糖浓度过高（空腹高于7.8 mmol/L），特别是长期的高血糖和尿糖，易患上糖尿病。

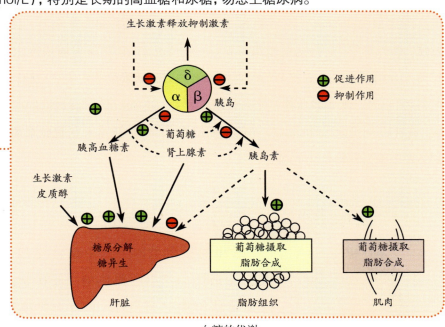

血糖的代谢

化验单上的血糖水平高低和糖尿病有什么关系

　　当空腹血糖浓度高于7.2~7.8mmol/L，称为高血糖。当血糖浓度高于8.9~10.0mmol/L时，即超过了肾小管的重吸收能力，则可出现糖尿。血糖的测定是

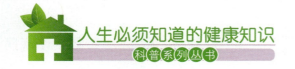
糖尿病生物化学检测中常用的方法之一。化验单上的血糖浓度可以作为确诊糖尿病的重要依据。如果空腹血糖浓度持续高于血糖的正常范围，并伴有糖尿，再结合一些临床症状，如多食、多饮、多尿，有的还伴有体重减轻（医学上俗称"三多一少"）等，就可以初步诊断为糖尿病。可见，空腹血糖持续高于正常值是诊断糖尿病最关键的一个指标。

什么样的标本适合做血糖检测

测定血糖的血液可以是静脉血浆、静脉全血或毛细血管全血，以血浆最为方便，最为常用，测得结果也最可靠。一般情况下，全血葡萄糖浓度比血浆的低10%～15%；毛细血管血样与静脉血样二者的葡萄糖浓度测定值在空腹时无区别，但餐后1小时二者血浆血糖水平可相差2.27±0.66mmol/L。测血糖的血浆可取空腹，进食后1小时或随机取血，一般采用空腹血样本。正常人空腹血浆葡萄糖浓度的参考范围为3.9～6.1mmol/L。

为什么尿是"甜"的

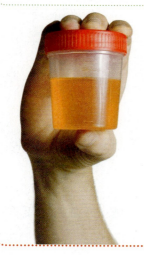

尿甜的原因是因为尿中糖含量增高。正常人24小时由尿排出的葡萄糖少于0.5g，在常规尿葡萄糖检测时为阴性。只有当血糖浓度高于8.9～10.0mmol/L，超过肾小管重吸收能力时，尿糖试验为阳性，这一血糖水平称为肾糖阈。有些糖尿病患者是由于肾糖阈值低于正常人，如妊娠期妇女由于肾糖阈值降低，可出现暂时性糖尿。而糖尿病患者肾糖阈值可高于正常人。

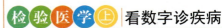

一位同事空腹血糖增高，就是得了糖尿病吗

糖尿病的判定标准为：有典型糖尿病症状，多尿、多饮和体重下降无法解释者；任意时候血糖浓度≥11.1mmol/L或空腹血糖浓度（FPG）≥7.0mmol/L。

如果有症状只要有一次空腹或餐后血糖浓度达到下述糖尿病诊断标准，就可以判定为糖尿病。如果完全没有糖尿病症状，就需要空腹和餐后血糖浓度同时达到下述标准，才可以判为糖尿病。

糖尿病诊断标准		血浆		全血	
		静脉	毛细血管	静脉	毛细血管
糖尿病	空腹	≥7.0	≥7.0	≥6.1	≥6.1
	餐后2小时	≥11.0	≥12.2	≥10.0	≥11.1
糖耐量受损	空腹	6.1~6.9	6.1~6.9	5.6~6.0	5.6~6.0
	餐后2小时	7.8~11.0	8.9~12.1	6.7~8.9	7.8~11.0

为什么要查不同时间段的血糖呢

糖耐量试验是一种葡萄糖负荷试验，是根据5次葡萄糖水平，用以了解机体对葡萄糖的调节能力。以测定血糖的时间为横坐标，血糖浓度为纵坐标。临床上常用的方法是清晨抽空腹血后，口服100g葡萄糖（或按1.5~1.75g/kg体重），给糖后0.5、1、2、3小时各取血1次，将测得的血糖按上述方法做耐糖曲线（如图）。

（1）糖耐量正常者由于存在正常的代谢调节机制，服糖后0.5~1小时血糖浓度暂时略有升高，耐糖曲线显示峰值<10mmol/L，且尿糖阴性。1小时后血糖浓度逐渐降低，一般2小时左右恢复至空腹3.9~6.1mmol/L水平。此种糖耐量曲线说明机体处理糖负荷的能力良好。

（2）典型的糖尿病患者糖耐量试验：空腹血糖浓度≥8.0mmol/L，服糖后血糖浓度急剧升高，血糖浓度增高的时间为0.5~1小时，峰值超过10mmol/L，并出现尿糖；之后血糖浓度恢复缓慢，常常2小时以后仍高于空腹水平。说明患者调节摄入糖的能力降低。此时，重要的判断指标是服糖后2小时血糖浓度仍然高于空腹水平。对于早期糖尿病患者，可只表现为服糖后2小时血糖浓度高于8mmol/L。若空腹血糖浓度正常而服糖后2小时血糖浓度大于11mmol/L，以及空腹血糖浓度>8mmol/L而服糖后2小时的血糖浓度水平在8~10.9mmol/L者，均应诊断为糖尿病。

（3）糖耐量受损：如果非妊娠的成年人糖耐量试验呈现空腹葡萄糖水平浓度<8.0mmol/L，服糖后60、90分钟的血糖浓度≥11mmol/L，而2小时血糖浓度在8~11mmol/L则为轻度耐糖能力下降，称为亚临床或无症状的糖尿病。这类患者几年后可能有1/3恢复正常，1/3仍为糖耐量受损，1/3则转为糖尿病。近来发现，这些患者容易发生小血管合并症，如冠心病、脑血管病，而不会发生微血管合并症，如视网膜病、肾病。

糖耐量试验受许多因素影响，如年龄、饮食、劳动、应激、药物、胃肠功能、标本采集和葡萄糖测定方法。所以，临床上要具体情况具体分析。

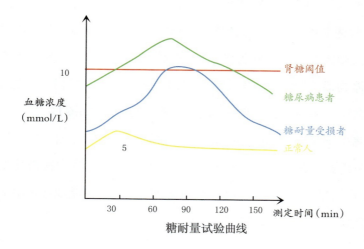

糖耐量试验曲线

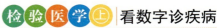

什么是胰岛素，
为什么要同时监测血浆胰岛素和C-肽

　　胰岛素是由人体胰腺的胰岛β细胞合成和分泌的一种蛋白质。这种蛋白质为多肽激素，主要是促进肝脏、骨骼肌和脂肪组织对葡萄糖的摄取和转化，同时抑制肝脏的糖原分解和糖异生，总的效应是降低血糖浓度。

　　当胰岛素生成时，在蛋白水解酶的作用下，胰岛素原生成胰岛素和C-肽，二者一起分泌入血。虽然检查胰岛素分泌功能对诊断糖尿病有重要意义，但因血中本身存在胰岛素抗体，有些糖尿病患者又使用了外源性胰岛素治疗，因此测定血中胰岛素浓度或口服葡萄糖耐量试验都不能得到准确的结果。然而，测定C-肽则可克服这些干扰。所以，要了解胰岛素合成及分泌功能时，可以酌情选择测定胰岛素原、胰岛素或C-肽，达到判断胰岛素分泌功能的目的。

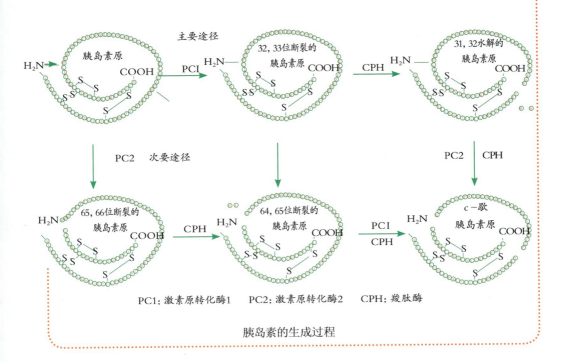

PC1：激素原转化酶1　　PC2：激素原转化酶2　　CPH：羧肽酶

胰岛素的生成过程

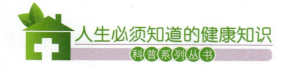
测到体内有胰岛素抗体是怎么回事

胰岛素自身抗体可在I型糖尿病的亚临床期和临床期出现。这类抗体和人胰岛素发生反应，同时与其他物种的胰岛素也有交叉反应性。不仅可以使胰岛素的使用剂量增加，也会干扰对胰岛素的检测。在少数胰岛素依赖性糖尿病病例中，患者体内的胰岛素抗体由外源性胰岛素引起。改善动物来源胰岛素的纯度和使用重组人胰岛素可减少抗体的产生。未接受外源性胰岛素治疗的患者很少产生这种抗体。检测胰岛素抗体可帮助指导胰岛素的治疗。

C-肽检测能反映机体哪个部位的功能

C-肽又叫连接肽。C-肽与胰岛素都是由胰岛β细胞分泌的胰岛素原分裂而成的等分子肽类物质。测定血清C-肽可反映胰岛β细胞贮备功能。和胰岛素的检测相比，由于C-肽没有胰岛素的生理作用，与胰岛素抗体无交叉反应，不受胰岛素抗体的干扰，因此C-肽测定较胰岛素测定能够更为准确地反映胰岛功能。

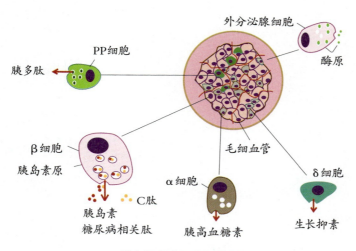

胰岛细胞生理功能示意图

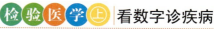

检测糖化血红蛋白 和糖化血清蛋白有什么不一样吗

糖化血红蛋白（GHb）是血中葡萄糖与红细胞的血红蛋白相结合的产物。糖化血红蛋白中最大的一个成分是HbA1c，现大多用HbA1c来表示糖化血红蛋白。HbA1c的数值高低与近2~3月个内血糖浓度的高低成正比。血糖浓度越高，持续时间越长，HbA1c就越高，因此能客观地反映过去6~8周的平均血糖水平。HbA1c不受即刻血糖高低的影响，是临床上观察糖尿病患者血糖是否得到长期控制的一个重要的衡量指标。大量研究表明，血糖控制良好，HbA1c保

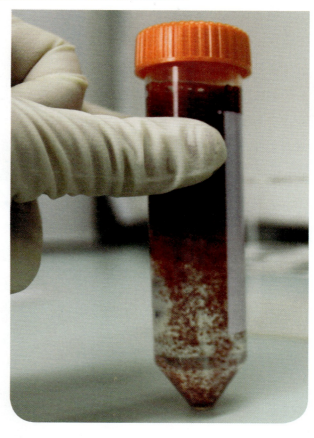

持正常或接近正常，可有效地防止糖尿病慢性并发症的发生和发展。

与HbA1c相类似，血清蛋白（主要是血清白蛋白）亦会被糖化，与葡萄糖结合形成的一种酮胺，又称为果糖胺，其半衰期为17~19天，能反映近2~3周的平均血糖水平。相对于糖化血红蛋白来说，糖化血清蛋白变化更快。如果说，血糖数据是一张照片的话，那么糖化血红蛋白和糖化血清蛋白就是一段录像，能更真实、客观地反映患者的血糖变化及控制情况。

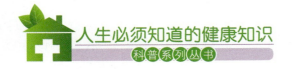
重温旧梦——糖化血清蛋白为什么能反映过去2～3周的血糖变化

血清白蛋白在高血糖浓度情况下会发生糖基化，主要是白蛋白肽链189位赖氨酸与葡萄糖结合形成高分子酮胺结构。其结构类似果糖胺，故也称为果糖胺测定。由于白蛋白的半衰期比血红蛋白短，转换率快，约17~19天，故可通过测定血清糖基化蛋白水平来反映2~3周前的血糖控制

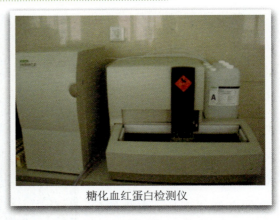

糖化血红蛋白检测仪

情况，从而制定控制糖尿病患者血糖浓度的短期方案，结合糖化血红蛋白的长期数据，采用更有效的治疗药物，将患者血糖维持在正常范围。

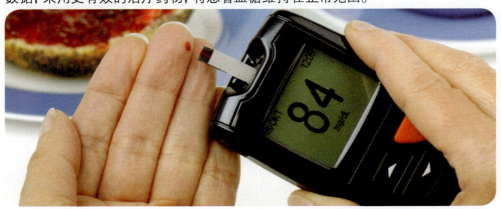

血糖自测

血糖浓度低有坏处吗

血糖浓度太低可直接对机体组织细胞产生严重的损害，特别是脑组织的损害，还可诱发其他严重疾病，如急性心肌梗死等。所以，一旦发生低血糖，应及时处理。

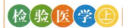

小心血液"富营养化"
——血清脂质及
脂蛋白检测

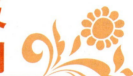

临床生物化学
检验漫谈

　　我们都知道，当湖泊中过量的氮、磷、氨富集，藻类繁殖过多时，水体的能见度和活性就会降低，形成富营养化污染。那么，如果把我们人体的血液比喻成湖泊的话，血液中的脂类物质就像湖泊中的藻类，当它们过多时，血液就会出现"富营养化"现象，产生严重的不良后果。让我们一起去了解我们人体血液中的脂质，并学会管理好我们身体之"湖"的"藻类"吧。

脂类物质是怎样被人体消化和吸收的

　　脂类的消化主要在小肠上段经各种酶及胆汁酸盐的作用，水解为甘油、脂肪酸等。脂类的吸收主要是经过中、短链脂肪酸构成的甘油三酯乳化后被人体吸收，在肠黏膜细胞内水解为脂肪酸及甘油，经门静脉入血。长链脂肪酸构成的甘油三酯在肠道分解为长链脂肪酸和甘油一酯，在肠黏膜细胞内再合成甘油三酯，与载脂蛋白、胆固醇等结合成乳糜微粒经淋巴入血，然后进入全身各个器官。

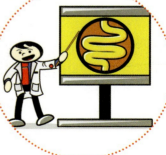

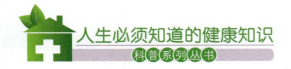
血清脂类物质的分类及功能有哪些

血清（浆）脂类简称血脂。其成分主要包括甘油三酯、胆固醇、胆固醇酯、磷脂等，均以溶解度较大的脂蛋白复合体形式存在于血液中。

（1）甘油三酯

在脂肪细胞内激素敏感性甘油三酯脂酶作用下，将脂肪分解为脂肪酸及甘油，并释放入血供其他组织氧化。长期饥饿，糖供应不足时，脂肪酸被大量动用，转运至脑为其供能。严重糖尿病患者，葡萄糖得不到有效利用，脂肪酸转化生成大量酮体，超过肝外组织利用的能力，引起血中酮体升高，可导致酮症酸中毒。

（2）磷脂

含磷酸的脂类称磷脂，可分为两类：甘油磷脂和鞘磷脂。由甘油构成的磷脂称甘油磷脂，由鞘氨醇构成的磷脂称鞘磷脂。甘油磷脂是机体含量最多的一类磷脂，除了构成生物膜外，还是胆汁和膜表面活性物质等的成分之一，并参与细胞膜对蛋白质的识别和信号传导。鞘磷脂由神经鞘磷脂酶（属磷脂酶C类）作用，使磷酸酯键水解产生磷酸胆碱及神经酰胺（N-脂酰鞘氨醇）。若缺乏此酶，可引起痴呆等鞘磷脂沉积病。

（3）胆固醇

胆固醇可以转化为胆汁酸，这是胆固醇在体内代谢的主要去路；还可以转化为类固醇激素。胆固醇是肾上腺皮质、卵巢等合成类固醇激素的原料。此种激素包括糖皮质激素及性激素；也可以转化为7-脱氢胆固醇。在皮肤，胆固醇被氧化为7-脱氢胆固醇，再经紫外线照射转变为维生素 D_3，可以促进钙的吸收。

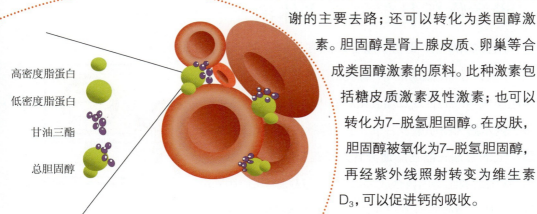

高密度脂蛋白

低密度脂蛋白

甘油三酯

总胆固醇

血清脂蛋白分类及其功能

　　由于各种脂蛋白含脂类及蛋白质的量各不相同,因而其密度也各不相同。利用这一差异,将血清在一定浓度盐溶液中超速离心后,其所含脂蛋白因密度不同在液体中出现分层。按照脂蛋白的不同分层,可将脂蛋白分为乳糜微粒、极低密度脂蛋白(VLDL)、低密度脂蛋白(LDL)和高密度脂蛋白(HDL)。他们分别相当于经电泳分离的乳糜微粒、前β–脂蛋白、β–脂蛋白、α–脂蛋白。其功能如下。

　　(1)乳糜微粒(CM):在外源性甘油三酯消化吸收后,CM在小肠黏膜将协助其经淋巴入血运送到肝外组织中。

　　(2)极低密度脂蛋白(VLDL):是运输内源性甘油三酯的主要形式。

　　(3)低密度脂蛋白(LDL):人血浆中的LDL是由VLDL转变而来的,是转运肝合成的内源性胆固醇的主要形式。

　　(4)高密度脂蛋白(HDL):主要作用是逆向转运胆固醇,即将胆固醇从肝外组织转运到肝代谢。

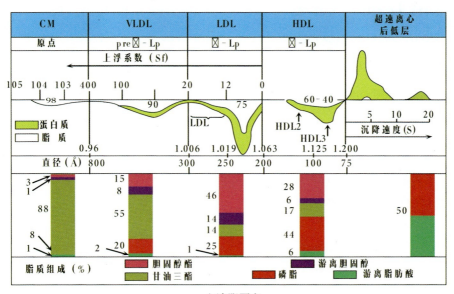

血清脂蛋白

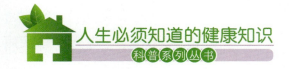
血清载脂蛋白有哪些分类及功能

载脂蛋白是构成血浆脂蛋白的蛋白质组分，主要分A、B、C、D、E五类。基本功能是运载脂类物质及稳定脂蛋白结构。除此之外，某些载脂蛋白还有激活脂蛋白代谢酶、识别受体等功能。

您知道什么叫血脂吗，血脂又包括哪些

血液中的脂肪类物质，统称为血脂。血脂包括胆固醇、磷脂和非游离脂肪酸等，它们在血液中是与不同的蛋白质结合在一起的，以"脂蛋白"的形式存在。目前大多数实验室能够提供化验的血脂指标主要是：总胆固醇、高密度脂蛋白—胆固醇、低密度脂蛋白—胆固醇、甘油三酯、载脂蛋白AI、载脂蛋白B、血清脂蛋白（a）等。

血清甘油三酯是如何合成与分解代谢的

饮食中的脂肪被消化吸收后，以甘油三酯形式形成乳糜微粒循环于血液中。进食后12小时，正常人血中几乎没有乳糜微粒，甘油三酯恢复至原有水平。甘油三酯属中性脂肪，首要功能是为细胞代谢提供能量。食物中的脂类能提供必需脂肪酸为心血管疾病的危险因素。血清甘油三酯水平受年龄、性别和饮食的影响。血甘油三酯增高可见于家族性高甘油三酯血症、饮食大量甘油三酯或继发于某些疾病（如糖尿病、甲状腺功能减退、肾病综合征和胰腺炎）；降低见于甲状腺功能亢进、肾上腺皮质功能降低、肝功能严重低下等。

甘油三酯测定是怎么回事

甘油三酯属中性脂肪，人体储存了大量甘油三酯，其首要功能是为细胞代谢提

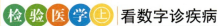

供能量。饮食中脂肪被消化吸收后，以甘油三酯形式形成乳糜微粒循环于血液中，乳糜微粒中的80%以上为甘油三酯。血中乳糜微粒的半寿期仅为10~15分钟，进食后12小时，正常人血中几乎没有乳糜微粒，甘油三酯恢复至原有水平。甘油三酯的水平与种族、年龄、性别以及生活习惯（如饮食、运动等）有关。中国人的甘油三酯水平低于欧美白人。

（1）甘油三酯升高：甘油三酯是动脉粥样硬化危险因素，当其升高时应该饮食控制或药物治疗。其升高可见于各种高脂蛋白血症、糖尿病、痛风、梗阻性黄疸、甲状腺功能低下、胰腺炎等。

（2）甘油三酯降低：见于低脂蛋白血症、营养吸收不良、甲状腺功能亢进、甲状旁腺功能亢进，也可见于过度饥饿、运动后等。

什么是不饱和脂肪酸

不饱和脂肪酸是构成体内脂肪的一种脂肪酸，是人体必需的脂肪酸。不饱和脂肪酸根据双键个数的不同，分为单不饱和脂肪酸和多不饱和脂肪酸两种。食物脂肪中单不饱和脂肪酸有油酸，多不饱和脂肪酸有亚油酸、亚麻酸、花生四烯酸等。由于人体不能合成亚油酸和亚麻酸，所以必须从膳食中补充。根据功能将多不饱和脂肪酸分为ω-6系列和ω-3系列。亚油酸和花生四烯酸属ω-6系列，亚麻酸、DHA（二十二碳六烯酸）、EPA（二十碳五烯酸）属ω-3系列。

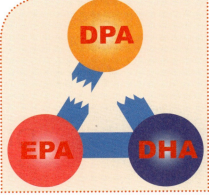

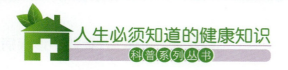

多不饱和脂肪酸是怎样发挥作用的

多不饱和脂肪酸对人体有极其重要的作用。不仅因为亚油酸和亚麻酸是人体不可缺少的必需脂肪酸，更重要的是这些多不饱和脂肪酸及其他们的衍生物，在维持人体机能和代谢的过程中发挥着不可替代的作用。

（1）对动脉血栓形成和血小板功能有明显影响。亚油酸的摄入量与血浆磷脂、胆固醇酯和甘油三酯中的亚油酸含量有很强的相关关系，而且血小板中的总亚油酸、α–亚麻酸、花生四烯酸、EPA，以及DHA与血浆甘油三酯、磷脂、脂肪组织中的脂肪酸浓度呈显著相关性。γ–亚麻酸有降血脂作用，而且在体内转变成具有扩张血管作用的前列腺素保持与血管收缩平衡，以防止血栓形成。

（2）多不饱和脂肪酸对脑、视网膜和神经组织发育有影响。二十二碳六烯酸（DHA）和花生四烯酸是脑和视网膜中两种主要的多不饱和脂肪酸。母亲（包括受孕前、怀孕期间及胎儿出生后）的膳食脂肪酸的摄入及婴儿摄乳中的脂肪酸组成不仅关系到孩子智力、视力等发育，而且也可能影响成年后对高血压、心脏病等疾病的易感性。食母乳的婴儿到7~8岁的智商要高于人工乳喂养长大的儿童，这一差异缘于人工乳中DHA相对不足。

（3）DHA和EPA具有较好的抗癌作用。

（4）花生四烯酸、EPA和DHA等多不饱和脂肪酸能影响多种细胞的不同功能。其中，ω–3系脂肪酸通过免疫系统细胞调节类二十烷酸的生成，尤其是降低促炎因子PGE2和白三烯B4的生成；调节膜流动性；调节细胞信号传导途径，尤其是与脂类介质、蛋白激酶C和Ca2+动员有关的途径；调节与细胞因子生成或过氧化体增殖、脂肪酸氧化、脂蛋白组装有关基因的表达。

（5）多不饱和脂肪酸还能防止皮肤老化、延缓衰老、抗过敏反应以及促进毛发生长等。

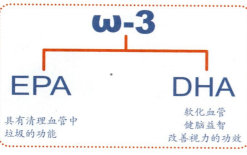

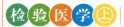

磷脂代谢对人体有什么功能

含磷酸的脂类称磷脂,可分为两类:由甘油构成的磷脂称甘油磷脂,由鞘氨醇构成的磷脂称鞘磷脂。

(1)甘油磷脂的代谢。甘油磷脂是机体含量最多的一类磷脂。它除了构成生物膜外,还是胆汁和膜表面活性物质等的成分之一,并参与细胞膜对蛋白质的识别和信号传导。各种甘油磷脂可转化为相应的溶血磷脂。溶血磷脂是一类较强的表面活性物质,能使细胞膜破坏引起溶血或细胞坏死,再经溶血磷脂酶继续水解后,即失去溶解细胞膜的作用。

(2)鞘磷脂的代谢。由神经鞘磷脂酶(属磷脂酶C类)作用,使磷酸酯键水解产生磷酸胆碱及神经酰胺。若缺乏此酶,可引起痴呆等鞘磷脂沉积病。

您了解总胆固醇测定的意义吗

如果胆固醇升高,则容易引起动脉粥样硬化性心脑血管疾病,如冠心病、心肌梗死、脑卒中。但它既不够特异,也不够敏感,所以不能作为诊断指标,只能作为评价动脉粥样硬化的危险因素,而且是最常用的作为动脉粥样硬化的预防、发病估计、治疗观察等的参考指标。

胆固醇升高可见于各种高脂蛋白血症、梗阻性黄疸、肾病综合征、甲状腺功能低下、慢性肾功能衰竭、糖尿病等。此外,吸烟、饮酒、紧张、血液浓缩等也都可使血液胆固醇升高。妊娠末三个月时,可能明显升高,产后恢复原有水平。

胆固醇降低可见于各种脂蛋白缺陷状态、肝硬化、恶性肿瘤、营养吸收不良、巨细胞性贫血等。女性月经期也可降低。

临床生物化学
检验漫谈

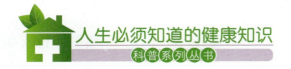
血浆脂蛋白是怎样产生的

血浆脂蛋白的来源主要有两个途径。①外源性的：从食物摄取的脂类经消化吸收进入血液。②内源性的：由肝、脂肪细胞以及其他组织合成后释放入血。血浆脂蛋白含量没有血糖稳定，受膳食、年龄、性别、职业以及代谢等因素的影响，波动范围很大。

什么是血浆脂蛋白代谢异常

血浆脂蛋白代谢异常主要是指血液中的甘油三酯或总胆固醇升高，或者是各种脂蛋白水平异常增高。高血浆脂蛋白血症是指血浆中的一种或者几种脂蛋白水平升高的一系列表现，所以称为高脂蛋白血症。无β-脂蛋白血症又称为棘红细胞症，是一种罕见的常染色体隐性遗传病。本病的基本生化缺陷是脱辅基脂蛋白-丝氨酸的合成障碍。由于脱辅基脂蛋白-丝氨酸缺乏，因此不能形成β-脂蛋白、前β-脂蛋白和乳糜微粒，从而脂类转运功能受损，甘油三酯蓄积于肠黏膜细胞内，红细胞和神经系统也有严重损害。无α-脂蛋白血症又称为Tangier氏病，是常染色体隐性遗传病。由于α-脂蛋白合成障碍，大量胆固醇酯蓄积于网状内皮系统、肠黏膜和皮肤中。本病的临床特点是扁桃体肥大，且有橘黄色带纹；肝、脾、淋巴结也可肿大；有的合并周围神经炎症状。患者α-脂蛋白消失或严重降低，并伴有血浆胆固醇含量低，甘油三酯正常或增高，乳糜微粒减少。本病无特殊疗法，扁桃体肥大引起上呼吸道梗阻时可做摘除术，其组织化学检查可证明有脂类蓄积。

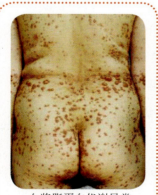
血浆脂蛋白代谢异常
皮肤黄色瘤病

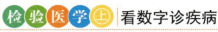
临床生物化学

检验漫谈

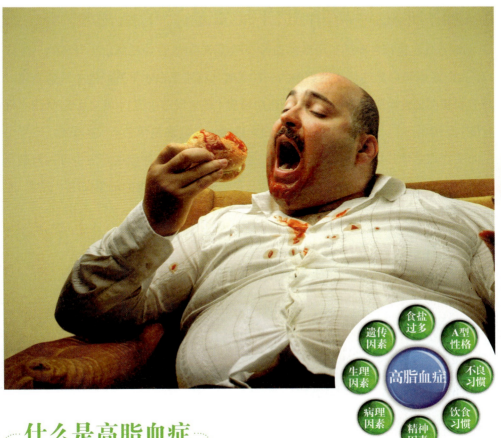

食盐过多

A型性格

遗传因素

不良习惯

生理因素

高脂血症

饮食习惯

病理因素

精神因素

什么是高脂血症

　　高脂血症是由于脂类代谢异常或脂类转运异常使血浆中的脂类浓度高于正常，可分为高胆固醇血症、高甘油三酯血症、混合型高脂血症、低高密度脂蛋白血症四个类型。根据病因，高脂血症又分为原发性和继发性两种。前者与环境、家庭遗传有关；后者由糖尿病、甲状腺功能低下、肥胖症、胰腺疾病等引起。高脂血症是导致动脉粥样硬化和冠心病的危险因素之一，对肾脏、胰、末梢循环、免疫系统、血液系统也产生不容忽视的影响。合理的饮食与生活方式对预防高脂血症有着重要的意义，尤其是对于有遗传性倾向的高血脂患者，药物治疗无明显改善时，主要通过调节饮食结构来改善。

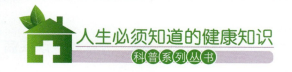
高脂血症与高脂蛋白血症是一个概念吗

高脂血症是指各种原因导致的血浆中胆固醇和/或甘油三酯水平升高的一类疾病。高血浆脂蛋白血症是指血浆中的一种或者几种脂蛋白水平升高的一系列表现。所有脂蛋白都含有脂质，因此只要脂蛋白过量（高脂蛋白血症），就会引起血脂水平升高（高脂血症）。高脂血症与高脂蛋白血症看上去好像是两个不同的概念，但是由于血脂在血液中是以脂蛋白的形式进行运转的，因此高脂血症实际上也可认为是高脂蛋白血症，只是两种不同的提法而已。目前已确定有五种类的脂蛋白水平异常，即五种高脂蛋白血症。

大夫是怎样诊断高脂血症的

我国于1997年制定的高脂血症的诊断标准		
	血浆总胆固醇水平	血浆甘油三酯水平
合适范围	<5.20 mmol/L（<200 mg/dL）	<1.70 mmol/L（<150 mg/dL）
边缘升高	5.23 mmol/L ～5.69 mmol/L（201 mg/dL ～219 mg/dL）	
升高	>5.72 mmol/L（>220 mg/dL）	>1.70 mmol/L（>150 mg/dL）
低HDL-C血症	<0.91 mmol/L（<35 mg/dL）	

高脂血症都有哪些表现

高脂血症主要有两大方面的表现：①脂质在真皮内沉积所引起的黄色瘤；②脂质在血管内皮沉积所引起的动脉粥样硬化，产生冠心病和周围血管病等。由于高脂血症时黄色瘤的发生率并不十分高，动脉粥样硬化的发生和发展需要相当长的时间，所以多数高脂血症患者并无任何症状和异常体征。常常是在测定血胆固醇和甘油三酯时被发现的。

高脂血症还可出现角膜弓和脂血症眼底改变。角膜弓又称老年环，主要见于40岁以下者，多伴有高脂血症，以家族性高胆固醇血症为多见，但特异性并不很强。脂血症眼底改变是由于富含甘油三酯的大颗粒脂蛋白沉积在眼底小动脉上引起光散射所致，常常是严重的高甘油三酯血症并伴有乳糜微粒血症的特征表现。此外，严重的高胆固醇血症尤其是纯合子家族性高胆固醇血症可出现游走性多关节炎，不过这种情况较为罕见，且关节炎多为自限性。明显的高甘油三酯血症还可引起急性胰腺炎，应该引起注意。

人体血管的"清道夫"是什么

高密度脂蛋白为血浆脂蛋白之一，由于可输出胆固醇促进胆固醇的代谢，所以现在作为动脉硬化预防因子而受到重视。高密度脂蛋白在生理上起着将肝外组织的胆固醇运送到肝脏的运载工具的作用，因而可以防止游离胆固醇在肝外组织细胞上的沉积。动脉造影证明高密度脂蛋白胆固醇含量与动脉管腔狭窄程度呈显著的负相关。因此高密度脂蛋白是一种抗动脉粥样硬化的血浆脂蛋白，是冠心病的保护因子，俗称"血管清道夫"。同时它也是冠心病临床诊断的一个重要的参考指标，它的降低是临床冠心病的危险因子之一，并可能促进动脉粥样硬化的发展。

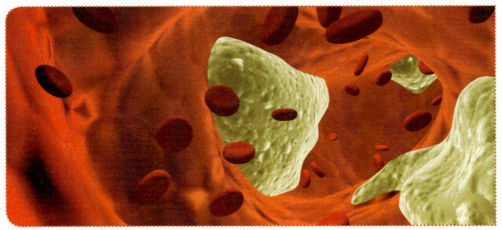

守住您健康的天平
——血清电解质
及其检测

> 您知道是什么在维持我们人体各组织器官与脏器的代谢平衡吗？是什么使人体血液的酸碱度及渗透压保持最小范围的波动吗？这些都是我们体内各种电解质辛苦劳动的成果。钾和钠维持体内水的平衡；钙离子可以使您长得更高更壮；镁离子让您的肌肉运动更协调……

捍卫体液分布的勇士
——什么是血清电解质

人的体液中存在的无机离子称为电解质，它们都具有维持体液渗透压和酸碱平衡的作用，保持着体内液体的正常分布。当体内的电解质失常时，可引起机体酸碱度和渗透压失衡等一系列代谢反应，严重时会危及生命。判断某化合物是否是电解质，不能只凭它在水溶液中的导电性，还需要进一步考察其晶体结构和化学键的性质等因素。

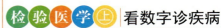

血钾的浓度正常是多少
血钾浓度的增加和减少与疾病有什么关系吗

血清钾的浓度正常值是3.6～5.0 mmol/L。血清钾浓度虽然在一定程度上能反映总体钾的平衡情况，但并不完全一致。有时血清钾浓度较高，而细胞内可能低钾；反之，慢性低钾时，血清钾却可在正常范围内。故判断结果时应结合患者具体情况。

临床生物化学
检验漫谈

(1) 血清钾增加。 常见于以下几类情况。

1) 肾功能不全，尤其在少尿或无尿情况下，排钾功能障碍可导致血钾增高。若同时又未限制钾的摄入量，更易出现高钾血症。这种情况多发生在急性肾功能不全时。

2) 肾上腺皮质功能不全可发生高血钾，但很少增高至钾中毒的情况。醛固酮缺乏或应用抗醛固酮药物时，因排钠滞钾而致血钾增高。

3) 酸中毒。由于H^+进入细胞内，细胞内K^+向细胞外转移，引起高血钾。

4) 大量组织损伤、急性血管内溶血可导致高血钾。这是细胞内K^+大量逸至血液中所致。

5) 输入大量库存血。因库存血时间越久，红细胞内钾逸出越多（离体红细胞能量消耗所致），Na^+-K^+泵活性渐减弱，红细胞膜钾离子通透性增加，大量钾逸入血浆中。

(2) 血清钾减少。 可见于以下几种情况。

1) 钾供应不足。如长期禁食、幽门梗阻、厌食使钾摄入量不足，而肾脏对钾的保留作用差，尿中几乎仍照常排钾，致使血钾降低。

2) 钾的不正常丢失。如频繁呕吐、腹泻、消化道内瘘管、胃肠道引流等丧失大量消化液，使钾丢失。又如，长期使用利尿剂，钾自尿中大量排泄而致血清钾降低。

3) 激素的影响。如原发性和继发性醛固酮增多症、柯兴综合征，或应用大剂量肾上腺皮质类固醇或促肾上腺皮质激素（ACTH），促使肾脏排泄钾增多，血清钾降低。

4) 酸碱平衡失调。如代谢性碱中毒时，肾脏对HCO_3^-重吸收减少，K^+随之排泄

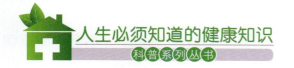
增多；肾小管性酸中毒，H^+排泄障碍或HCO_3^-重吸收障碍。前者使Na^+-K^+交换增多，钾排泄增加；后者尿中排泄HCO_3^-增多，使肾小管泌K^+增加，K^+排泄增加，致使血清钾降低。又如，糖尿病性酸中毒经纠正，细胞外钾向细胞内转移，同时尿量增多，尿内含大量乙酰乙酸、β-羟丁酸，K^+随之排泄增多，可出现低钾血症。

5）周期性麻痹。发作期间血清K^+明显降低。主要是由于血清K^+大量移入细胞内，使细胞内外梯度差扩大，肌肉动作电位不易产生和传布，从而出现肌肉麻痹，发作间歇期血清K^+的水平亦偏低。

6）血液透析也可能引起低钾血症。

血钾的高和低对身体有哪些危害

钾离子是细胞内液中含量最高的阳离子，且主要呈结合状态参与细胞内的代谢活动。适当的钾离子浓度及其在细胞膜两侧的比值对维持神经-肌肉组织的静息电位的产生，以及电兴奋的产生和传导有重要作用；也直接影响酸碱平衡的调节。钾离子紊乱是临床上最常见的电解质紊乱之一，且常和其他电解质紊乱同时存在。

您了解血钠主要的来源与正常浓度吗

"吃尽山珍海味都是盐，穿尽绫罗绸缎都是棉"，"清晨开门七件事，柴米油盐酱醋茶"，均说明盐是日常生活中不可缺少的食物。饮食中大部分的钠是以氯化钠形式存在的。氯化钠是食盐的主要成分。

人体内的钠，2%是从食物中被肠道吸收进入人体的，然后由血液带到肾脏。钠在肾内一部分被滤出并回到血液以维持身体所需的钠含量水平，大部分钠（多余的钠，一般占进食钠量的90%～95%)在肾上腺皮质激素的控制下，以氯化钠和磷酸

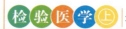

盐的形式从肾脏随尿排出。尿中钠含量反映出饮食中钠的摄入量。如果摄入的钠量高，排泄量也高；摄入量低，排泄量也低。炎热天气或大量出汗时，人体可通过皮肤排出大量的钠。人体内血钠的正常浓度是136～145 mmol/L。

为什么要检测血中钙的浓度呢

钙是人体内含量最多的阳离子。人体中的钙99%以上存在于骨骼及牙齿。骨骼是体内最大的储钙库。细胞外液中钙含量虽少，但在维持正常的神经肌肉应激性、腺体分泌以及一些酶系统的活性，特别是在血凝过程中起着重要作用。细胞内液几乎不含钙。血液中的钙绝大部分存在于血浆中，主要以两种形式存在：一种为弥散性钙，以离子状态存在，为生理活性部分；另一种与蛋白质结合，不能通过毛细血管壁，称为非弥散性钙，无生理功能。血清钙的水平受甲状旁腺素、1,25-二羟维生素D_3[1,25-（OH）$_2$-D_3]及降钙素等调节。肾脏亦是钙的调节器官。正常时，血清钙水平相当稳定。血钙增高常见于：甲状腺功能亢进症、维生素D过多症、多发性骨髓瘤、肿瘤广泛骨转移、结节病等；血钙降低常见于：甲状旁腺功能减退、慢性肾炎尿毒症、佝偻病与软骨病、钙吸收不良等。因此，检测血中钙的浓度对很多疾病的诊断是相当有价值的。

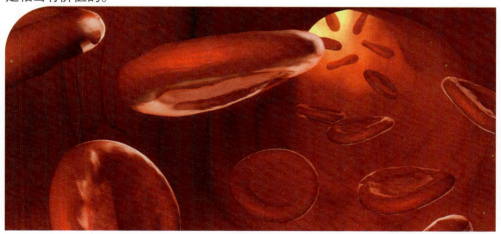

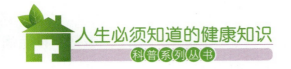
检测血镁浓度有什么意义

镁是细胞内液中含量占第二位的阳离子。血清中镁含量甚微，其中1/2左右为离子形式存在，其余主要与蛋白质结合。镁是机体中的一种重要离子，关系到骨质的成分、神经肌肉的兴奋性和作为代谢过程中起重要作用的一些酶的辅助因子。因此，检测血镁浓度是非常有必要的。

血磷与哪些疾病有关

血磷主要包括两种形式：一种是有机磷，主要是磷脂，血浆中含量为0.26mmol/L左右；另一种为无机磷，血浆内含量为1.0~1.3mmol/L。无机磷主要包括小部分的蛋白质结合磷和大部分的不与蛋白质结合的可过滤磷。可过滤磷主要包括游离无机磷和二价阳离子结合的化合磷。血浆中的无机磷主要是$H_2PO_4^-$和HPO_4^{2-}两种成分，比例为1:4。无机磷进入血循环的主要途径是肠对磷的吸收、骨中的磷释放入血、软组织释放磷和肾小管重吸收磷。

血浆中无机磷水平随着年龄的变化而有所差异。婴幼儿血浆无机磷显著高于成人，这可能与生长发育需要更多的磷有关。患有生长激素分泌增加疾病（如巨人症或肢端肥大症）的，血磷高于正常人。男性进入老年，血磷随着年龄增加而减少。进入老年的女性，如绝经后妇女，血磷可再次升高，这可能与绝经后雌激素分泌减少和生长激素增加有关。

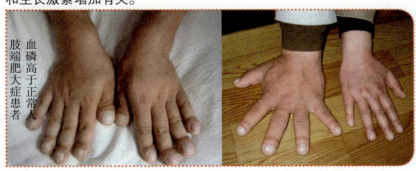
肢端肥大症患者 血磷高于正常人

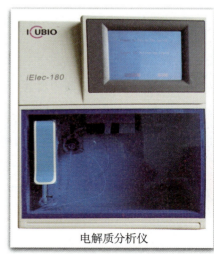

其他电解质都正常，就是镁离子高一点，是什么问题

高血镁是一种少见的生化异常。肾功能损害是发生高血镁最主要的原因，但大多数高镁血症均与使用含镁药物有关。

电解质分析仪

临床生物化学
检验漫谈

氯离子在体内主要的作用是什么

氯离子是细胞外液主要的阴离子，在维持细胞外液渗透压上起重要作用。总体氯仅有30%存在于细胞内液。红细胞和血浆之间存在氯离子和碳酸氢离子交换，当血浆碳酸氢离子增高时，碳酸氢离子从血浆进入红细胞，红细胞中的氯离子进入血浆，以维持电荷平衡。

什么是血浆阴离子隙

血浆阴离子隙，又叫阴离子间隙，是指血浆中未测定的阴离子与未测定的阳离子之间的差值。健康成人的正常值是8~16mmol/L。阴离子间隙对不同类型的代谢性酸碱中毒和诊断某些混合型酸碱平衡紊乱有重要意义。代谢性酸中毒分为阴离子间隙增高型代谢性酸中毒和阴离子间隙正常型代谢性酸中毒。

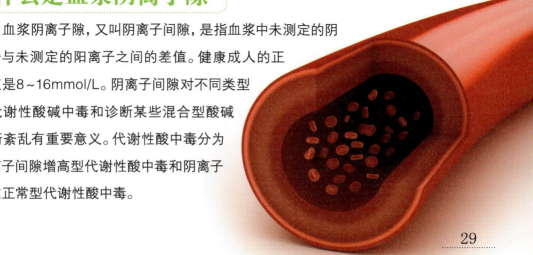

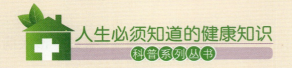
血浆阴离子隙测定的临床意义是什么

血浆阴离子隙增高常见于：①高血阴离子差额代谢酸中毒（AG>16mmol/L），如乳酸性酸中毒、酮症酸中毒等；②各种原因所致阳离子浓度降低，如低血钾、低血钙等；③大量输入钠离子和阴离子的药物，如枸橼酸钠、有机酸根等；④各种原因所致的脱水，使带负电荷的离子增加；⑤代谢性酸中毒，如乳酸增加等。

血浆阴离子隙降低，如排除计算错误，可见于低白蛋白血症、代谢性碱中毒、多发性骨髓瘤、高镁血症、高钙血症和锂中毒等。

什么是等渗性缺水

等渗性缺水又称急性缺水或混合性缺水。其水、钠丢失情况大致相等，体内的水和盐的比例相对平衡。

什么是低渗性缺水

低渗性缺水又称慢性缺水或继发性缺水。水和钠同时缺失，但缺钠多于失水，故血清钠低于正常范围，细胞外液呈低渗状态。机体往往通过减少抗利尿激素的分泌，使水在肾小管内的再吸收减少，尿量排出增多，以提高细胞外液的渗透压。

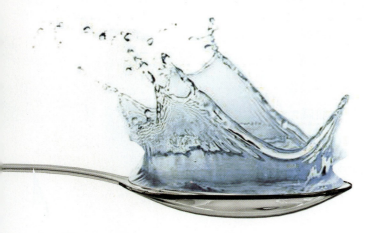

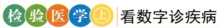

什么是高渗性缺水

高渗性缺水又称原发性缺水。虽有水和钠的同时丢失，但因缺水更多，体内的水相对减少，故血清钠高于正常范围，细胞外液的渗透压升高。

喝水也会中毒吗

水中毒是指体内水分潴留过多导致细胞内水含量过多引起细胞功能紊乱，同时引起体内电解质紊乱。健康人水喝多了不会引起水中毒。水中毒通常见于严重肾病引起少尿或无尿，以及输低张液过多过快。如果处理不当可能会有生命危险。

临床生物化学
检验漫谈

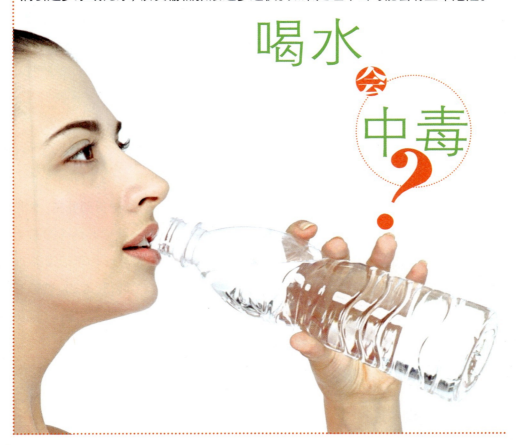

喝水会中毒？

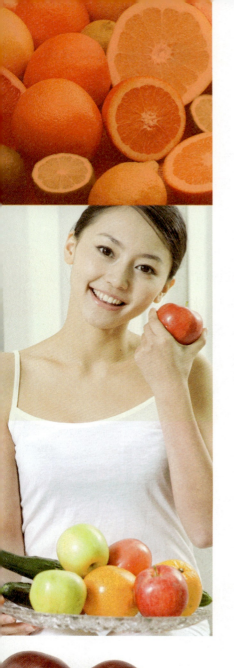

我们应该怎样正确的认识微量元素

　　人体内含有60多种元素。根据含量不同，可分为宏量元素和微量元素两大类。宏量元素为占人体总重量的0.01%以上的元素，如碳、氢、氧、氮、钙、磷、镁、钠；微量元素为占人体总重量的0.01%以下的元素，如铁、锌、铜、锰、铬、硒、钼、钴、氟。微量元素在人体内的含量微乎其微，但却是维持生命所必需的营养物质，各自都有其特殊的生理功能。酶是人体代谢的催化剂，约有70%的酶发挥作用需要微量元素的参与。微量元素在细胞酶系统中的功能相当广泛。

您知道人体所需的微量元素的来源主要有哪些

　　人体内的微量元素可以从食物中得到补充。食物中以动物肝脏、瘦肉、鱼、贝、坚果类食品的含量最为丰富。不同的微量元素在食物中的含量不同，比如海产类食物的碘含量较为丰富；谷类、酵母、牛肉、啤酒等食物含有丰富的铬；豆类、根茎类蔬菜、芝麻、坚果类等食物含铜量高。平时多吃菠菜、樱桃、荔枝、红枣、豆类、坚果、瓜子等富含锌、铜、锰、铁等微量元素的食物，能保持毛发乌黑光泽和面色红润细腻，延缓衰老。苦瓜、菊花、枸杞子、胡萝卜、番薯等含硒、锌较高。

做微量元素检验时
采集标本要注意哪些问题

微量元素检验采集标本时要注意：

（1）采血时不能戴乳胶手套（对锌有污染），可使用"PE"（塑料）手套（或不戴手套把手洗干净）。橡皮塞对锌有污染，故普通采血管不可使用。使用无铅注射器、试管、抗凝剂等。

（2）采血时要用微量元素很低的特殊管收集，并应立即用惰性和无污染的材料密封试管。

（3）采血后要充分混匀、完全抗凝。

（4）采集方法：采静脉血 2.5～3mL，将 0.5mL 血液注入全血管，贴上条形码，用于血铅和血硒的检测；将剩余2.0～2.5mL血液注入血浆分离管，立即轻轻颠倒混匀，以2000r/min离心5分钟，再吸取血浆约1mL至血浆管，贴上条形码，用于检测锌铜铁钙镁；最后，将全血管和血浆管装入自封袋送检。

（5）如果标本不能及时送检，应放置2～8℃冰箱保存。

（6）应尽量避免溶血。

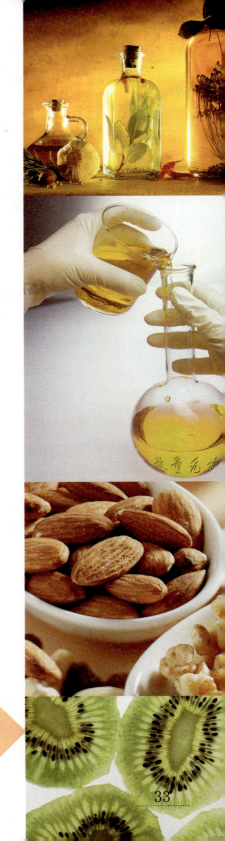

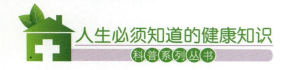
人体细胞的呼吸
——血液气体交换分析

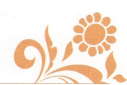

　　曾经听说过这样一件离奇的事，云南某县3名村民在当地一个煤洞躲雨竟然中毒身亡。一时之间，关于那个煤洞闹鬼的传闻被说得跟真的似的。后来，当地政府和警方经过调查发现3名村民是因为在废弃的煤洞里吸入大量二氧化碳等有害气体后中毒死亡的。我们人体的正常血液中是含有二氧化碳的，可是为什么过多的二氧化碳会使人中毒呢？我们在每天的一呼一吸间都是如何实现气体交换的呢？

什么是血液气体分析

　　血液气体分析简称血气分析，是应用微量血液气体分析仪在体温（37℃）、周围空气压力、饱和水蒸气（$PH_2O=47mmHg$）条件下分析测定物理溶解于血液内的二氧化碳和氧等气体的一种方法。它较单纯测定二氧化碳结合力更精细和准确，对指导诊断和治疗疾病有较大的作用。

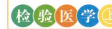
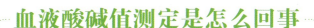

血液酸碱值测定是怎么回事

血液酸碱值代表血中氢离子浓度。血中碳酸氢盐缓冲（$NaHCO_3/H_2CO_3$）对保持正常的血液酸碱度起着重要作用。缓冲对中的碳酸氢盐由肾脏调节，碳酸由肺脏调节，当二者的比值保持在20:1时，血液酸碱值为7.40。动脉血酸碱值正常值为7.35~7.45，低于7.35提示酸中毒，高于7.45为碱中毒。但临床上酸碱值正常亦可能为代偿性酸、碱中毒，因此要结合其他有关指标才能判断酸碱中毒的类型。

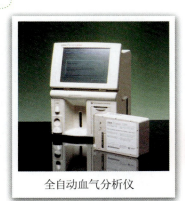

全自动血气分析仪

临床生物化学
检验漫谈

血气分析指标有哪些

（1）交换指标：氧分压（PaO_2）、二氧化碳分压（$PaCO_2$）、氧含量等。

（2）平衡指标：酸碱度（pH）、剩余碱（BE）、碳酸氢根（HCO_3^-）及作为呼吸性因子的二氧化碳等。

什么是动脉血氧分压

动脉血氧分压（PaO_2）指血液中物理溶解的氧分子所产生的压力。由于氧离曲线的特点，它作为缺氧的指标较血氧饱和度敏感，正常值为12.0~13.0kPa（90~100mmHg），随年龄有变化，老年人一般低于此值。

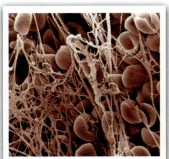

肺泡-动脉血氧分压

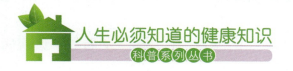

肺泡—动脉血氧分压差是怎么一回事

肺泡—动脉血氧分压差指肺泡氧分压（PAO_2）与动脉血氧分压（PaO_2）之差值。$PAO_2-PaO_2=[PIO_2-PACO_2×1/R]-PaO_2$；$PIO_2$（吸入氧分压）$=FiO_2$（吸入氧浓度×（大气压–47），$R$（呼吸商）$=0.8$，$PACO_2$（肺泡二氧化碳分压）$=PaCO_2$（动脉血二氧化碳分压），$PaO_2$（动脉血氧分压）可以测得。

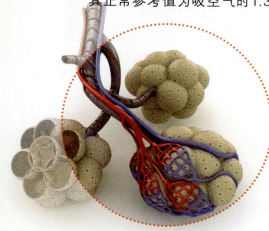

其正常参考值为吸空气时$1.33\sim2.0$kPa（$10\sim15$mmHg）；吸纯氧时约为$3.32\sim10.0$kPa（$25\sim75$mmHg），此值可受年龄因素影响，有助于了解低氧血症时病理生理变化。如有弥散障碍、通气/血流比例失调及肺内动静脉分流时，除PaO_2下降外，尚有肺泡–动脉血氧分压增高；通气不足的患者，虽有动脉血氧分压下降，但肺泡–动脉血氧分压正常，而由于肺内动静脉分流时的肺泡–动脉血氧分压差下降，吸纯氧也难以纠正。

什么是血氧含量和动脉血氧饱和度

动脉血氧饱和度指动脉血氧含量与氧容量之比值，以百分率表示，正常值$95\%\sim98\%$。血氧含量指每100mL血液实际结合的氧量，包括与血红蛋白结合及溶解于血液中的氧量。正常值：动脉血$150\sim230$mL/L；静脉血$110\sim180$mL/L。

什么是动脉血二氧化碳分压

动脉血二氧化碳分压指血液中物理溶解的二氧化碳分子所产生的压力，是反映酸碱平衡中的呼吸因素的指标。通气不足时增高，表示有二氧化碳潴留，通气过度时二氧化碳排出过多则降低，其正常值为$4.665\sim5.998$kPa。

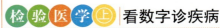

什么是血浆二氧化碳的含量测定

血浆二氧化碳的含量测定指血浆全部CO_2的浓度，包括离子化部分和非离子化部分两部分。

什么是二氧化碳结合力

二氧化碳结合力是在厌氧条件下取静脉血分离血浆再与正常人的肺泡气平衡后的血浆CO_2含量。也就是说二氧化碳结合力是指在隔绝空气的条件下，将患者血浆用正常人的肺泡气平衡过，所测得血浆内CO_2的含量，减去已知的溶于血浆中的CO_2所得的值。

临床生物化学
检验漫谈

血气分析的临床应用是什么

血液气体分析的临床应用很广泛，主要用于确定呼吸衰竭的类型和程度、判断酸碱平衡失调的类型和程度。

酸碱平衡是怎样调节的

由三大体系完成：缓冲对体系、呼吸系统及肾脏。

细胞外液的缓冲对主要为HCO_3^-/H_2CO_3，少数为磷酸缓冲对。细胞内则为蛋白质缓冲体系。酸负荷进入体内后，首先由缓冲对中和形成CO_2由呼吸系统排出体外。肾脏通过肾小管的作用，重吸收滤液中大量的HCO_3^-，以保证体内的碱储不从肾脏丢失；通过可滴定酸(主要为磷酸)排泌H^+，通过铵的形成来弥补由于缓冲酸性物质而消耗的碱储。三大系统中起效最快的是缓冲体系，但作用程度有限。

呼吸系统起效次于缓冲对体系，但作用时间和程度均较强。

肾脏起效最慢，但作用最持久、最彻底。

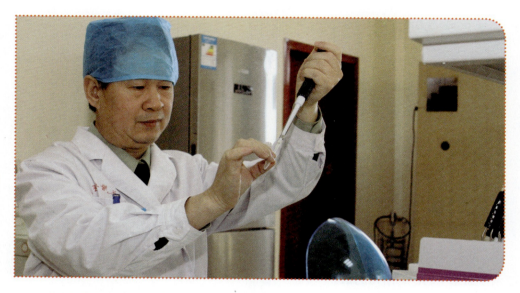

呼吸性酸中毒是怎么回事

呼吸性酸中毒系血浆H_2CO_3原发性增高所致。

血气分析：pH降低，$PaCO_2$明显升高，标准碳酸氢根（SB）升高或不变。

各种原因引起的通气减少均可导致呼吸性酸中毒，如呼吸道梗阻、慢阻肺、重症哮喘等。可出现头痛、视觉模糊、疲乏无力、谵忘或嗜睡，严重者可致CO_2麻醉而昏迷。高浓度CO_2可使脑血管扩张、颅内压和脑脊液压升高，并可有视神经乳头水肿。呼吸性酸中毒时常伴有缺氧，致机体代谢改变。故也可发生混合型酸碱紊乱。此时病者心肌收缩力减退、心律失常、心输出量下降。

我们的身体怎么会出现代谢性的酸中毒和碱中毒

代谢性酸中毒主要由于机体产酸过多、排酸障碍、碱性物质损失过多所致。机体产酸过多常见于：①糖尿病、饥饿、急慢性酒精中毒等所致酮症；高热，外伤，严重

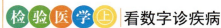

感染与大面积烧伤, 休克, 严重持久缺氧, 大量使用水杨酸类药物等; 使乳酸等有机酸增加, 超过肝、肾处理能力(肝每日可清除3400mmol乳酸)。②使用氯化铵、赖氨酸、精氨酸和大量输入生理盐水, 以及施行输尿管乙状结肠吻合术患者, 由于结肠黏膜吸收Cl^-增多, 导致高氯性酸中毒。③各种原因导致的慢性肾功能障碍和肾小管泌H^+、泌NH_3能力降低, 致固定酸排出减少。④重度腹泻、肠吸收不良综合征、肠瘘、胰瘘及持续肠减压术造成大量HCO_3^-丢失, 而使pH降低。此外, 大量摄入钾(大量输库存血、注青霉素钾盐)或使用醋氮酰胺, 通过肾增加排K^+, 减少排H^+或抑制H_2CO_3形成及解离, $NaHCO_3$排出增加, 血H^+、Cl^-升高, 亦可导致酸中毒。

代谢性碱中毒常见于不恰当应用利尿剂、糖皮质激素、长期大量输入葡萄糖液导致低钾、严重呕吐、幽门梗阻和持久胃管吸引致胃液损失过多。

怎样知道体内有没有酸碱失衡

首先根据pH值初步判断是否有失代偿性酸碱失衡: pH<7.35为酸血症, 可能是呼吸性酸中毒或代谢性酸中毒或混合性酸碱失衡; pH>7.45为碱血症, 可能是呼吸性碱中毒或代谢性碱中毒或混合性酸碱失衡。pH在正常范围内, 如HCO_3^-、$PaCO_2$或BE(剩余碱)均在正常范围内, 无酸碱失衡; 如HCO_3^-、$PaCO_2$或BE有异常, 则为单纯性酸碱失衡已代偿或混合性酸碱失衡。

其次判断是代谢因素还是呼吸因素。HCO_3^-或BE、$PaCO_2$的升降方向一致时, 若pH的升降方向与它们相同, 则其原发反应是代谢因素, 若pH的升降方向与之相反, 则是呼吸因素。

接下来要观察pH与pH_{NR}、HCO_3^-、SB(标准碳酸氢根)的关系。BB(缓冲碱)与NBB(正常缓冲碱)的关系有助于判断酸碱失衡的类型。

然后要判断是单纯酸碱失衡还是混合性酸碱失衡, 一般采用HCO_3^-、$PaCO_2$或BE为指标: HCO_3^-或BE、$PaCO_2$的升降方向一致, 多为单纯性酸碱失衡;

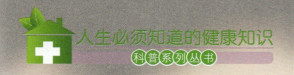
HCO$_3$⁻或BE、PaCO$_2$的升降方向相反，为混合性酸碱失衡；同时采血测定的血钾和血氯浓度有助于确定是否存在三重酸碱失衡；HCO$_3$⁻或BE、PaCO$_2$的升降方向一致，用上述方法判定原发反应后，代偿反应升降超过代偿极限，为混合性酸碱失衡。

　　同时采血测定的电解质，有助于判断混合性酸碱失衡。如呼吸性碱中毒并代谢性碱中毒的患者，其AG（阴离子隙）值大于16mmol／L，可确定还合并代谢性酸中毒。

何为呼吸衰竭

　　呼吸衰竭是各种原因引起的肺通气和（或）换气功能严重障碍，以致不能进行有效的气体交换，导致缺氧伴（或不伴）二氧化碳潴留，从而引起一系列生理功能和代谢失常的临床综合征。在海平面大气压下，于静息条件下呼吸室内空气，并排除心内解剖分流和原发于心排出量降低等情况后，动脉血氧分压（PaCO$_2$）低于8kPa（60mmHg），或伴有二氧化碳分压（PaCO$_2$）高于6.65kPa（50mmHg）。它是一种功能障碍状态，是一种可因肺部疾病或者其他部位疾病引起的并发症。

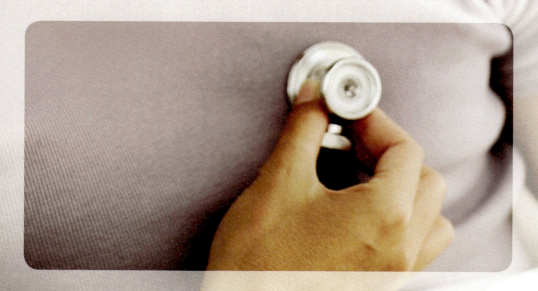

人体最大的化工厂 —肝脏的 生化检测

临床生物化学 检验漫谈

2010年3月18号，我们迎来了第七个全国爱肝日。在肝癌肝硬化的发病率逐年升高的今天，我们不得不更加重视、更加爱惜重要的内脏器官之一——肝脏。肝脏是人体中最大的消化腺，是新陈代谢最旺盛的器官，担负着极其重要而复杂的功能，如脂肪、糖类及蛋白质的代谢和储存，调节血液中各种物质的浓度，分泌胆汁，解毒等。肝内所进行的生物化学反应超过了500种，因此，把肝脏形容成人体大型的"化工厂"一点也不为过。

我们对肝脏并不陌生，那么肝脏在人体的 代谢方面有哪些主要功能呢

肝脏的主要功能包括：①合成与贮存作用。食入的大多数营养物质，通过胃与小肠消化吸收后，经门静脉进入肝脏，在肝脏中"加工"，通过肝细胞的作用合成许多人体所需的各种重要物质，如血浆蛋白（白蛋白、纤维蛋白原、凝血酶原、球蛋白）、脂蛋白、糖原、胆固醇、胆盐等。同时，肝脏还对糖原、维生素、铁等物质有贮存作

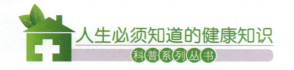
用。②分泌胆汁。肝细胞能将血液中血红蛋白分解的不溶性胆红素代谢成可溶性胆红素，并重新释放入血通过肾脏排出或释放入胆小管内，与胆盐、胆固醇等组成胆汁，排入十二指肠。其中，胆盐有助于脂肪的消化和吸收。③解毒作用。肝脏能将吸收人体内的毒物或机体代谢过程中产生的有毒物质转变成为无毒或毒性较小的物质，加速其排泄，以保护机体免受毒害，维持正常生理功能。④防御作用。肝内富含吞噬细胞，能吞噬和清除血中的异物，是机体防御系统的主要组成部分。⑤造血功能。在胚胎时期，肝脏有造血功能。正常成人肝一般不参与造血，但仍具有这种潜在能力，即在某些病理状态下，肝可以恢复一定的造血功能。

反映肝脏功能
最常用的指标有哪些

（1）血清转氨酶检查。转氨酶是反映肝细胞受损程度的重要指标，包括丙氨酸氨基转移酶（即谷丙转氨酶ALT）、天门冬氨酸氨基转移酶（即谷草转氨酶AST）、碱性磷酸（ALP）、L-γ-谷氨酰基转移酶（γ-GGT）等。转氨酶越高，通常反应肝脏细胞受损的程度越严重，并从某种程度上提示特征的轻重和预后。

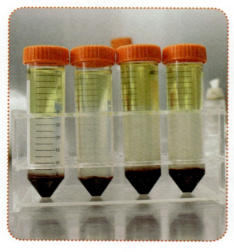

（2）总胆红素及直接胆红素检查。总胆红素及直接胆红素的主要作用是反映黄疸情况。总胆红素的正常值是1.7~17.1μmol/L（0.1~1.0mg/dL）。

（3）血清总蛋白、白蛋白与球蛋白比值检查。血清总蛋白、白蛋白主要反映肝脏的储备能力，也能够反映肝脏损伤的程度，这几项也是肝功能常规检查项目中的必查项目。

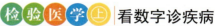

当人体有什么不舒服的表现时，为什么要做肝功能试验

肝功能的检测对肝脏疾病，如乙肝、肝硬化等疾病的判断极为敏感和重要。当发生此类病变时，首先影响到肝脏的代谢功能、免疫功能、合成功能等，从而导致各种反映肝功能变化的指标发生变化。这种变化往往在表现出临床症状前已经能够检测出来，从而达到及时发现、及早治疗的目的。当然，肝功能检查也有一定局限性。肝功能检查只能作为诊断肝胆系统疾病的一种辅助手段。

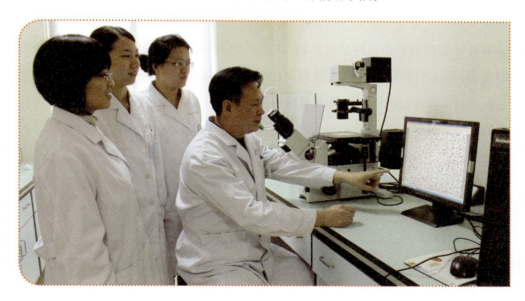

肝功能的风向标——血浆（清）酶及同工酶

血浆（清）酶包括血浆特异酶和非血浆特异酶。血浆特异酶为血浆蛋白的固有成分，在血浆中发挥特定的催化作用。多数由肝脏合成并以酶原形式分泌，在一定条件下被激活起作用。非血浆特异酶包括外分泌酶和细胞内酶。外分泌酶是由外分泌腺合成并分泌进入血浆的酶。细胞内酶是存在于细胞内进行物质代谢的酶，随着细

临床生物化学
检验漫谈

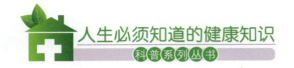

胞的不断更新或破坏可少量释入血液。当其大量出现于血清中时，提示酶的来源组织细胞受损，最常用于临床诊断。

(1) 转氨酶。又称氨基转移酶，临床最常用的是丙氨酸氨基转移酶（ALT）和门冬氨酸氨基转移酶（AST）。这两种酶的活性升高具有重要的临床意义：ALT活性增高提示肝细胞破坏、细胞膜通透性增强；AST活性增高常提示线粒体损伤。二者是监测病毒性肝炎的敏感指标。常在临床症状出现之前血清转氨酶活性已经增高，故检测ALT和AST可以发现早期的急性肝炎或隐性肝炎病毒感染，是目前诊断肝病应用最普遍的酶学检查项目。

(2) 血清腺苷脱氨酶。血清腺苷脱氨酶主要存在于肝细胞胞浆水溶性部分，是嘌呤核苷酸循环中一种重要的酶，在核酸代谢中有重要意义。在反映肝脏功能时主要为：①判断急性肝炎恢复情况：急性肝炎病人常早期升高。②协助诊断慢性肝病：血清腺苷脱氨酶活性在慢性肝病中普遍升高。③鉴别黄疸：血清腺苷脱氨酶在阻塞性黄疸病人很少升高，即使升高也属轻度，而在肝细胞性黄疸时普遍升高。

(3) 血清乳酸脱氢酶（LDH）测定。对肝病诊断缺乏特异性，而血清乳酸脱氢酶同工酶则有相对的组织特异性，其中LDH5在肝细胞含量最多，肝损伤、肝炎、肝内或肝外胆汁淤积等LDH5均会升高。

(4) 血清胆碱酯酶（ChE）。肝病患者ChE活力降低，主要是由于肝细胞损害后此酶合成减少，它是反映肝脏贮备功能较敏感的指标。急性病毒性肝炎病人血清胆碱酯酶降低与病情严重程度有关，与黄疸严重程度不一定平行。若血清胆碱酯酶活性持续降低，常提示预后不良。轻型慢性肝炎病人此酶活性变化不大。慢性活动性肝炎病人此酶与急性肝炎病人相似。肝硬化病人若处于代偿期，血清胆碱酯酶多为正常；若处于失代偿期，则血清胆碱酯酶活力明显下降。重型肝炎病人血清胆碱酯酶明显下降。

(5) 血清碱性磷酸酶（ALP）。是一组催化磷酸单酯水解的酶类，广泛分布于

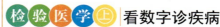

各组织中，胆管上皮细胞含量最多。临床意义有：①鉴别肝细胞性黄疸和阻塞性黄疸。一般阻塞性黄疸血清碱性磷酸酶升高较肝细胞性黄疸为高。②协助诊断肝内浸润性或占位性病变。在原发性肝癌及转移性肝癌患者，血清碱性磷酸酶常常升高；而在无黄疸患者，如发现血清碱性磷酸酶异常升高，需高度警惕肝内占位性病变；也可能为无黄疸型胆系疾病，如胆囊炎、胆石症及胆道不全梗阻。③协助判断肝病患者预后。在严重肝病患者，胆红素逐渐升高，而血清碱性磷酸酶不断下降，提示肝细胞损害严重。

（6）γ-谷氨酰转移酶（γ-GGT）。正常人主要来自于肝脏，正常值0~40U/L。其意义为：①判断血清中升高的血清碱性磷酸酶是来自于肝脏还是骨骼。患有骨骼疾病时，γ-谷氨酰转移酶正常。②急性肝炎患者的γ-谷氨酰转移酶恢复较ALT为迟；如持续升高，提示为慢性肝病。③若慢性肝炎患者的γ-谷氨酰转移酶长期升高，提示肝细胞有坏死。④有阻塞性黄疸时，γ-谷氨酰转移酶常明显增高，尤以恶性梗阻性明显。γ-谷氨酰转移酶有4种同工酶，有肝实质病变时γ-GGT1升高，患原发性肝癌则γ-GGT2增高。

（7）血清亮氨酸氨基肽酶。广泛分布于人体各组织，以肝、胰、胆、肾、小肠及子宫肌层含量较丰富。正常人血清亮氨酸氨基肽酶活性为15~50U/L。临床意义为：有阻塞性黄疸以及肝实质细胞受损害者，血清亮氨酸氨基肽酶均升高。与血清碱性磷酸酶意义相同，主要用于判断胆管阻塞和肝内占位性病变，但在患有骨骼疾病时血清碱性磷酸酶升高而血清亮氨酸氨基肽酶不增高。

（8）血清5′核苷酸酶（5′-NT）。是一种特殊的磷酸酯水解酶，仅作用于5′磷酸单核苷酸，正常人血清5′-NT活性为2~15U/L。肝胆疾病患者的血清5′-NT活性升高，但骨骼疾病患者不升高，故对肝胆疾病的诊断价值比ALP高。正常妊娠者的5′-NT活性亦升高，对此应加以鉴别。

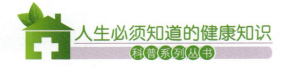
血清白蛋白和球蛋白在人体内有一定的比例，那么什么情况下比值会变化呢

正常人白蛋白和球蛋白比值为(1.5~2.5)/1。肝硬化患者的白蛋白和球蛋白比值几乎均降低，尤以有黄疸的肝硬化者更明显；肝外胆道阻塞者，白蛋白和球蛋白比值降低与急性肝炎者大致相似；重症肝硬化者，尤其是有腹水者，白蛋白显著降低，而球蛋白会增高，白蛋白和球蛋白比值甚至倒置，是判断预后有价值的指标。

酒精对肝脏有损害吗

当一个人饮酒时，酒精通过胃肠道黏膜直接进入血液，然后迅速地散布全身。同等量饮酒时，女性比男性从胃肠道吸收的酒精会更多。酒精进入细胞后，会影响其进入的每一个细胞的功能。肝脏是处理酒精的主要器官，但只有一定量的酒精在一段时间内可以被肝脏进行解毒。过量的酒精不利于大脑、心脏、肌肉及身体其他器官的正常功能。

当肝脏功能因饮酒而发生损害时，机体的其他器官很快会因营养缺乏和血液中过多的毒性物质蓄积而受到不良影响。常见的症状和并发症有疲劳、食欲不振、腹胀、腹泻、免疫力低下易感染、皮肤或巩膜黄染、皮肤淤点和淤斑、鼻或牙齿出血以及神志错乱和肾功能损害。

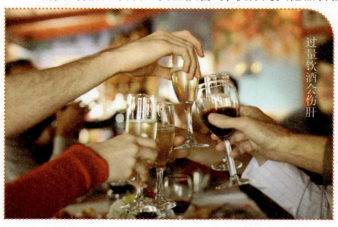
过量饮酒会伤肝

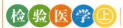

什么原因导致肝病患者发生肝昏迷，您知道吗

　　肝脏是人体内最重要的解毒器官。肝硬化时，此种解毒功能受到影响。原本在肝脏解毒的一些毒素，就跑到全身去了，严重时就会造成肝昏迷。肝昏迷发生于肝硬化末期、原发性肝癌、重症肝炎及药物性肝炎等患者。肝硬化患者大量呕血便血，腹水患者大量放腹水或利尿治疗后，各种肝炎、肝硬化和肝癌合并细菌感染，加重肝脏解毒的负担。以上肝病患者出现呕吐、腹泻、便秘、营养吸收不良、肠道毒素入血，促进肝昏迷发生。另外，严重肝病饮食不节，饮酒或食用过量的肉、蛋、奶等食物，血氨升高也会诱发肝昏迷。使用某种药物不当，也有出现肝昏迷的可能。

什么是胆红素，血清胆红素测定异常能够说明肝脏有问题吗

　　胆红素是由红细胞中的血色素转化而来的色素。红细胞有固定的寿命，每天都会有一定数量衰老的红细胞被破坏分解。此时，被破坏的红细胞中的血色素会分解成为正铁血红素和血红素。正铁血红素进一步分解成胆绿素，胆绿素最后转化成胆红素。血红素则会重新被用于合成组织蛋白。

　　胆红素是评价肝功能的重要指标之一，正常总胆红素的水平<1.1mg/dL，其中70%是间接胆红素，不能从肾滤过。只有直接胆红素才能通过肾脏滤过从尿中排出。

　　注意：①肝功能正常，溶血性黄疸时总胆红素<正常的5倍（85μmol/L）；②肾功能正常，任何原因引起的黄疸，总胆红素<500μmol/L；③有黄疸，但尿胆红素是阴性，说明是间接胆红素升高；④许多单纯以间接胆红素升高为主的黄疸是Gilbert综合征。这种综合征肝脏组织没有发生病理组织改变，对机体没有明显的影响，一般无需特殊的治疗。

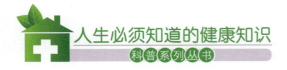

尿胆红素和尿胆原的检查
对肝脏功能的检测有哪些重要的作用

利用尿胆红素、尿胆原和血胆红素等检查可协助鉴别黄疸病因。

● **(1) 溶血性黄疸**：当体内的红细胞被破坏，由血红蛋白分解后转化而来的胆红素在血液中的运输需要与白蛋白结合，我们称之为结合胆红素。但出现严重溶血时，大量的胆红素同时释放入血，导致体内没有足够多的白蛋白与之结合，因此出现了血液中未结合胆红素增加。由于未结合胆红素不能通过肾，故尿胆红素试验阴性。然而，未结合胆红素增加，导致肝细胞代偿性产生更多的结合胆红素，当将其排入肠道后转变为粪胆原的量亦增多，因而肠道吸收粪胆原及由尿中排出尿胆原的量均亦相应增加，尿胆原试验呈明显阳性。溶血性黄疸可见于各种溶血性疾病、大面积烧伤等。

● **(2) 肝细胞性黄疸**：肝细胞损伤时其对胆红素的摄取、结合、排除功能均可能受损。由于肝细胞摄取血浆中未结合胆红素能力下降使其在血中的浓度升高，所产生的结合胆红素又可能由于肝细胞肿胀、毛细胆管受压，而在肿胀与坏死的肝细胞间弥散经血窦进入血循环，导致血结合胆红素亦升高，因其可溶于水并经肾排出，使尿胆红素试验呈阳性。此外，经肠道吸收的粪胆原也因肝细胞受损不能将其转变为胆红素，而以尿胆原形成由尿中排出，故肝细胞黄疸时尿胆红素与尿胆原均呈明显阳性。在急性病毒性肝炎时，尿胆红素阳性可早于临床黄疸。其他原因引起的肝细胞黄疸，如药物、毒物引起的中毒性肝炎也可出现类似的结果。

(3) 阻塞性黄疸：胆汁淤积使肝胆管内压增高，导致毛细胆管破裂，结合胆红

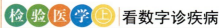

素不能排入肠道而逆流入血，由尿中排出，故尿胆素检查阳性。由于胆汁排入肠道受阻，故尿胆原亦减少。可见于各种原因引起的肝内、外完全或不完全梗阻，如胆石症、胆管癌、胰头癌、原发性胆汁性肝硬化等。

什么情况下需要测定胆汁酸

临床生物化学
检验漫谈

胆汁酸是胆汁中存在的一类胆烷酸的总称。人类胆汁中存在的胆汁酸主要有胆酸（CA）、鹅脱氧胆酸、脱氧胆酸，还有少量石胆酸及微量熊脱氧胆酸。前4种胆酸在胆汁中的比例通常为10：10：5：1。

胆汁酸能降低脂、水两相之间的表面张力，促进脂类形成混合微团，这对脂类物质的消化、吸收以及维持胆汁中胆固醇的溶解都起重要作用。

胆汁酸测定对于诊断下列疾病具有重要临床意义。

（1）肝胆疾病：急性肝炎、慢性肝炎、酒精性肝病、肝硬化、胆汁淤积等。

（2）胃肠疾病：胆汁酸可引起胃黏膜损伤，而胆汁酸回流则促使胃发生癌变作用。

（3）引起胆汁酸代谢发生改变的其他疾病。

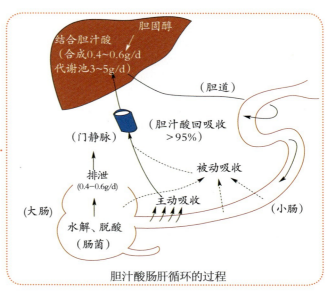

胆汁酸肠肝循环的过程

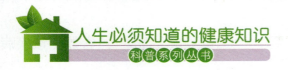
肝脏标志物有哪几类，它们各自有什么特点

类　　别	检　测　指　标	临　床　意　义
蛋白质代谢	血清总蛋白测定	严重肝炎及肝硬化时减少
	A/G比值测定	肝硬化时降低
	血清蛋白电泳测定	急性肝炎：白蛋白、α2-球蛋白降低 肝硬化：白蛋白及α2-球蛋白降低， γ-球蛋白增加
	免疫球蛋白测定	肝硬化时IgG、IgA、IgM增加
	甲胎蛋白（AFP）测定	原发性肝细胞癌时显著增高
	癌胚抗原（CEA）测定	转移性肝癌时阳性率高
	血浆纤维蛋白原测定	反映功能性肝细胞的多少
	血及尿中氨基酸测定	严重肝细胞坏死时增高
	血中尿素测定	严重肝功能不全时降低
	血氨测定	严重肝损伤、肝硬化、肝昏迷时显著增高
	尿米伦（Millon）反应	重症肝炎、肝硬化时阳性（酪氨酸增加）
糖　代　谢	血糖测定	肝功能不全时血糖降低
	静脉葡萄糖耐量试验	肝病时多呈异常耐糖曲线
	半乳糖耐量试验	肝细胞损伤时耐量降低
	血中丙酮酸的测定	肝昏迷时增加
	血中乳酸的测定	反映肝清除乳酸的能力
脂类代谢	血清总胆固醇测定	阻塞性黄疸时增高，严重肝损伤时降低
	血清胆固醇酯测定	肝细胞损伤时降低
	胆固醇酯/总胆固醇比测定	肝细胞损伤时降低
	血清磷脂测定	胆道阻塞时增高，肝实质损害时降低
	血清甘油三酯测定	脂肪肝及胆道阻塞时增高
	α-脂蛋白测定	重症肝炎、阻塞性黄疸时减少
	β-脂蛋白测定	慢性脂肪肝及肝炎时增高
	前β-脂蛋白测定	急性脂肪肝及肝炎时增高
	高密度脂蛋白2（HDL2）	胆管炎、Banti综合征增高，实质性肝细胞损害降低
	低密度脂蛋白（LDL）	肝硬化时呈低值
	载脂蛋白AⅠ	急性肝炎↓↓，阻塞性黄疸↓↓
	载脂蛋白AⅡ	急性肝炎↓↓，阻塞性黄疸↓↓
	载脂蛋白B	阻塞性黄疸↑
	载脂蛋白CⅡ	原发性胆汁性肝硬化↑↑
	载脂蛋白CⅢ	肝细胞癌↓↓，阻塞性黄疸↑
	载脂蛋白E	原发性胆汁性肝硬化↑↑↑，肝炎↑↑
	载脂蛋白X	肝外胆道阻塞、原发性胆汁性肝硬化↑
	血中胆汁酸（胆酸与鹅去氧胆酸）测定	肝炎、肝硬化、肝细胞癌时↑
	卵磷脂胆固醇脂酰基转移酶（LCAT）	反映肝合成酶蛋白能力

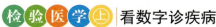

什么是III型前胶原氨基末端肽测定

Ⅲ型前胶原（PC-Ⅲ）由细胞分泌到血液中时，氨基（N）端和羧基（C）端肽被内切酶切下游离在血液中，形成Ⅲ型前胶原末端肽（P-Ⅲ-P），随胶原合成的活跃而增加。Ⅲ型前胶原末端肽（P-Ⅲ-P）可调节胶原纤维的直径。PC-Ⅲ值与肝纤维活动程度相关。其正常人为120μg/L。P-Ⅲ-P测定在肝病诊断中的意义，是反映肝纤维化活动程度，判断抗纤维化药物疗程及慢性肝病预后的较好指标。但是在诊断肝病时，要先除外其他疾病引起的P-Ⅲ-P升高的情况。在各种肝病中血清P-Ⅲ-P含量有较大重叠，所以难以确定肝病的类型。

临床生物化学 检验漫谈

在什么情况下做a-L-岩藻糖苷酶测定 它与哪些疾病有着紧密联系呢

a-L-岩藻糖苷酶（AFU）是一种溶酶体酸性水解酶，广泛存在于人体各组织细胞溶酶体和体液中。胎盘、胎儿组织、脑、肺、肝、胰、肾以及血清、尿液、唾液和泪液中均含有a-L-岩藻糖苷酶。血清a-L-岩藻糖苷酶升高主要见于原发性肝癌，可作为原发性肝癌的早期诊断参考指标，与甲胎蛋白联合检测，可提高肝癌的诊断阳性率。a-L-岩藻糖苷酶活性高低与肝癌的大小和甲胎蛋白浓度无明显相关，有些肝癌体积很小，但a-L-岩藻糖苷酶活性明显升高。肝癌术后观察血清a-L-岩藻糖苷酶的水平，可用于监测疗效；肺癌、乳腺癌、子宫癌以及肝硬化、糖尿病也可见升高；妊娠期间，a-L-岩藻糖苷酶升高，分娩后血清a-L-岩藻糖苷酶迅速下降。

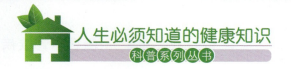

 **人体最精密的过滤器
——肾脏的
生化检测**

　　在过去的第五个世界肾脏日，国际肾脏病学会发布公告：目前世界上超过5亿人患有不同的肾脏疾病，每年超过百万人死于与慢性肾脏病相关联的心脑血管疾病。慢性肾脏病已成为继心脑血管病、肿瘤、糖尿病之后又一个威胁人类健康的重要疾病，成为全球性公共卫生问题。肾脏疾病之所以在发病早期容易被人们所忽视，是因为人体肾脏的自我代偿能力非常强，即使肾脏出现大量病变也许你都感觉不到。等到你的身体真正出现很明显的反应时，往往为时已晚。因此，肾脏功能的检查显得尤为重要。

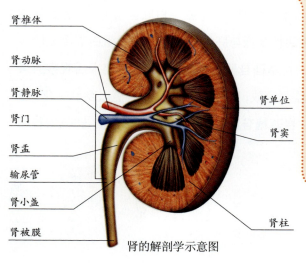

肾椎体
肾动脉
肾静脉
肾门
肾盂
输尿管
肾小盏
肾被膜
肾单位
肾窦
肾柱

肾的解剖学示意图

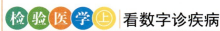
肾脏对人体正常代谢有什么作用呢

  肾脏是人体的重要器官，主要功能是过滤血液、重吸收和排泄，维持人体血液中的电解质和酸碱平衡；浓缩尿液，以维持水的平衡。肾脏还能分泌多种生物活性物质，如前列腺素，可以调节肾血流量及肾小管对水、盐的再吸收。在应激情况下，前列腺素可增加血流量。此外，肾脏还可分泌肾素、促红细胞生成素、激肽释放酶等。

如果想做肾功能检查，常用的实验室检查有哪些

  肾脏的功能检查包括：①尿液检查。常规检查、细菌学检查、特殊生化检查（蛋白、酶学）。②肾功能检查。肾小球滤过功能，肾小管功能检查，肾血流量测定。③肾脏活体组织病理检查。④肾脏内分泌功能检查。肾素–血管紧张素系统，肽释放酶–激肽系统，前列腺素，1,25–二羟胆骨化醇等。

肾脏的主要结构是什么，它们的作用是什么呢

  肾脏由肾被膜、肾皮质、肾髓质、肾盂组成。肾被膜是一层薄薄的外膜，帮助保护肾脏；肾盂为漏斗状的扁平腔，将尿液收集进输尿管中。每个肾脏中都有100万个这样的结构，称为肾单位。肾单位是肾脏的基本单位。肾单位是一根长而细的管子，一端封闭，整个肾单位都由毛细血管包绕。

  肾脏最重要的功能就是形成尿液。首先要知道肾小球的结构，肾门处的动脉进入肾实质后，经分枝逐渐分成许多条细小动脉，然后与肾小球相连。当血流经过肾动脉，进入肾小球时，体积大的成分，如红细胞、白细胞、血小板、蛋白质，因不能通过这些筛孔，所以仍留在血管内，重新返回体内；而体积小的成分，如水分、钠、氯、尿素、糖等，就通过这些筛孔滤出，流进肾小管内，此时滤出的液体叫做原尿。原尿

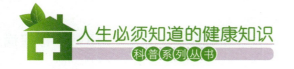
里面含有许多营养成分,如糖、氨基酸。当它流经肾小管时,这些营养成分就被全部重新吸收入体内,水分99%也被吸收,此时只剩下机体的代谢废物和很少的水分,它们就形成了尿液。尿液进入肾盂后,再经过输尿管流入膀胱,当潴留到一定量时,就被排出体外。人体每个肾脏约有130万个肾小球,它每天滤出原尿约180L,形成尿液大约1.8L。

肾脏还有另一种重要功能,就是内分泌功能。肾脏合成分泌一些物质,起调节机体功能的作用。如红细胞生成素,当肾脏合成后,刺激骨髓造血,产生红细胞;当肾脏有重病时,不能合成,就会贫血。又如活性维生素D3,肾脏合成后,就进入肠管,可使肠管吸收钙增多,人体骨骼会更加强壮;肾脏有重病时,不能合成,小儿会产生佝偻病,成人骨骼会变软弱,甚至疼痛、易骨折。此外,肾脏也是多种内分泌物质的分解灭活的场所。例如胰岛素在肾功能衰竭时,在血中停留的时间会显著延长,糖尿病病人在肾功能衰竭时要调整胰岛素用量。

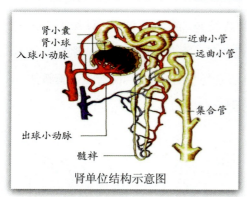

肾单位结构示意图

监测碳酸氢离子重吸收排泄需要注意什么

碱负荷试验也称碳酸氢离子重吸收排泄试验,用于诊断近端肾小管酸中毒。正常人经过肾小球滤出的碳酸氢根大部分由近端肾小管重吸收入血,小部分由远端肾小管重吸收入血。在近端肾小管酸中毒时,由于近端肾小管对碳酸氢根的重吸收减少,肾吸收的最大能力降低,导致过多的碳酸氢根自尿中排出,血中碳酸氢根不足而致酸中毒,而尿因含较多的碳酸氢根而偏碱性,也呈血pH与尿pH分离现象。故通过同时查血及尿pH来帮助诊断。其方法为:口服碳酸氢钠1~2mmol/(kg.d),逐日增量,连服3天,不断测血中$NaHCO_3$含量,当达26mmol/L时留尿,测尿中HCO_3^-和肌

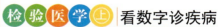

酐，同时也测血中HCO_3^-和肌酐，然后计算碳酸氢盐排出率： 碳酸氢钠排出百分比
＝（尿碳酸氢盐×血肌酐）/（血碳酸氢盐×尿肌酐）×100%，正常人排泄率≤1%，
近端肾小管酸中毒此值＞15%，远端肾小管酸中毒＜5%。

什么是尿渗量

尿渗量是反映溶解在尿中具有渗透作用的分子或离子数量的一种指标，是表示肾脏排泄到尿中所有溶质颗粒的总数量。

尿渗量主要与尿中溶质颗粒数量、电荷有关，而与颗粒大小关系不大。尿渗量能较好地反映肾脏对溶质和水的相对排出速度，更确切地反映肾脏浓缩和稀释功能，因此是评价肾脏浓缩功能较好的指标。

临床生物化学
检验漫谈

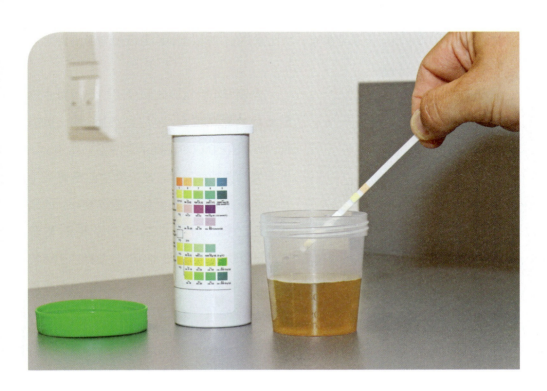

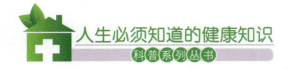

怎样监测肾小管功能，监测肾小管重吸收和分泌功能对医生诊断疾病有什么帮助呢

肾小管的功能较多，除具有强大的重吸收水分和某些物质的能力外，还有选择性分泌和排泄一些物质的能力。目前还没有理想的适合于临床应用的测定肾小管功能的试验，一般用尿液浓缩试验作为肾小管功能的试验。

尿液浓缩与稀释试验：肾脏对水分具有强大的调节能力。每天它能将肾小球滤过的180L的原尿浓缩到仅0.4L；当然它也能排除体内多余的水分。浓缩与稀释尿液的能力主要与肾脏的远曲小管和集合管的功能有密切关系。测定尿液的比重、渗透压、电导率、折光指数和总固体等项指标均可了解尿液的浓缩与稀释功能。比重计测定法：正常为1.015~1.025，当限制饮水时可达1.025以上。

莫氏试验：正常夜尿量不超过750mL，夜尿比重应达1.020以上，夜尿量与日尿总量之比应为1:3~1:4，日尿至少有一次比重达1.018以上，且最低量与最高量之差>0.009。

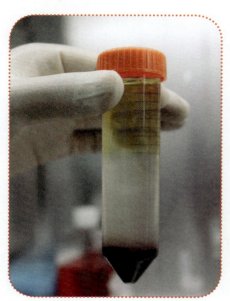

监测肾小管重吸收和分泌功能对医生诊断疾病的意义重大：夜尿量增加，尿比重降低，比重差<0.009均提示肾浓缩功能不全，见于慢性肾功能不全。肾浓缩功能障碍最早表现为夜尿增加，其后尿比重差变小。如尿比重固定于1.011~1.012，则为等渗尿，提示有严重肾功能不全。低血钾、高血钙症也可使尿浓缩功能降低。日尿比重固定在1.018或更高，常见于急性肾炎。

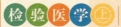

做氯化铵负荷试验有何意义
需要注意些什么

氯化铵负荷试验或氯化钙负荷试验是检查远端肾小管分泌氢离子的能力，是协助诊断远端肾小管酸中毒的试验方法。典型病例不必做此试验，对不典型病例或不完全远端型肾小管酸中毒者，需做氯化铵负荷试验或氯化钙负荷试验。结果如为阳性，则为不完全性肾小管酸中毒，完全性远端型肾小管酸中毒已有明显的代谢性酸中毒，不应该做此试验。

试验前停用碱性药物2天。氯化铵负荷试验可分为短程试验和长程试验两种方法，临床上常用短程试验。服药前排尽膀胱尿留取标本，按每千克体重口服氯化铵0.1克1次服完，于服药后第3、4、5、6、7、8小时各留尿1次，分别测服药前和服药后尿pH。远端肾小管酸化功能正常时，尿pH可降到5.5以下，如服药前和服药后尿pH>5.5则说明远端肾小管酸化尿功能障碍，为试验阳性。

检测有效肾血浆流量有什么意义

有效肾血浆流量随年龄的增加而逐渐降低，在20~29岁正常人每1.73m²体表面积每分钟血浆流量：778.4±110.5mL，至66~69岁为477.9±89.3mL，到80~93岁则降为324.3±82.2mL。

测定有效肾血浆流量可判断肾功能和观察疗效；肾血浆流量与肾小球滤过率同时测定，可有助于分析病变的主要部位。肾移植后，如肾图出现异常，肾血浆流量正常，则提示肾皮质急性坏死；肾血浆流量低下，则提示有排异反应。

肾血浆流量增高见于妊娠、早期糖尿病肾病和急性肾炎早期等。降低见于肾血管和肾实质病变，如肾动脉狭窄或硬化慢、性肾小球肾炎中肾盂肾炎等肾实质性疾病，也见于心力衰竭、心肌梗死、低血容量及低血压等。

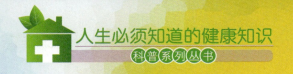

患糖尿病时是不是血糖高于肾小管葡萄糖最大重吸收量

尿中开始出现葡萄糖时最低血糖浓度，称为肾糖阈。具体地说，肾糖阈是指尿液中刚刚出现糖分时的血糖的水平，也可以说是肾脏能够完全留住糖类物质，使之不致外流的最高血糖值。对于正常人来说，血中的葡萄糖浓度保持在相对稳定的水平。当血液通过肾脏时，肾脏能阻止葡萄糖从中滤出而排到尿中，所以尿糖一般阴性。但糖尿病患者血糖明显升高，肾糖阈就是肾脏所能承受的最大血糖浓度。当血糖升高达到一定水平，肾脏再也无法阻挡葡萄糖从中滤过时，尿液中的葡萄糖就会变成阳性。如果血糖超过肾小管重吸收的能力时，多余的糖就会从尿中排出。

您知道监测血、尿β2-微球蛋白有什么意义吗

血β2-微球蛋白升高而尿β2-微球蛋白正常，主要是由于肾小球滤过功能下降，常见于急、慢性肾炎，肾功能衰竭等；血β2-微球蛋白正常而尿β2-微球蛋白升高主要是由于肾小管重吸收功能明显受损，见于先天性近曲小管功能缺陷，范科尼综合征，慢性镉中毒，Wilson病，肾移植排斥反应等；血、尿β2-微球蛋白均升高主要是由于体内某些部位产生过多或肾小球和肾小管都受到损伤，常见于恶性肿瘤（如原发性肝癌、肺癌、骨髓瘤等），自身免疫性疾病（如系统性红斑狼疮、溶血性贫血），慢性肝炎，糖尿病肾病等。老年人也可见血、尿β2-微球蛋白升高。此外，使用卡那霉素、庆大霉素、多粘菌素等药血、尿β2-微球蛋白也可增高。

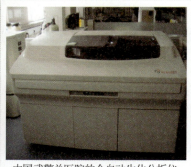

中国武警总医院的全自动生化分析仪

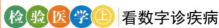

检测出血清尿酸增高会是什么疾病

血尿酸增高主要见于痛风,但少数患者在痛风发作时血尿酸测定正常。血尿酸增高无痛风发作者为高尿酸血症。在细胞增殖周期快、核酸分解代谢增加时,如白血病及其他恶性肿瘤、多发性骨髓瘤、真性红细胞增多症等血清尿酸值常见增高。肿瘤化疗后血尿酸升高更明显。在肾功能减退时,常伴有血清尿酸增高。可见于肾脏疾病如急慢性肾炎,其他肾脏疾病的晚期如肾结核、肾盂肾炎、肾盂积水等。在氯仿中毒、四氯化碳中毒及铅中毒、妊娠反应及食用富含核酸的食物等,均可引起血中尿酸含量增高。

临床生物化学 检验漫谈

对氨马尿酸盐清除试验是怎么回事

对氨马尿酸盐静脉注入人体后,不进入血细胞,很少与血浆蛋白质结合。它由肾小球滤过20%,经近端肾小管主动排泄80%,但不为肾小管所重吸收。当对氨马尿酸的血浆浓度增高到一定程度(>600mg/L)时,肾清除对氨马尿酸的能力已达最大限度,即使再提高其血浆浓度,尿内的排出量也不再增加,此时的排出量即为对氨马尿酸的最大排泄量。如用最大排泄量减去肾小球的滤过量,即得肾小管的对氨马尿酸最大排泄量,可作为测定肾小管主动排泄功能的方法。

对氨马尿酸清除率(或肾血浆流量)=尿对氨马尿酸浓度(mg/dL)×稀释倍数/血浆对氨马尿酸浓度(mg/dL)×尿量(mL/min), 肾全血流量(RBF〔mL/min〕)=肾血浆流量(mL/min)/1-红细胞比积。急性肾小球肾炎早期RBF正常或高于正常,慢性肾小球肾炎时对氨马尿酸清除率降低,肾盂肾炎或其他肾脏疾患,如伴高血压或肾实质的严重损害时,对氨马尿酸清除率降低,肾动脉硬化症、心衰、肾淤血等RBF亦下降。

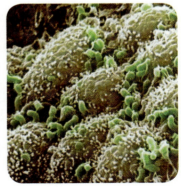

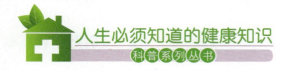

关爱"心"的健康
——心脏的生化检测

心脏作为人体的核心，从来都受到人们特别的关注。但是，随着生活水平的提高，心脏病以及心脑血管疾病的发生反而有增无减。于是，我们不得不反省究竟有没有真正关爱过心脏的健康？或者说我们知不知道如何去关爱？也许只有真正找到这一问题的答案时，我们才算迈出了确保心脏健康跳动的第一步。

心脏病大家都耳熟能详，但是到底什么是心脏病，它包括哪些疾病呢

心脏病是心脏疾病的总称，包括风湿性心脏病、先天性心脏病、高血压性心脏病、冠心病、心肌炎等各种心脏病。

（1）先天性心脏病　可能与母亲在怀孕早期的疾病或服用的药物有关，也可能与遗传有关。

（2）后天性心脏病

1）冠状动脉心脏病：吸烟及糖尿病、高血压等导致冠状动脉血管硬化狭窄，使血流受阻，易使心肌缺氧而受损。

2）高血压性心脏病：动脉性高血压导致左心室肥大，肺高压症导致右心室肥大。

3）风湿性心脏病：慢性风湿性心脏病主要在风湿热感染后，心脏瓣膜逐渐病变所导致之异常。

4）肺性心脏病：因慢性支气管炎、肺气肿等导致肺动脉高压症，使得右心室肥大或衰竭。

5）心肌病：新陈代谢或激素异常的心肌变化等，时酗酒，药物亦导致心肌病变。

6）心脏肿瘤：大多为良性肿瘤，以黏液瘤为最常见，原发性心脏恶性肿瘤很少见。

7）血管病变：包括高血压引起的动脉瘤，以及其他免疫机能异常引起的血管病变等。

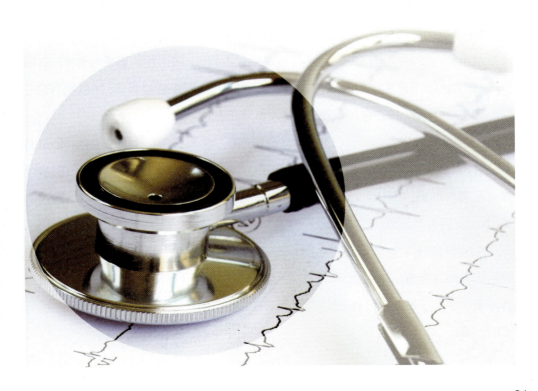

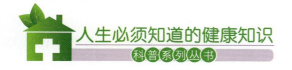

什么是心肌酶，由哪几种酶组成，它们各自的优点是什么

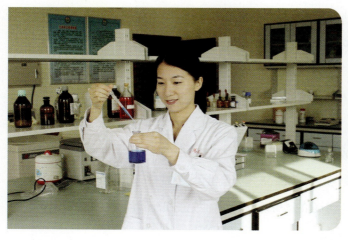

心肌酶学检查是冠心病的诊断和鉴别诊断的重要手段之一。临床上根据血清酶浓度的变化和特异性同工酶的升高等酶学改变诊断急性心肌损害。

（1）天冬氨酸氨基转氨酶（AST）。广泛分布于人体各组织、器官中，主要在心、肝、骨骼肌、肾、胰、脾、肺中，其中以心肌细胞含量最丰富。AST主要存在线粒体中，胞浆中仅占12%。可溶性的正常血清中AST很少，只有上述组织发生病变时，才释放入血。AST在心肌中含量最多，所以在急性心梗6~12小时升高，48小时达高峰，3~5天恢复正常。

（2）血清乳酸脱氢酶（LDH）。其分布广泛，主要在肾，其次在心肌、骨骼肌以及肝、脾、胰、肺中。急性心梗、骨骼肌损伤、某些肝炎、白血病、肝硬化、阻塞性黄疸及恶性肿瘤，LDH活力升高。急性心梗12~24小时LDH升高，48~72小时达高峰，1~2周后恢复正常。

恶性肿瘤晚期患者胸腹水中LDH升高。慢性肾小球肾炎、系统性红斑狼疮、糖尿病肾病等患者，尿、LDH可达正常人3~6倍。尿中含多种抑制LDH活性物质，如尿素、小分子肽类、低pH也可抑制LDH活性。尿毒症患者LDH正常，透析后LDH升高。

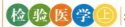

（3）**血清乳酸脱氢酶（LDH）同工酶**。血清乳酸脱氢酶是由两个亚单体：H（心）与M（肌肉），组成的四聚体。它的同工酶有五种形式，即LDH-1（H_4）、LDH-2（H_3M）、LDH-3（H_2M_2）、LDH-4（HM_3）及LDH-5（M_4），可用电泳方法将其分离。因H亚基为酸性，在碱性溶液中带电荷较多，电泳LDH1在最前。正常血清中的含量为，$LDH_2 > LDH_1 > LDH_3 > LDH_4 > LDH_5$。LDH同工酶的分布有明显的组织特异性，所以可以根据其组织特异性来协助诊断疾病。正常人血清中$LDH_2 > LDH_1$。如有心肌酶释放入血则$LDH_1 > LDH_2$，利用此指标可以观察诊断心肌疾病。

（4）**血清α羟丁酸脱氢酶（α-HBDH）**。不是一种独立的特异酶，而是含有H亚基的LD-1和LD-2的总称。由肝细胞线粒体合成，在体内分布较广，含量依次为肾、胰、肝、脾。急性心梗α-HBDH活力升高；正常人α-HBDH/LDH＝0.67；急性心梗α-HBDH/LDH≥0.8；肝脏疾病α-HBDH/LDH＜0.6。

（5）**肌酸激酶（CK）**。主要分布于胞浆和线粒体。其体内含量依次为骨骼肌、心肌、脑、子宫、膀胱、前列腺、肝，红细胞中无。急性心梗，血清CK活力明显升高：发病4～6小时CK升高，12～24小时达高峰，升高幅度大，2～4天恢复正常。心肌梗死后CK最大值很少超过7000U/L，如果＞7000U/L提示伴有骨骼肌疾病。肌酸激酶对心肌缺血和心内膜下心肌梗死的诊断比其他酶灵敏。

（6）**CK同工酶**。有两个亚单位：M-肌型亚单位，B-脑型亚单位，组成二聚体。CK同工酶有三种：CK-BB、CK-MB、CK-MM。心梗时，有CK-MB，CK-MM两种同工酶，以CK-MB为主。当CK-MB＞5%，诊断心梗；12～36小时CK-MB活力升高；梗死后期不易查到CK-MB；1～4天，CK-MB易消失。CK-MB易在血中自行灭活。脑血管疾病、肌营养不良、骨骼肌损伤、术后、酒精中毒以CK-MM增高为主。CK同工酶的特异性和敏感性高于CK。目前，临床倾向用CK-MB替代CK作为心肌损伤的常规检查项目。

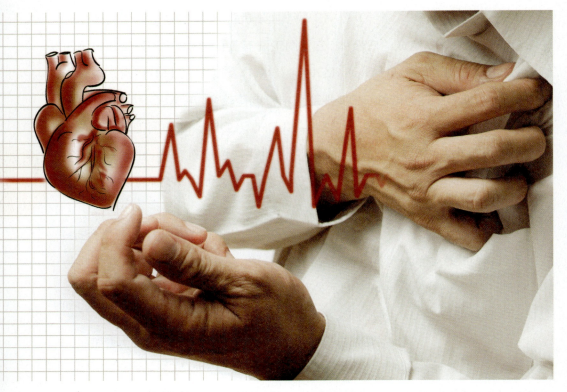

如果发现有心肌损伤，应该查些什么项目呢

　　心肌损伤的早期标志物指心肌损伤后6小时内血中水平升高的标志物，现在已知的诊断急性冠状动脉综合征的早期标志物大多出现于病理过程的早期。早期标志物的应用有助于早期诊断，进而有助于早期治疗。

　　（1）C反应蛋白。在心肌损伤发生的早期出现异常增高且窗口期较短，在心肌损伤的早期和预后估计有较好的临床价值。随着超敏C反应蛋白检测方法的应用，其临床应用价值不断受到关注。

　　（2）肌红蛋白。虽然其心肌特异性不高，但心肌梗死后能迅速地从坏死的心肌中释放出来，具有高度的敏感性。肌红蛋白的血半衰期短，所以又有助于观察心肌梗死病程中有无再梗死发生以及梗死有无扩展。肌红蛋白还是急性心肌损伤溶栓治

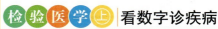

疗中评价再灌注与否的较敏感而准确的指标。

心肌损伤确诊的标志物：心肌损伤发病6~9小时后血中出现增高并持续数天、对心肌损伤的敏感性和特异性都较高的生化标志物。

(1)肌酸激酶同工酶（CK-MB）。分析测定有多种方法。测定其活性（u/L）的常用方法为免疫抑制分析。CK-MB质量分析的方法是测定其蛋白浓度（μg/L），避免了活性测定中遇到的干扰，具有高度的敏感性和准确性，测定时间短。

(2)心肌肌钙蛋白（cTn）。cTn有cTnI和cTnT两种亚型。因cTn灵敏度高、特异性强、发病后持续时间长，是目前诊断心肌损伤较好的标志物。心肌损伤后6~8小时即可在外周血测得cTn异常，增高可持续7~10天（cTnI）或10~14天（cTnT）。cTn的血中半衰期约数小时。溶血或纤维蛋白原，甚至类风湿因子有时也可对某些cTnI测定方法产生影响，应考虑标本中cTnI的稳定性，注意标本保存时间和保存温度。应用cTnI时，不同的cTnI检测方法有着不同的临界值。一旦检测到心肌肌钙蛋白（cTn），即表明患者已出现有临床后果的心肌损害。

监测急性心肌损伤有哪些新的标志物

心肌损伤标志物主要有肌钙蛋白T、肌钙蛋白I、肌酸激酶同工酶质量和肌红蛋白。新的检测指标也用于临床。

(1)超敏C-反应蛋白（hs-CRP）。C-反应蛋白为最具代表性的指标，由肝细胞合成，相对分子质量为100000~144000。正常情况下，超敏C-反应蛋白在血清/血浆中含量极低，而当炎症或组织损伤时含量可成倍增加，被临床作为炎症及损伤的最佳实验室指标。而超敏C-反应蛋白水平用一般的免疫化学方法不能检测到，只能用超敏乳胶增强散射比浊法才能准确测定血浆中超敏C-反应蛋白的浓度。国外学者研究发现，健康人血清/血浆中超敏C-反应蛋白水平小于0.55mg/L，当有心血管疾病危险性者，其超敏C-反应蛋白水平往往大于2.1mg/L。因此，欧美等发达

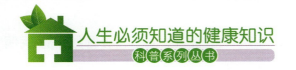
国家已将超敏C-反应蛋白作为预防心血管疾病的相对独立的一个新的筛查指标。

（2）缺血修饰白蛋白（IMA）测定。也是一新的实验项目，用于在急诊室就诊的胸痛病人的诊断及鉴别诊断。如果发生缺血，缺血修饰白蛋白的水平就会发生变化。

心力衰竭是一种病吗
做哪些检查才能知道得了心力衰竭

心力衰竭是一组临床上极为常见的心血管综合征。冠心病引起的心肌功能不全、高血压、心律失常、瓣膜异常、甲状腺功能亢进都可引起心力衰竭。其心肌收缩力减弱，心输出量不能满足身体的需要。不同程度的心衰，即便是最轻的一种也是严重的健康问题，必须予以治疗。除了病史、症状等外，主要通过监测精氨酸加压素和内皮素（放射性核素检查），了解有没有心力衰竭。快速检测B型钠尿肽水平也是十分有用的。

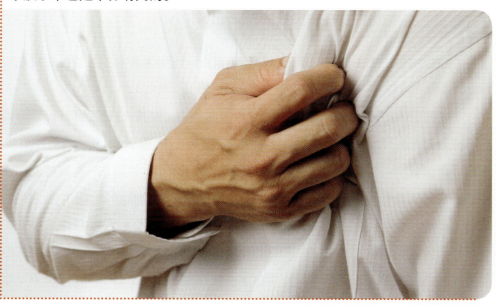

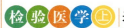

心脏被细菌感染会是什么样的呢

心脏被细菌感染通常有轻至中度的细胞色素性贫血,(有典型的慢性疾病贫血的特点)。许多急性和亚急性感染性心内膜炎患者白细胞轻度升高,但并不特异。大约有90%的感染性心内膜炎患者血沉加快,平均65mm/h,波动范围很大。约10%感染性心内膜炎患者的血沉在正常范围内。尿常规发现镜下血尿和微量蛋白尿。免疫复合物性肾小球肾炎的感染性心内膜炎患者的尿中偶尔可见红细胞管型和严重蛋白尿。非特异性血清学异常多见,特别是类风湿因子,可见于30%~40%的亚急性感染性心内膜炎患者。多克隆γ-球蛋白增多是活动性的心内膜炎的特征性表现。

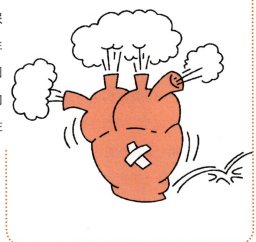

什么是感染性心内膜炎

感染性心内膜炎指因细菌、真菌和其他微生物(如病毒、立克次体、衣原体、螺旋体等)直接感染而产生心瓣膜或心室壁内膜的炎症,有别于由于风湿热、类风湿、系统性红斑性狼疮等所致的非感染性心内膜炎。过去,将本病称为细菌性心内膜炎,由于不够全面现已不沿用。感染性心内膜炎典型的临床表现有发热、杂音、贫血、栓塞、皮肤病损、脾肿大和血培养阳性等。

心内膜炎时尿液、血液会发生什么样的变化

心内膜炎时常有显微镜下血尿和轻度蛋白尿。阳性血培养具有决定性诊断价值,兼有贫血。

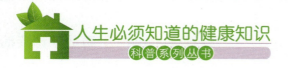

什么是心肌炎，什么是克山病

心肌炎是指由各种原因引起的心肌的局限性或弥漫性炎症。某些心肌炎由于在终期可过渡为充血性或限制性心肌病而被某些学者视为继发性心肌病。引起心肌炎的原因很多，诸如病毒、细菌、真菌、寄生虫、免疫反应以及物理、化学因素等均可引起心肌炎。

克山病是一种地区流行的原发性心肌病，1935年在黑龙江省克山县首先发现。临床表现主要有心脏增大、急性或慢性心功能不全和各种类型的心律失常，急重病人可发生猝死。 至今尚不清楚，但认为可能与下列因素有关。

（1）水土：经调查病区与非病区的水源和植物，发现两者的某些化学元素，如硒、铝、镁等有差别，特别是硒缺乏与克山病发病的关系较密切。

（2）感染：认为可能由嗜心肌病毒所引起。近年来，在西南地区已从患者的血液和组织分离出一些病毒，经鉴定是以柯萨奇、埃可等肠道病毒为主。

（3）中毒：可能与生物碱、二氧化硅、重金属等中毒有关。

（4）营养缺乏：可能缺乏心肌所需要的某些微量元素、氨基酸或维生素。

临床表征有：发病前可能有劳累、感冒、精神刺激、烟熏、受寒、受热、分娩等诱因。按起病情况，可分为急型、亚急型、慢型和潜在型四型。

（1）急型：起病突然，常为潜在型或慢型急性发作，也可由健康人突然发病，发病前常有诱发因素。起病后迅速发展为心源性休克，严重心律失常或急性心功能不全。

（2）亚急型：发病较急型略慢，多见于儿童。患者常有咳嗽、气急、精神萎靡、恶心、呕吐、头晕等症状，体征与急型相似。

（3）慢型：起病缓慢，多为健康人在不知不觉中发病，也可从急型或亚急型衍变而来。临床上以慢性心功能不全为主要表现，患者多有心悸、呼吸困难、咳嗽、乏力、食欲减退、腹胀、水肿等症状。

（4）潜在型：由于心肌病变轻，心功能代偿好，一般无自觉症状。常由普查中发现，也可由其他型衍变而来。后者则可能有头晕、心悸、气急等症状。

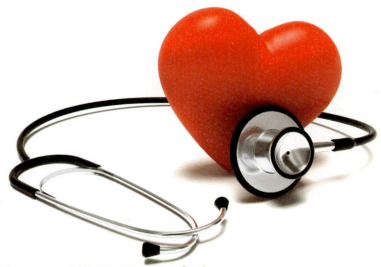

心包疾病应该查哪些项目

心包疾病谱包括先天性心包缺如、心包炎（包括干性、渗出性、渗出–缩窄性与缩窄性）、肿瘤性与囊肿。根据病因学分为：感染性、全身自身免疫疾病伴心包炎、自身免疫疾病、邻近器官疾病伴心包炎、代谢疾病伴心包炎、妊娠合并原因不明心包积液（少见）、外伤性心包炎、肿瘤性心包疾病（原发性、继发性）等。

急性心包炎经常伴有非特异性炎症表现，包括白细胞增多、血沉增快、C反应蛋白增高。心肌酶学通常是正常的，但肌酸激酶同工酶升高与心包膜下心肌受损有关。其他诊断性实验可根据患者病史及临床表现选择性进行：结核菌素皮肤试验可用于疑为结核性心包炎者，心包渗液测定腺苷脱氨基酶（ADA）活性≥30U/L对诊断结核性心包炎具有特异性。血培养可除外感染性心内膜炎及菌血症，急性期和恢复期血尿粪及咽拭子培养或柯萨奇病毒B的IgM抗体检测等可评价可疑的病毒病因；抗链"O"用于疑有风湿热的儿童；抗核抗体测定对系统性红斑狼疮等结缔组织病的诊断有一定价值；血清促甲状腺激素和T3、T4测定有助于甲状腺疾病的诊断。

冠心病自测

冠心病如何自测

冠状动脉粥样硬化为最常见的狭窄性冠状动脉疾病，特别是肌壁外冠状动脉支的动脉粥样硬化。冠状动脉近侧段之所以好发动脉粥样硬化是由于它比所有器官动脉都靠近心室，因而承受最大的收缩压。

冠状动脉粥样硬化好发部位以前降支最高，其余依次为右主干、左主干或左旋支、后降支。20～50岁男性显著高于女性；60岁以后男女无明显差异。

病变特点是粥样硬化斑块的分布多在近侧段，且在分支口处较重。早期，斑块分散，呈阶段性分布，随着疾病的进展，相邻的斑块可互相融合。在横切面上斑块多呈新月形，管腔呈不同程度的狭窄。有时可并发血栓形成，使管腔完全阻塞。根据斑块引起管腔狭窄的程度可将其分为4级：Ⅰ级，管腔狭窄在25%以下；Ⅱ级，狭窄在26%～50%；Ⅲ级，狭窄在51%～75%；Ⅳ级，管腔狭窄在76%以上。

早期发现、早期诊断、早期治疗对疾病的疗效、预后都具有重要意义，冠心病也不例外。如果出现下列情况，要及时就医，尽早发现冠心病，以免延误病情。

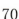

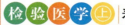

（1）劳累或精神紧张时出现胸骨后或心前区闷痛，或紧缩样疼痛，并向左肩、左上臂放射，持续3~5分钟，休息后自行缓解者。

（2）体力活动时出现胸闷、心悸、气短，休息时自行缓解者。

（3）出现与运动有关的头痛、牙痛、腿痛。

（4）饱餐、寒冷或看惊险片时出现胸痛、心悸者。

（5）夜晚睡眠枕头低时，感到胸闷憋气，需要高枕卧位方感舒适者；熟睡或白天平卧时突然胸痛、心悸、呼吸困难，需立即坐起或站立方能缓解者。

（6）性生活用力或用力排便时出现心慌、胸闷、气急或胸痛不适者。

（7）听到周围的锣鼓声或其他噪声便引起心慌、胸闷者。

（8）反复出现脉搏不齐，不明原因心跳过速或过缓者。

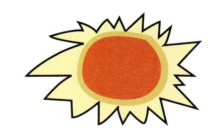

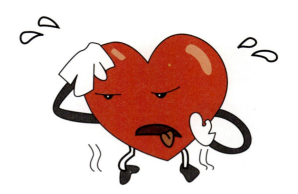

（本章撰稿：刘爱兵、郭继强、曹占良、贾宁宁）

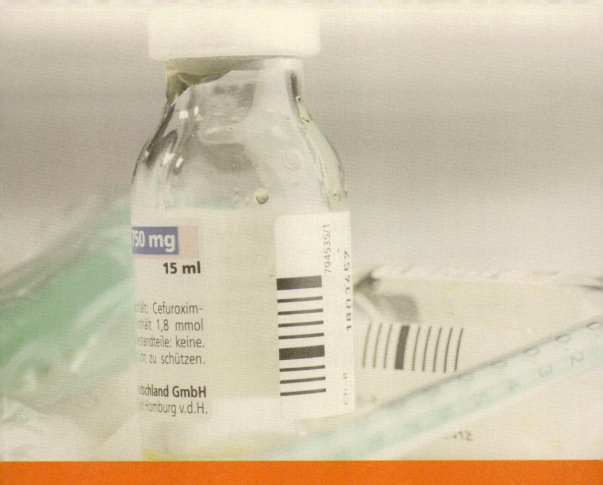

XISHUO LINCHUANG
MIANYIXUE JIANYAN

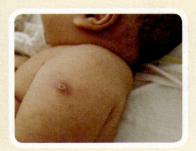
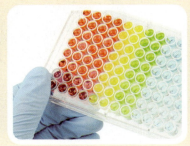
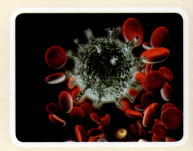

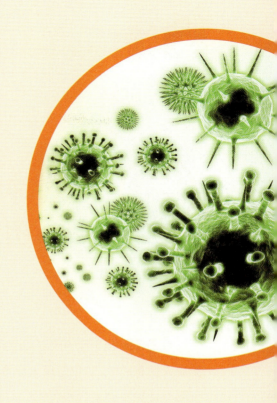

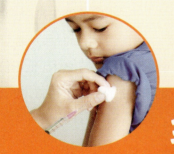

细说临床
免疫学检验

　　您知道免疫学吗? 简单地说就是抗原抗体反应。那么, 抗原抗体反应是什么呢?
要我说啊, 就是一对恋人所演绎的爱情故事。他们是天生的一对, 谁也离不开谁。抗体
因为抗原的存在而存在, 抗原因为有了抗体的存在而不再孤单。他们的"感情"并不总
是那么好, 有时候他们会吵架甚至打架, 有时候他们又如胶似漆。他们就这样, 演绎着
属于他们的"爱情故事", 演绎成了免疫学这门学科, 让我们去探寻、去思索。

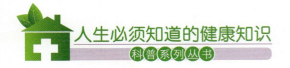

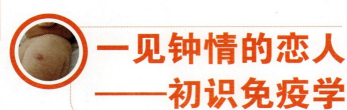

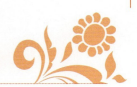

一见钟情的恋人
——初识免疫学

　　早在公元950年，中国的西部就有人从天花病人的痘泡中刮下一些液体，放到健康人的鼻腔中。这位健康人会得一次较为温和的天花，但不会危及生命，从此再也不会被天花感染。这种方法被后人称之为"种痘"。现在，我们已经无从考证究竟是谁发明了种痘。我们唯一可以证明的是中国人最早发明了种痘之术。他不仅为我们打开了征服天花的宝库之门，也是人类免疫学发展史上的一个里程碑。那么，就让我们一起走进人体免疫的花花世界来探险吧。

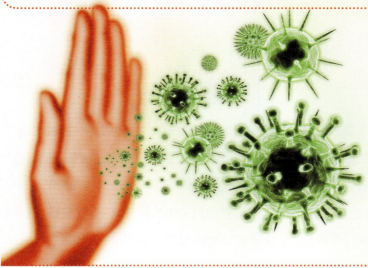

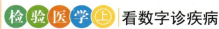

"故事"的主角——抗原与抗体

什么是抗原，抗原有怎样的性质

抗原是一种能刺激人或动物机体产生抗体或致敏淋巴细胞，并能与这些产物在体内或体外发生特异性反应的物质。一个完整的抗原应该具有免疫原性和抗原性两大性能。前者是说抗原能刺激机体产生免疫应答，诱导产生抗体或致敏淋巴细胞的能力；后者是指抗原能与抗体或致敏淋巴细胞在体内外发生特异性结合反应的能力。也就是说，外界的异物不一定都是抗原，只有具有以上两大性能的异物才能被称做抗原。

抗原的性质主要有几个：①异物性。化学结构与人体的自身结构不同或者机体的免疫活性细胞从未与它接触过的物质叫做异物。对人体而言，具有异物性的物质不仅包括异种物质（如鸭血清蛋白对家兔呈强免疫原性），还包括同种异体物质（如人类不同血型的血液相遇会发生凝集），而且在异常情况下自身成分也可以具有免疫原性。②大分子量性。具有免疫原性的物质通常为大分子的有机物质，在一定范围内，相对分子质量越大，免疫原性越强。③宿主反应性。不同种动物，甚至同种动物的不同个体，对同一抗原的应答性差别很大，这与不同的遗传性、生理状态及个体发育等因素有关。一般来说，青壮年比幼年和老年人免疫应答强。④特异性。就是指物质之间的相互吻合性或针对性、专一性，例如伤寒杆菌诱导机体产生的免疫应答只能针对伤寒杆菌。

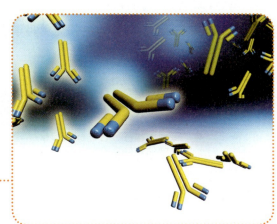

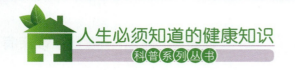

什么是抗体，抗体是怎样产生的

抗体是机体的免疫系统在抗原刺激下，由B淋巴细胞分化成的浆细胞所产生的、可与相应抗原发生特异性结合反应的免疫球蛋白。抗体主要存在于人体的血液和组织内，也可存在于其他体液如呼吸道黏液、小肠黏液、唾液及乳汁中。

抗体可以通过以下三种途径产生。

（1）抗原进入人体，被吞噬细胞吞噬，露出特异性抗原，T细胞识别这种抗原并分泌相应的细胞因子刺激B细胞增殖分化，产生浆细胞分泌抗体。

（2）除了通过T细胞，抗原还可以直接刺激B细胞增殖分化，产生浆细胞分泌抗体。

（3）在抗原第一次进入人体产生免疫应答的过程中，T细胞会产生一种叫做记忆性T细胞的细胞。它在该抗原下次进入机体的时候能够迅速作出反应，刺激浆细胞迅速产生抗体。

什么是抗原抗体反应

抗原抗体反应是抗原与相应抗体的特异性结合反应。抗原只有与相应的抗体才能结合，这种反应具有很强的特异性。它们既可以在体内作为体液免疫应答的效应机制自然发生，也可在体外作为免疫学实验的结果出现。在体内，可表现为溶菌、杀菌、促进吞噬或中和毒素等作用，有时亦可引起免疫病理损伤；在体外，依据相应的抗原的物理性状（颗粒状或可溶性）以及反应的条件不同，可出现凝集、沉淀、细胞溶解和补体结合等反应。

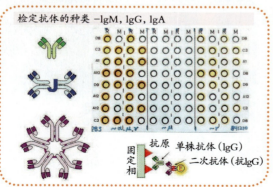

检定抗体的种类 –lgM, lgG, lgA

固定相　抗原　单株抗体（lgG）　二次抗体（抗lgG）

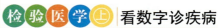

为抗体拍写真，抗体的结构、性质及分类是怎样的

抗体是具有4条多肽链的对称结构，其中2条是较长的、相对分子质量较大的相同的重链（H链）；还有2条是较短的、相对分子质量较小的相同的轻链（L链）。抗体是一种球蛋白。1964年世界卫生组织（WHO）召开会议决定：将具有抗体活性的或化学结构与抗体相似的球蛋白，统称为免疫球蛋白。也就是说，抗体一定是免疫球蛋白，但免疫球蛋白不一定是抗体。

免疫学检验　细说临床

抗体的分类：①按作用对象，可将其分为抗毒素、抗菌抗体、抗病毒抗体和亲细胞抗体。②按理化性质和生物学功能，可将其分为IgM、IgG、IgA、IgE、IgD五类。③按与抗原结合后是否出现可见反应，可将其分为：在介质参与下出现可见结合反应的完全抗体，即通常所说的抗体，以及不出现可见反应，但能阻抑抗原与其相应的完全抗体结合的不完全抗体。④按抗体的来源，可将其分为天然抗体和免疫抗体。

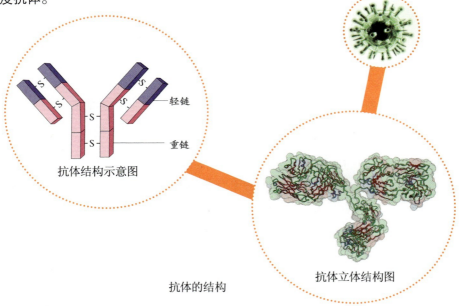

轻链

重链

抗体结构示意图

抗体立体结构图

抗体的结构

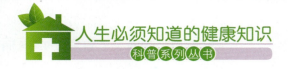

机体的保护伞——免疫系统

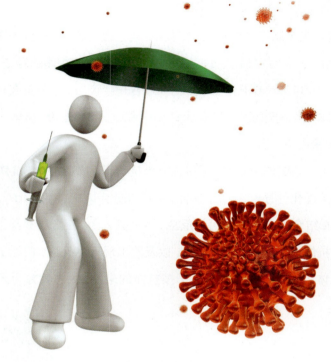

您了解人体的免疫系统吗

　　免疫学是研究我们机体免疫系统组织结构及其免疫生物学功能的一门学科。首先我们要知道人体的免疫系统跟人体的神经系统和内分泌系统一样,有着自身的运行机制并能与其他系统相互配合,相互制约,共同维持生命活动过程中总的生理平衡。免疫系统在体内主要通过几个方面发挥作用:①免疫防御。主要是机体排斥外源性抗原异物的免疫保护能力,如感冒病毒侵入人体,免疫系统就能识别并清除这种异物,防止机体受到伤害。②免疫自稳。是机体识别和清除自身衰老残损组织、细胞的能力,这样可以更好地维持机体内环境的稳定。③免疫监视。是机体杀伤和清除异常突变细胞的能力,这样就能监视和抑制肿瘤细胞的生长。

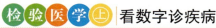

免疫系统的主要"战将"
——免疫器官有哪些

免疫器官主要分为中枢免疫器官和外周免疫器官。中枢免疫器官又称一级免疫器官，是免疫细胞发生、发育、分化与成熟的场所；同时对外周免疫器官的发育亦起主导作用。人体的中枢免疫器官包括骨髓和胸腺。骨髓是人和其他动物的造血器官，也是各种免疫细胞的发源地。胸腺是T细胞分化成熟的场所。外周免疫器官又称二级免疫器官，是成熟淋巴细胞定居、发生免疫应答的场所，包括淋巴结、脾、扁桃体、黏膜相关淋巴组织和皮肤相关淋巴组织。

细说临床
免疫学检验

人体免疫系统主要包括什么

免疫系统是机体执行免疫功能的器官、组织、细胞和分子的总称。其中，免疫器官包括骨髓、胸腺、法氏囊或囊类同器官（主要存在于动物体内）、淋巴结、脾脏、扁桃体。免疫组织是指机体内（特别是消化道、呼吸道黏膜内）存在的许多无被膜的淋巴组织。免疫细胞主要指淋巴细胞、单核吞噬细胞、粒细胞。免疫分子主要指免疫球蛋白、补体、淋巴因子以及特异性和非特异性辅助因子、抑制因子等参与机体免疫应答的物质。免疫系统各组分功能的正常是维持机体免疫功能相对稳定的保证，任何组分的缺陷或功能的亢进都会给机体带来损害。

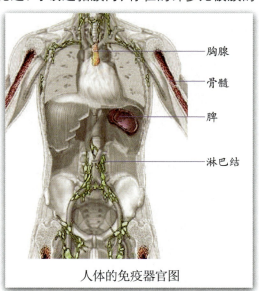

胸腺
骨髓
脾
淋巴结

人体的免疫器官图

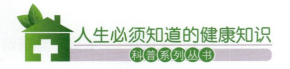

T细胞的分类和作用您知道吗

T细胞是相当复杂的不均一体、又不断在体内更新、在同一时间可以存在不同发育阶段或功能的亚群，但目前分类原则和命名比较混乱，尚未统一。按免疫应答中的功能不同，可将T细胞分成若干亚群，一致公认的有：辅助性T细胞（Helper T cells，Th），具有协助体液免疫和细胞免疫的功能；抑制性T细胞（Suppressor T cells，Ts），具有抑制细胞免疫及体液免疫的功能；效应T细胞（Effectors T cells，Te），具有释放淋巴因子的功能；细胞毒T细胞（Killer T cells，Tc），具有杀伤靶细胞的功能；迟发性变态反应T细胞（Td），有参与IV型变态反应的作用；放大T细胞（Ta），可作用于Th和Ts，有扩大免疫效果的作用；处女或天然T细胞（Virgin or Natural T cells），它们与抗原接触后分化成效应T细胞和记忆T细胞；记忆T细胞（Tm），有记忆特异性抗原刺激的作用。T细胞在体内存活的时间可数月至数年，其记忆T细胞存活的时间则更长。

T细胞是淋巴细胞的主要组分，具有多种生物学功能，如直接杀伤靶细胞，辅助或抑制B细胞产生抗体，对特异性抗原和促有丝分裂原产生应答反应及产生细胞因子等，是身体中抵御疾病感染、肿瘤形成的英勇斗士。T细胞产生的免疫应答是细胞免疫。细胞免疫的效应形式主要有两种：一种是与靶细胞特异性结合，破坏靶细胞膜，直接杀伤靶细胞；另一种是释放淋巴因子，最终使免疫效应扩大和增强。

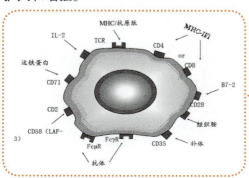

T细胞表面受体

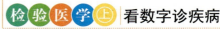

您了解免疫"大军"的最小组成单位吗

广义的角度讲所有与免疫相关的细胞都属于免疫细胞，其中主要指的是淋巴细胞。此外，还包括单核吞噬细胞、中性粒细胞、嗜碱粒细胞、嗜酸粒细胞等。淋巴细胞是由多能造血干细胞分化为淋巴样干细胞后，在不同的部位分化成熟的一个复杂不均一的细胞群体，包括许多形态相似而功

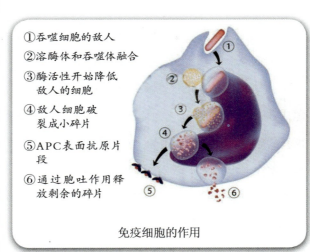

①吞噬细胞的敌人
②溶酶体和吞噬体融合
③酶活性开始降低敌人的细胞
④敌人细胞破裂成小碎片
⑤APC表面抗原片段
⑥通过胞吐作用释放剩余的碎片

免疫细胞的作用

能不同的细胞群。淋巴细胞主要分为T细胞、B细胞和自然杀伤细胞（NK细胞）三类。

您了解T细胞吗

T细胞的全名是胸腺依赖性淋巴细胞（thymus dependent lymphocyte），因为它的英文名首字母是t所以简称为T细胞。T细胞来源于骨髓的多能干细胞（胚胎期则来源于卵黄囊和肝）。目前认为，在人体胚胎期和初生期，骨髓中的一部分多能干细胞或前T细胞迁移到胸腺内，在胸腺激素的诱导下分化成熟，成为具有免疫活性的T细胞。成熟的T细胞经血流分布至外周免疫器官的胸腺依赖区定居，并可经淋巴管、外周血和组织液等进行再循环，发挥细胞免疫及免疫调节等功能。T细胞的再循环有利于广泛接触进入体内的抗原物质，加强免疫应答，较长期保持免疫记忆。T细胞的细胞膜上有许多不同的标志，主要是表面抗原和表面受体。这些表面标志都是结合在细胞膜上的巨蛋白分子。

免疫学检验·细说临床

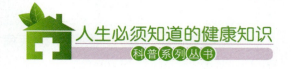

想知道B细胞是怎么"降生"的吗

B细胞是骨髓淋巴样干细胞分化为前B细胞，直接在骨髓内分化成熟的淋巴细胞。这类细胞称为骨髓依赖性淋巴细胞（bone marrow dependent lymphocyte），简称B细胞。

人体B细胞的分化发育成熟过程分为两个阶段。第一阶段是抗原非依赖期。骨髓内淋巴样干细胞分化为前B细胞并进一步发育为未成熟B细胞，然后在骨髓或者离开骨髓进入外周B细胞池分化为成熟B细胞。第二阶段是抗原依赖期。成熟的B细胞经外周血迁出，进入脾脏、淋巴结，主要分布于脾小结、脾索及淋巴小结、淋巴索及消化道黏膜下的淋巴小结中，受抗原刺激后，活化、增殖、分化为浆细胞。这样就能够合成抗体，发挥体液免疫的功能了。

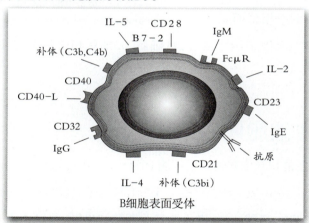

B细胞表面受体

如何给您双重的保护
——细胞免疫与体液免疫

T细胞不产生抗体，而是直接起作用，所以T细胞的免疫作用叫做"细胞免疫"。B细胞是通过产生抗体起作用。抗体存在于体液里，所以B细胞的免疫作用叫做"体液免疫"。大多数抗原物质在刺激B细胞形成抗体过程中，需T细胞的协助。在某些

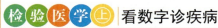

情况下，T细胞亦有抑制B细胞的作用。如果抑制性T细胞因受感染、辐射、胸腺功能紊乱等因素的影响而功能降低时，B细胞因失去T细胞的控制而功能亢进，就可能产生大量自身抗体，并引起各种自身免疫病，例如系统性红斑狼疮、慢性活动性肝炎、类风湿性关节炎等。同样，在某些情况下，B细胞也可控制或增强T细胞的功能。由此可见，身体中各类免疫反应，不论是细胞免疫还是体液免液，共同构成了一个极为精细、复杂而完善的防卫体系，给机体最完整的双重保护。

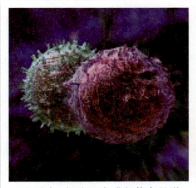

T细胞与B细胞正在进行信息呈递

免疫学检验 细说临床

补体是什么
补体有什么作用

补体是人或动物血清中的一组具有酶活性的蛋白质，由于在抗体发挥溶菌作用过程中起补充作用，故称其为补体。在机体免疫系统中发挥抗感染和免疫调节作用，也参与免疫病理反应。经研究证实，补体并非单一成分，在补体被活化发挥生物学功能的过程中，至少有几十种蛋白质参与，故称为补体系统。

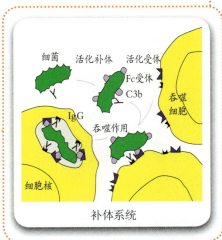

补体系统

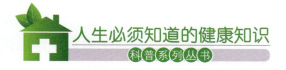
神奇的抗原抗体"识别术"
——免疫技术简介

免疫标记技术，如何为每个"小兵"取名字

　　免疫标记技术是将已知抗体或抗原标记上易显示的物质，通过检测标记物来反应抗原抗体反应的情况，从而间接地测出被检抗原或抗体的存在与否或量的多少，如果存在需要检测的抗原或抗体，就会根据标记物的不同显现出来，比如采用荧光素标记的抗原或抗体，在特定的光照射下就能发射出荧光，通过检测荧光的强弱就能测出被检抗原或抗体的含量。常用的标记物有荧光素、酶、放射性核素及胶体金等。免疫标记技术具有快速、定性或定量甚至定位的特点，是目前应用最广泛的免疫学检测技术。

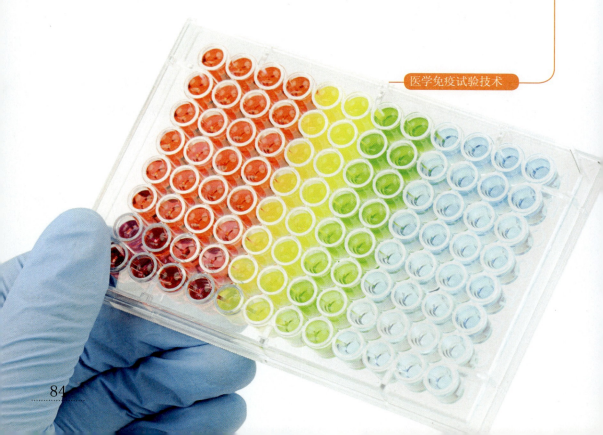

医学免疫试验技术

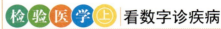

抗原抗体的"人口普查"，ELISA技术能胜任吗

　　酶联免疫吸附试验（ELISA）也称酶标试验，是酶免疫技术的一种。基本原理是将可溶性抗原（或抗体）吸附在固相载体上，再结合酶标记抗体（或抗原），利用检测酶分解底物的量的差异来定量检测相应的抗原（或抗体）。ELISA具有操作简单、快速、敏感性高、特异性强、实验设备要求较简单、应用范围广泛、无放射性核素污染等优点。目前已成为应用最为广泛的免疫学实验技术之一。ELISA可检测的项目很多，包括：①病原体及其抗体的检测，广泛应用于传染病的诊断、病情与病理分析及预后判断等，如肝炎病毒、艾滋病毒、各种细菌及寄生虫等。②蛋白质的检测，如肿瘤相关抗原、各种血浆蛋白、自身抗体等。③非肽类激素检测，如T3、T4、雌激素、皮质醇等。④一些药物、毒品及兴奋剂等的检测。⑤基因工程产物的检测。

抗原抗体会发光吗

　　荧光免疫技术是以荧光物质标记的特异性抗体或抗原作为标准试剂，用于相应抗原或抗体的分析鉴定和定量测定，是将抗原抗体反应的特异性和荧光物质检测的敏感性和直观性结合起来的一种免疫技术。荧光免疫技术可应用的范围较广，包括：血清中自身抗体的检测、各种微生物的快速检查和鉴定、寄生虫感染的诊断、白细胞分化抗原的检测、人类白细胞抗原的检测、肿瘤组织中肿瘤抗原的检测、组织中免疫球蛋白和补体组分的检测以及激素和酶的组织定位等。

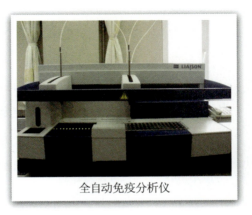

全自动免疫分析仪

什么力量让它们凝聚在一起

凝集反应是指细菌、红细胞等颗粒性抗原，或表面覆盖抗原（或抗体）的颗粒状物质（如红细胞、聚苯乙烯胶乳等），与相应抗体（或抗原）结合，在一定条件下，形成肉眼可见的凝集团块现象。只有在抗原抗体结合的情况下才能看见凝集的现象，也就是说，凝集反应的本质也是抗原抗体结合反应，不出现凝集就说明不含有需要检测的抗原或抗体。

是谁搅浑了这潭水

沉淀反应是可溶性抗原与相应抗体发生特异性结合，在适当的条件下而出现的沉淀现象。根据沉淀反应介质和检测方法的不同，可以将沉淀反应分为液相沉淀试验、凝胶扩散试验和凝胶免疫电泳试验三大基本类型。这些试验通常凭肉眼观察结果，故灵敏度较低。

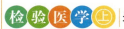

变态反应与过敏性疾病的检测是怎样的

变态反应也叫I型超敏反应,是指机体对某些抗原初次应答后,再次接受相同抗原刺激时,发生的一种以机体生理功能紊乱或组织细胞损伤为主的特异性免疫应答,也就是我们常说的过敏反应。过敏原进入机体后,诱导B细胞产生IgE抗体。IgE抗体主要由鼻咽部、扁桃体、支气管、胃肠道等黏膜固有层的浆细胞分泌,血清含量低,是一种亲细胞性抗体,检测血清IgE对诊断过敏反应很有价值。IgE升高见于很多过敏反应,如过敏性支气管哮喘、特异性皮炎、过敏性鼻炎、荨麻疹、湿疹、药物及食物过敏等。同时多发性骨髓瘤、重链病、寄生虫感染、嗜酸粒细胞增多症等也会使IgE升高,因此诊断过敏反应还应该结合临床症状才能作出准确的判断。

免疫学检验 细说临床

抗原抗体如何编织美丽的花环

E花环试验是免疫学上用来检测T细胞数量的一种实验方法。T细胞表面具有能与绵羊红细胞表面糖肽结合的受体,称为E受体,是人类T细胞所特有的表面标志。当T细胞与绵羊红细胞混合后,绵羊红细胞便粘附于T细胞表面,呈现花环状。通过花环形成检查T细胞的方法,就叫E花环形成试验。根据花环形成的多少,可测知T细胞的数目,从而间接了解机体细胞免疫功能状态,判断疾病的预后,考核药物疗效等。

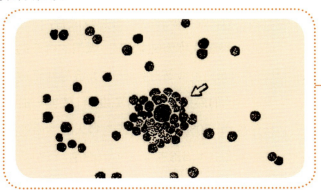

显微镜下的E花环

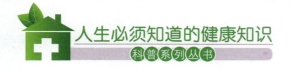
 人体的"内战"
——自身免疫
病的检测
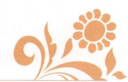

我们常常听到这样的俗话:"牙齿也有咬到嘴巴的时候"、"大水冲了龙王庙、自家人不认识自家人"等,自身免疫病就是这么个情况。把"自己人"当成了"敌人",然后展开一场"内战",结果两败俱伤,受伤的还是自己。那么,我们如何能检测出自身免疫病,及时避免悲剧的发生呢?

您知道什么是自身免疫病吗

正常情况下,人体的免疫系统对自身的组织和细胞不产生免疫应答。但是,当某种原因使自身耐受破坏时,免疫系统就会对自身组织成分发生免疫应答,产生低水平的自身抗体或自身反应性T淋巴细胞,这种现象称为自身免疫。微弱的自身免疫并不引起机体的病理损害,但当某种原因使自身免疫应答过分强烈时,会导致相应的自身组织器官损伤或功能障碍,这种情况导致的疾病就是自身免疫病。值得一提的是并不是自身抗体存在就一定患有自身免疫病,70%以上的正常老年人血清中能检测出自身抗体,这些低水平的自身抗体能促进机体清除衰老残损的细胞,帮助吞噬细胞完成免疫稳定功能,对维持机体的生理性自稳有着重要的作用。

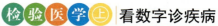

自身免疫病包括哪些

　　自身免疫病有很多，按照发病部位不同可以分为结缔组织、内分泌系统、消化系统、血液系统等自身免疫病。

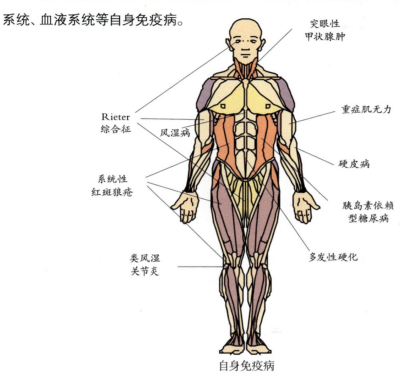

突眼性
甲状腺肿

重症肌无力

Rieter
综合征

风湿病

硬皮病

系统性
红斑狼疮

胰岛素依赖
型糖尿病

类风湿
关节炎

多发性硬化

自身免疫病

分　类	疾　病
结缔组织	系统性红斑狼疮、类风湿性关节炎、干燥综合征、混合性结缔组织病
内分泌系统	桥本甲状腺炎、Graves病、Addison病、胰岛素依赖性糖尿病
消化系统	萎缩性胃炎、溃疡性结肠炎、原发性胆汁性肝硬化
血液系统	恶性贫血、自身免疫性溶血性贫血、特发性血小板减少性紫癜、特发性白细胞减少症
心血管系统	风湿性心肌炎
泌尿系统	肾小球肾炎
呼吸系统	特发性肺纤维化
神经系统	重症肌无力、多发性神经炎
皮肤	荨麻疹

自身免疫病按发病部位的解剖系统分类表

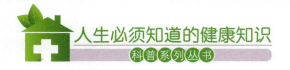
系统性红斑狼疮（SLE）该如何检测出来呢

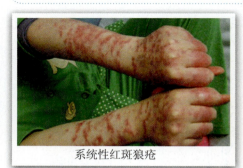

系统性红斑狼疮

系统性红斑狼疮（SLE）是一种侵犯皮肤和多脏器的全身性自身免疫病。该病起病可急可缓，主要的临床特点是两侧面颊有水肿性红斑，鼻梁上的红斑常与两侧面颊部红斑相连，形成一个蝴蝶状的皮疹。多数早期表现为非特异的全身症状，如发热，尤以低热常见，全身不适，乏力，体重减轻等。病情常缓重交替出现。感染、日晒、药物、精神创伤、手术等均可诱发或加重。SLE的检测主要是针对一些自身抗体的检测。这些自身抗体不是该病的非常特异性的指标，但一些自身抗体检测值升高对综合诊断系统性红斑狼疮有很好的提示作用。

（1）抗核抗体：是指抗各种细胞和成分的自身抗体的总称。主要存在于血清中，是大多数自身免疫性疾病的检测指标，最多见于未治疗的系统性红斑狼疮，阳性率可达80%～100%；活动性SLE几乎100%阳性，经皮质激素治疗后，阳性率可降低。

（2）抗双链DNA抗体：是指抗细胞核中DNA双螺旋结构的一种自身抗体。抗双链DNA抗体在SLE的发病机制中起重要作用。SLE并发的狼疮性肾炎是由该抗体介导的免疫复合物病。抗双链DNA抗体阳性见于活动期SLE，特别是肾炎活动期（狼疮性肾炎），阳性率达70%～90%，是SLE的特征性标志抗体。

（3）抗ENA抗体：为抗可提取核抗原抗体的总称，主要包括Sm、RNP、SSA、SSB、Jo-1、Scl-70抗体等。不同的自身免疫病可产生不同的抗ENA抗体谱。不同特性的抗ENA抗体在各种自身免疫病中的阳性率有明显差异。抗Sm抗体就是SLE所特有的标志性抗体，特异性达95%，但是灵敏度较低，且相对抗双链DNA抗体而言不与SLE疾病的活动性相关。治疗后的SLE患者也可存在抗Sm抗体阳性。

以上列出的都是些典型的和SLE相关的自身抗体指标。通过这些指标并结合患者的临床表现以及其他一些检测指标就能基本对SLE作出诊断。

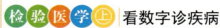

类风湿因子——类风湿性关节炎的"标签"

　　类风湿性关节炎又称类风湿(RA)，是一种病因尚未明了的慢性全身性炎症性疾病，以慢性、对称性、多滑膜关节炎和关节外病变为主要临床表现，属于自身免疫性疾病。该病好发于手、腕、足等小关节，反复发作，呈对称分布。早期有关节红肿热痛和功能障碍，晚期关节可出现不同程度的僵硬畸形，并伴有骨和骨骼肌的萎缩，极易致残。该病有一个最典型的检测指标类风湿因子，就像RA的"注册商标"一样。

　　类风湿因子(RF)是变性IgG刺激机体产生的一种自身抗体，主要存在于类风湿性关节炎患者的血清和关节液内。约90%的RA患者RF呈阳性，且RF的滴度与患者的临床表现成正相关，即随症状的加重而效价升高。但其他一些自身免疫病也可出现RF，老年人RF可轻度增高，因此只有在结合一定的临床表现才能对RA作出准确的诊断。

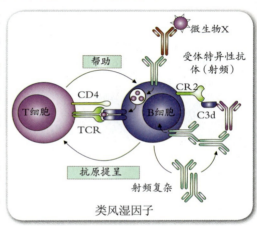
类风湿因子

免疫学检验 细说临床

重症肌无力是哪个抗体在做怪

　　抗乙酰胆碱受体抗体(抗AchR抗体)可结合到横纹肌细胞的乙酰胆碱受体上，引起运动终板的破坏，使神经–肌肉之间的信号传导发生障碍，导致骨骼肌运动无力，称为重症肌无力(MG)。该病可发生于任何年龄，最先出现的症状常是眼肌无力，进而累及其他部位，常呈进行性加重。抗AchR抗体的检测对MG具有诊断意义，且特异性和敏感性较高，大约90%的MG患者阳性；伴有眼肌症状的患者，抗体效价低于普通症状的患者；同时还用来监测对该疾病免疫抑制治疗的效果。肌萎缩侧索硬化症患者用蛇毒治疗后可出现假阳性。通常用ELISA、放免法都可以检测出抗AchR抗体。

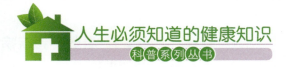
循环免疫复合物，自身免疫病的晴雨表

抗原和相应抗体结合形成的物质称为免疫复合物。免疫复合物和补体、其他免疫活性物质结合，沉积在血管壁，可导致组织损伤及血管炎，引起一系列的疾病，如红斑狼疮。由于免疫复合物能在循环血液中检测到，故称之为循环免疫复合物（CIC）。

CIC的测定虽无特异性诊断意义，但对病情的活动性判断和指导治疗有一定价值，目前已经明确系统性红斑狼疮、类风湿性关节炎、部分肾小球肾炎和血管炎等

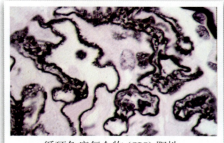
循环免疫复合物（CIC）阳性

疾病为免疫复合物病，CIC检测对这些疾病仍是一种辅助诊断指标，对判断疾病活动和治疗效果也有一定意义。在发现紫癜、关节痛、蛋白尿、血管炎和浆膜炎等情况时，可考虑免疫复合物病的可能性，进行CIC和组织沉积免疫复合物的检测。

肝和胆管的自身免疫病会出现什么情况呢

抗平滑肌抗体（ASMA）产生机制目前尚不明确，但与肝和胆管的自身免疫疾病有关，尤其是慢性活动性肝炎（狼疮性肝炎）和原发性胆汁性肝硬化（PBC）。该类

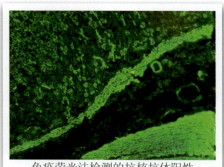
免疫荧光法检测的抗核抗体阳性

疾病的发生与自身免疫密切相关，试验结果有助于诊断以及与其他肝病的鉴别诊断。ASMA的检测用间接免疫荧光法，正常结果为阴性或≤1:20。检出阳性率较高的疾病有慢性活动性肝炎和PBC；而在肝外性胆汁阻塞、药物诱发性肝病、急性病毒性肝炎及肝细胞癌等时ASMA的检出率极低。

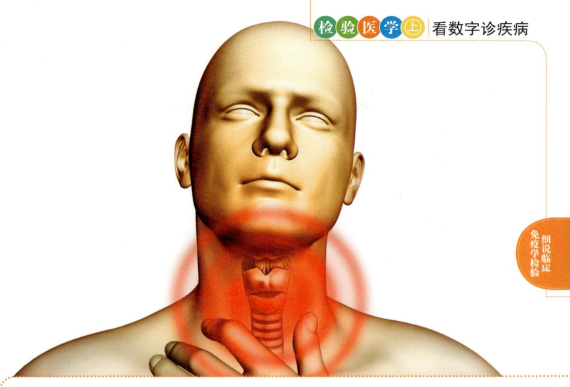

桥本甲状腺炎的诱因您知道吗

　　桥本甲状腺炎（或桥本氏病）又称慢性淋巴细胞性甲状腺炎，是由于自身免疫因子引起腺体淋巴细胞浸润的慢性甲状腺发炎。组织学研究发现甲状腺广泛淋巴细胞浸润伴有淋巴滤泡。初期时常无特殊感觉，甲状腺功能可正常，少数患者早期可伴有短暂的甲状腺功能亢进表现，多数病例发现时已出现甲状腺功能低下，常见临床症状有怕冷、浮肿、乏力、皮肤干燥、腹胀、便秘、嗜睡、月经不调、性欲减退等。桥本甲状腺炎是一种器官特异性自身免疫病，发病机制尚未完全阐明，可能是在遗传易感性的基础上，出现先天性免疫监视缺陷，造成免疫功能紊乱，产生针对甲状腺的体液免疫和细胞免疫反应，致使甲状腺滤泡上皮破坏而致病，自身免疫反应的强度与病情密切相关。抗甲状腺微粒体抗体是主要的甲状腺自身抗体之一，桥本甲状腺炎等自身免疫性甲状腺疾病时显著升高，其他甲状腺疾病及健康人群血中亦可检出，但滴度较低。当抗甲状腺微粒体抗体升高明显，并结合相应的临床表现不难诊断出桥本甲状腺炎。

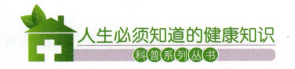

美女与野兽的共舞
——肿瘤的
免疫学检测

提到肿瘤或者癌症，人们总是会联想到很多不好的字眼，但在我们眼中，它就像一个丑陋的野兽一样侵蚀着我们健康的机体。这些"野兽"也有属于它们所特有的抗原。这些抗原刺激我们机体产生相应的抗体。它们的结合就像美女与野兽的共舞。我们可以通过对这些抗原抗体的检测及时检测到肿瘤的产生及其发展情况，为人类与肿瘤病魔的抗争推波助澜。

肿瘤抗原及其分类，您知道吗

肿瘤是在各种致癌因素，如化学物质、放射线照射和病毒感染等作用下，组织细胞的某些生长调控基因发生突变或者异常表达的结果。机体的免疫系统可监视肿瘤的发生，并主要通过细胞免疫机制杀灭肿瘤细胞。若免疫监视功能低下则可能发生肿瘤。肿瘤细胞生长旺盛，能够转移并浸润机体的正常组织或器官，严重干扰其生理功能，使机体的免疫功能、生化代谢等发生一系列改变。通过对这些变化的检测能够作出临床诊断。

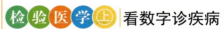

肿瘤抗原是指细胞在癌变过程中出现的新抗原及过度表达的抗原物质的总称。根据肿瘤抗原的特异性可将肿瘤抗原分为肿瘤特异性抗原和肿瘤相关抗原。

（1）肿瘤特异性抗原：是指肿瘤细胞特有的或只存在于某种肿瘤细胞而不存在于正常细胞的新抗原，大多为突变基因的产物。

（2）肿瘤相关抗原：是指非肿瘤细胞所特有的，正常细胞和其他组织上皮也存在的抗原，只是其含量在细胞癌变时明显增高。此类抗原只表现出量的变化而无严格的肿瘤特异性。

体液免疫是如何抗肿瘤的

肿瘤体液免疫机制是通过抗肿瘤细胞的抗体与肿瘤细胞表面特异抗原结合后，再通过以下几种途径发挥生物效应的。

（1）激活补体系统溶解肿瘤细胞。

（2）抗体依赖的细胞介导的细胞毒性作用。这一作用是指表达IgG Fc受体的NK细胞、巨噬细胞和中性粒细胞等，通过与已结合在病毒感染细胞和肿瘤细胞等靶细胞表面的IgG抗体的Fc段结合，而达到杀伤这些靶细胞的作用。

（3）调理吞噬作用。抗肿瘤抗体可通过调理作用促进巨噬细胞对肿瘤细胞的吞噬。

（4）干扰肿瘤细胞的某些生物学行为。如干扰肿瘤细胞的粘附作用。某些抗肿瘤抗体与肿瘤细胞表面抗原结合后，可使肿瘤细胞粘附特性发生改变甚至丧失，不利于肿瘤细胞的转移。

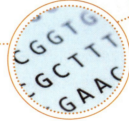

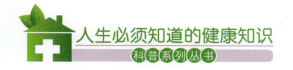

细胞免疫在抗肿瘤免疫中是如何发挥作用的

细胞免疫是抗肿瘤免疫的重要机制,参与抗肿瘤免疫的细胞主要有:T细胞、NK细胞、巨噬细胞、树突状细胞(DC)等。T细胞应答是控制肿瘤生长发育的最重要的宿主应答。

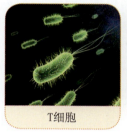
T细胞

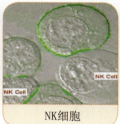
NK细胞

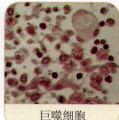
巨噬细胞

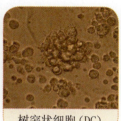
树突状细胞(DC)

参与抗肿瘤免疫的两类T细胞亚群参与抗肿瘤免疫的细胞为:

(1)CD8[+]细胞毒性T细胞(CTL),受MHC-I类抗原限制。它主要通过两种机制杀伤肿瘤细胞:①通过其抗原受体识别肿瘤细胞上的特异性抗原,并在TH细胞(CD4[+]辅助性T细胞)的辅助下活化后直接杀伤肿瘤细胞;②活化的CTL可分泌淋巴因子如γ干扰素、淋巴毒素等间接地杀伤肿瘤细胞。

(2)CD4[+]辅助性T细胞(TH),受MHC-II类抗原限制。TH杀伤肿瘤细胞的机制主要是产生淋巴因子增强CTL的功能,激活巨噬细胞或其他抗原提呈细胞,产生肿瘤坏死因子发挥溶瘤作用。

NK细胞可非特异性地杀伤肿瘤细胞,是一类在肿瘤早期起作用的效应细胞,是机体抗肿瘤的第一道防线,且NK细胞杀伤肿瘤细胞是不受MHC限制的。其杀伤机制是:①直接杀伤肿瘤细胞。②通过抗体依赖的细胞介导的细胞毒性作用杀伤IgG包裹的肿瘤细胞。③释放NK细胞毒因子和TNF等可溶性介质,杀伤肿瘤细胞。

巨噬细胞在抗肿瘤免疫中不仅作为提呈抗原的抗原提呈细胞,也是参与杀伤肿瘤细胞的效应细胞。巨噬细胞杀伤肿瘤细胞的机制包括:①活化的巨噬细胞与肿瘤细胞结合后,通过释放溶解细胞酶直接杀伤肿瘤细胞;②处理和呈递肿瘤抗原,

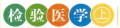

激活T细胞以产生特异性抗肿瘤细胞免疫应答；③巨噬细胞表面上有Fc受体，可通过特异性抗体介导的细胞毒作用杀伤肿瘤细胞；④活化的巨噬细胞可分泌肿瘤坏死因子（TNF）等细胞毒性因子间接杀伤肿瘤细胞。

肿瘤细胞是如何伪装自己逃避免疫监视的

　　尽管体内具有一系列的免疫监视机制，但仍难以阻止肿瘤的发生和发展。那是因为肿瘤细胞可以通过各种机制逃避免疫监视。首先，肿瘤特异性抗原与正常细胞表面蛋白的差异很小，甚至仅个别氨基酸不同，且表达量较低，故其免疫原性非常弱，难以诱发机体产生有效的抗肿瘤免疫应答。其次，肿瘤细胞能直接侵犯免疫器官而引起免疫抑制作用，也可通过分泌一些细胞因子抑制机体产生抗肿瘤免疫应答的产生。此外，免疫细胞或分子可能使某些肿瘤抗原表位减少或丢失，从而逃逸免疫系统识别和杀伤，此现象称为抗原调变。还有，当宿主处于免疫功能低下或免疫耐受状态，或者宿主的抗原提呈细胞功能低下或缺陷等，这些因素都有助于肿瘤细胞逃逸宿主免疫系统的攻击。

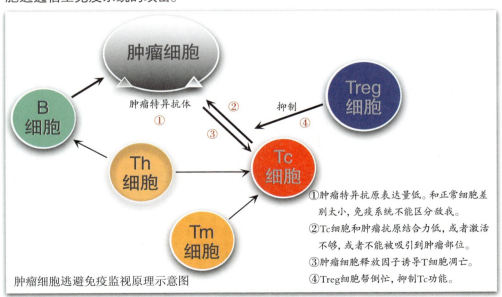

肿瘤细胞逃避免疫监视原理示意图

①肿瘤特异抗原表达量低。和正常细胞差别太小，免疫系统不能区分敌我。

②Tc细胞和肿瘤抗原结合力低，或者激活不够，或者不能被吸引到肿瘤部位。

③肿瘤细胞释放因子诱导T细胞凋亡。

④Treg细胞帮倒忙，抑制Tc功能。

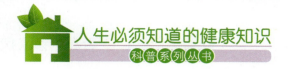

肿瘤的标签您认识吗

　　肿瘤标志物就像肿瘤的标签一样是反映肿瘤存在的化学类物质。它们或不存在于正常成人组织而仅见于胚胎组织，或在肿瘤组织中的含量大大超过在正常组织里的含量。它们的存在及量变可以提示肿瘤的性质，借以了解肿瘤的组织发生、细胞分化、细胞功能，以帮助肿瘤的诊断、分类、预后判断以及治疗指导。目前我们经常检测的肿瘤标志物有甲胎蛋白、癌胚抗原、前列腺特异性抗原、Ca19－9、Ca125、Ca15－3、Ca50、Ca72－4等。

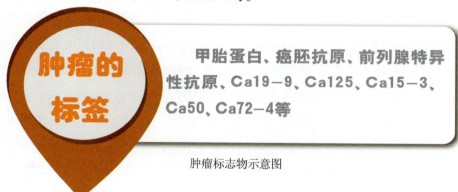

肿瘤的标签　甲胎蛋白、癌胚抗原、前列腺特异性抗原、Ca19－9、Ca125、Ca15－3、Ca50、Ca72－4等

肿瘤标志物示意图

肿瘤术后复发的风向标有哪些

　　癌胚抗原（CEA）是一种广谱肿瘤标志物，虽然不能作为诊断某种恶性肿瘤的特异性指标，但在恶性肿瘤的筛查、鉴别诊断、病情监测、疗效评价等方面，有重要临床意义。特别是用于恶性肿瘤手术后的疗效观察及预后判断。一般情况下，病情好转时血清CEA浓度下降，病情恶化时升高，是对肿瘤术后复发检测的非常好的指标。敏感性达到80%以上。另外，若结肠癌发生转移时，CEA会明显升高。其他消化道肿瘤（如大肠癌、胰腺癌、肺癌以及胃癌）也可检测到CEA阳性。同时，他是卵巢癌辅助诊断重要的标志物。

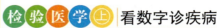

癌抗原15-3是如何用于乳腺癌的监测的

癌抗原15-3（Ca15-3）是乳腺细胞上皮表面糖蛋白的变异体，近年推出作为乳腺癌标志物，正常<40U/mL。哺乳期妇女或良性乳腺肿瘤皆低于此值。乳腺癌晚期100%，其他期75%，此值明显升高。同样，该标志物也是广谱的，可见于50%肝细胞癌、53%肺癌、34%卵巢癌患者。由于CEA在乳腺癌中也有诊断价值，如两者联合将可提高10%阳性率，因此和CEA一起用于监测患者术后复发情况，特别是癌症转移患者的术后监测的重要指标，血清CA15-3水平增高，提示乳腺癌的局部或全身复发，且增高早于核素检查和临床检查。

免疫学检验 / 细说临床

如何对肝癌作出诊断

我国是乙肝的患病大国，患有乙肝的人比其他人患肝癌的危险性高达10倍以上，乙肝病毒携带人群患肝癌的危险性至少是健康人群的6倍。那么肝癌如何及早发现以便及早治疗呢？甲胎蛋白（AFP）就是一个很好的肝癌的检测指标。AFP在胚胎期是功能蛋白，合成于卵黄囊、肝和小肠，脐带血含量为1000~5000g/L，出生后迅速下降几乎消失，正常成人血清中仅有极其微弱的含量（<25μg/L）。当发生原发性肝癌时，约80%的患者血清中AFP含量增高（>300μg/L），并且比临床症状出现提早3~8个月。因此，检测血清中AFP是肝癌普查、早期诊断、疗效判断和复发预测的重要指标。

除此之外，非精原细胞的睾丸肿瘤、胃癌、结肠癌、卵巢畸胎瘤、肺癌、肝硬化、肝炎等血清中AFP也会升高，但很少超过100μg/L。怀孕也可导致一过性升高。当孕妇血清AFP浓度降低可作为胎儿染色体异常的指标。

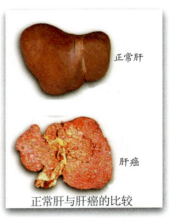

正常肝

肝癌

正常肝与肝癌的比较

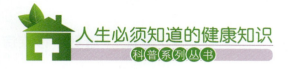
前列腺特异抗原——前列腺癌的标志

前列腺特异抗原是由前列腺腺泡和导管的上皮细胞分泌的一种单链糖蛋白，在功能上属于类激肽释放酶的一种丝氨酸蛋白酶，参与精液的液化过程，是临床常规用于前列腺良性与恶性疾病诊断与鉴别诊断及前列腺癌患者术后随访的重要指标。正常生理情况下，前列腺特异表达的前列腺特异抗原通过导管分泌到精液中。其在精液中的浓度高于在血清中浓度的100万倍。在前列腺的腺泡和导管腔与血液循环系统之间，存在着明显的组织屏障。当患有前列腺疾病时，组织屏障就会受到不同程度的破坏。特别是患有前列腺癌时，由于肿瘤细胞的异常生长会使这一自然屏障遭受严重破坏，前列腺特异抗原就会大量渗漏于血中造成血清中的含量大幅度升高。正常情况下，绝大多数前列腺癌患者血清前列腺特异抗原的水平均会增高，因此可以作为前列腺癌的一个重要的检测指标。尽管前列腺良性增生、前列腺炎患者前列腺特异抗原也会升高，但程度不及前列腺癌。

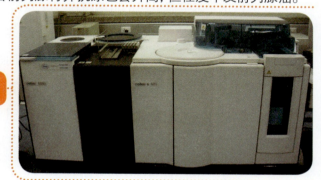

癌抗原检测的大型全自动化学发光仪

宫颈癌发生时有什么征兆吗

鳞状上皮细胞癌抗原(SCC)是由宫颈癌细胞中提纯的，用于诊断宫颈癌较好的肿瘤标志物。SCC在正常鳞状上皮细胞内也存在，随着鳞状上皮细胞的增殖而释放入血。正常人血清水平<2g/L。异常升高可见于宫颈鳞癌，21%宫颈腺癌也有升高。肺鳞癌有较高的阳性率，而小细胞肺癌阳性率则较低。食道鳞状上皮癌、口

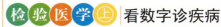

腔鳞状上皮癌皆有较高的阳性率，且随肿瘤的分期呈现不同变化。可见SCC是鳞状上皮癌的重要标志物。其中子宫颈部扁平上皮癌和肺扁平上皮癌时血清中SCC明显增高，同时在机体有扁平上皮的部位患有良性疾病时，SCC也可见升高。

与胃肠道癌有关的肿瘤抗原，您了解吗

癌抗原72-4（Ca72-4）是一种相对高分子质量糖蛋白，正常人血清中含量<6U/mL，异常升高在各种消化道肿瘤、卵巢癌均可产生。对于胃癌的检测特异性较高，以>6U/mL为临界值。良性胃病仅<1%者升高，而胃癌升高者比例可达42.6%，如与Ca19-9同时检测，阳性率可达56%。

与CEA联合是检测胃癌进程和治疗效果的良好指标。同时，Ca72-4对卵巢癌有一定的诊断意义，敏感性为47%~80%。对黏液样卵巢癌的诊断敏感性高于Ca125。二指标结合起来可使首次诊断敏感性提高到73%；动态监测的诊断敏感性可提高到67%（Ca125单指标：60%）。另外，胰腺炎、肝硬化、肺病、风湿病、妇科病、卵巢良性疾病、卵巢囊肿、乳腺疾病和胃肠道良性功能紊乱等Ca72-4也会升高。

癌抗原19-9（Ca19-9）为唾液酸化的乳-N-岩藻戊糖II，是一种类粘蛋白的糖蛋白成分，与Lewis血型成分有关。血清内正常值<37U/mL，异常升高也是在多种肿瘤出现，大部分胰腺癌患者血清Ca19-9水平明显增高；肝胆系癌、胃癌、结直肠癌的Ca19-9水平也会升高；低浓度增高、一过性增高可见于慢性胰腺炎、胆石症、肝硬化、肾功能不全、糖尿病等。另外，肿瘤复发时，Ca19-9可再度升高，并且发生于影像学诊断之前。因此可用作监测肿瘤的复发。Ca19-9与AFP、CEA联合检查，有助于提高胃肠道肿瘤的诊断效率。

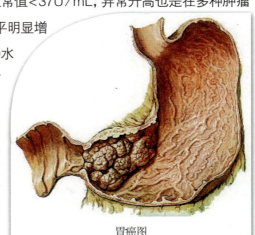

胃癌图

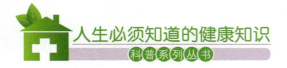

神经内分泌肿瘤的检测指标是什么

　　神经内分泌肿瘤比较罕见，在全部恶性肿瘤中的比例不足1%，多发生于胃、肠、胰腺。在这类肿瘤中最常见的是类癌，占全部胃肠胰神经内分泌肿瘤的50%，根据起源的部位不同，可将类癌分为前肠（肺、支气管及直到空肠的上部胃肠道）、中肠（回肠和阑尾）和后肠（结肠和直肠）。神经元特异性烯醇化酶（NSE）是神经元和神经内分泌细胞所特有的一种酸性蛋白酶，是神经内分泌肿瘤的特异性标志，如神经母细胞瘤、甲状腺髓质癌和小细胞肺癌。NSE已作为小细胞肺癌重要标志物之一，可用于鉴别诊断、病情监测、疗效评价和复发预报。用神经元特异性烯醇化酶监测小细胞肺癌的复发，比临床确定复发要早4～12周。神经元特异性烯醇化酶还可用于神经母细胞瘤和肾母细胞瘤等的筛选和观察，前者神经元特异性烯醇化酶异常增高而后者增高不明显，对神经母细胞瘤的早期诊断亦有较高的临床应用价值。也可用来监测神经母细胞瘤的病情变化，评价疗效和预报复发。

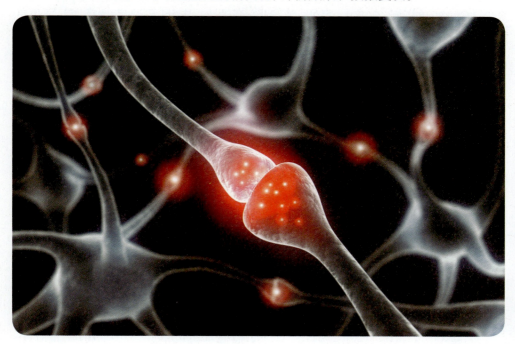

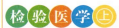

入侵肝脏的 "不速之客"
——病毒性肝炎的检测

我国是个肝炎大国,病毒性肝炎发病数位居法定管理传染病的第一位,仅慢性乙型肝炎病毒感染者就达1.2亿。慢性乙型肝炎病程迁延,如得不到及时的治疗,将会发展为肝硬化甚至肝癌,严重危害人类健康。除了乙型肝炎,肝炎还包括甲、丙、丁等很多型。让我们一起来认识他们,了解它们吧。

什么是病毒性肝炎,病毒性肝炎分为哪几类

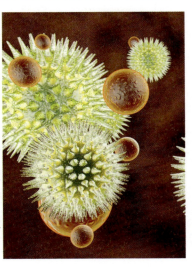

病毒性肝炎是一种由多种不同肝炎病毒引起的以肝脏损害为主的急性或持续性传染病。除甲型肝炎是通过粪–口传播外,其他都是通过血液或体液传播的。肝炎病毒至少有5种,即甲、乙、丙、丁、戊型肝炎病毒,分别引起甲、乙、丙、丁、戊型病毒性肝炎。其中甲型和戊型主要表现为急性肝炎,乙、丙、丁型主要表现为慢性肝炎并可发展为肝硬化和肝癌。

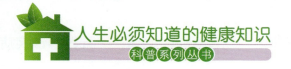
甲型肝炎是什么样的，如何检测

　　甲型肝炎病毒（HAV）是引起甲型病毒性肝炎（简称甲肝）的病原体，主要通过粪–口途径传播。甲肝的潜伏期一般为2~6周，病毒常在患者转氨酶升高前的7~10天大量出现在患者血液和粪便中。甲肝可表现为急性黄疸型肝炎，急性起病，病情发展较快，会出现不同程度的皮肤和眼球黄染，病程2~3个月。该病多发生在儿童，易引起流行或暴发流行。急性发病，一般不会演变成慢性。

　　感染HAV后，可出现较强的体液免疫反应。疾病早期，可出现抗–HAV IgM，后期可出现抗–HAV IgG，并可维持多年，对同型病毒的再感染有免疫力。甲型肝炎的检测主要是对HAV病毒抗体的检测，主要包括抗–HAV IgM和抗–HAV IgG病毒检测。这类抗体检测可作为甲肝的早期诊断和近期感染的标志，是目前甲肝诊断最常用的指标。它们的检测均可采用酶联免疫、放射免疫、化学发光等方法。

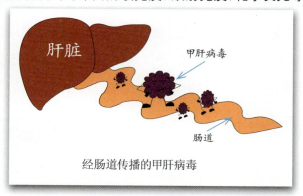

肝脏

甲肝病毒

肠道

经肠道传播的甲肝病毒

乙型肝炎有哪些常见的抗原抗体标志物

　　乙型肝炎也称乙肝，对大家来说已经不再陌生。乙肝患者常常表现为急性无黄疸型肝炎，大多数起病缓慢，最突出的表现是食欲不振、全身乏力和肝区疼痛等症状，易转为慢性肝炎。我们常常做体检都会检查乙肝病毒，但常常看不懂化验单上面那一长串英文代码以及后面的阴性和阳性结果分别代表什么意思。其实，它们都是乙肝的标志物，常用于检测的乙肝标志物包括：HBsAg 、抗-HBs、抗-HBc、HBeAg及抗-HBe（俗称"两对半"）。

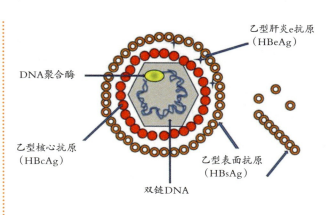

乙肝表面抗原示意图

（1）HBsAg和抗-HBs：HBsAg是乙肝表面抗原的英文缩写，是HBV感染后第一个出现的血清学标志物。血清中检测到HBsAg，表示机体感染了HBV。HBsAg阳性见于急性乙型肝炎的潜伏期或急性期、无症状携带者、慢性乙型肝炎、肝炎后肝硬化或原发性肝癌等。抗-HBs是一种中和抗体，它的出现表明病毒已经基本清除，是乙肝康复的一个重要标志。血清中检测到抗-HBs表示曾感染过HBV但已恢复，且对HBV有一定的免疫力；未感染者在注射乙肝疫苗也会出现抗-HBs阳性。抗-HBs效价越高预后越好，抗-HBs对乙肝病毒的再感染具有保护作用，可持续数年。抗-HBs出现是乙肝疫苗接种成功的标志。

（2）HBeAg和抗-HBe：HBeAg中文名叫乙型肝炎e抗原，是HBV复制的指标之一，在潜伏期与HBsAg同时或在HBsAg出现稍后数天就可在血清中检出。HBeAg持续存在时间一般不超过10周，如超过则提示感染转为慢性化。抗-HBe出现于HBeAg转为阴性后，其出现比抗-HBs晚但消失较早。HBeAg阴性一般表示病毒复制水平降低，传染性下降，病变趋于静止。

（3）HBcAg和抗-HBc：HBcAg中文名为乙型肝炎核心抗原，是HBV的核心部分，是HBV存在和复制活跃的直接指标之一。但通常HBcAg被包裹在病毒内衣壳中，不能在血清中直接检出，需用去垢剂去掉病毒包膜后才能检出。临床上通常不检测HBcAg，而是检测其相应的抗体——抗-HBc。抗-HBc出现较早，常紧继

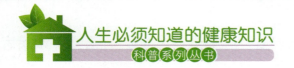
HBsAg和HBeAg之后就可在血清中检出，早期以IgM型为主，一般持续6~18周。常以IgM型抗HBc作为急性HBV感染的指标，但慢性乙肝患者也可持续低效价阳性，尤其是病变活动时。急性乙肝恢复期和慢性乙肝以IgG型抗HBc为主，可持续存在数年。

乙型肝炎常见标志物检测结果应该如何综合分析，什么是"大三阳"、"小三阳"

乙型肝炎常见标志物的检测，组合起来又有什么意义呢？下面的表中列出了我们日常常见的几种检验报告单中常出现的结果。

类型	HBsAg	抗-HBs	HBeAg	抗-HBe	抗-HBc	结果分析
						HBV常见抗原、抗体检测结果分析
1	−	−	−	−	−	非乙肝感染
2	+	−	−	−	−	急性HBV感染或无症状携带者
3	+	−	+	−	−	急性HBV感染早期，病毒复制活跃，传染性强
4	+	−	+	−	+	急性或慢性HBV感染或慢性HBV携带者，病毒复制活跃，传染性强
5	+	−	−	+	+	慢性期乙肝或急性乙肝趋向恢复或慢性HBV携带者，传染性弱
6	+	−	−	−	+	急性、慢性期乙肝或慢性HBV携带者，有传染性
7	−	−	−	+	+	HBV感染恢复期或有既往感染史，或HBsAg含量低难以检出
8	−	−	−	−	+	急性HBV感染窗口期或有既往感染史
9	−	+	−	−/+	+	乙肝恢复期，有免疫力
10	−	+	−	−	−	HBV感染后康复或乙肝疫苗接种后，已有免疫力

表中的类型4就是通常所说的"大三阳"，具有非常强的传染性，乙肝病毒DNA往往处于大量复制期。类型5就是俗称的"小三阳"，传染性较弱。

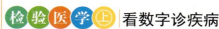

乙型肝炎的其他标志物还有哪些

感染HBV后，最早出现的血清学标志物是HBsAg、前S$_1$抗原（Pre-S$_1$）、前S$_2$抗原（Pre-S$_2$），症状出现前就能被检出。其他标志物出现的次序为：HBV-DNA、HBeAg、抗-PreS$_1$、抗PreS$_2$（IgM）、抗-HBc、抗-HBe、抗-PreS$_2$（IgG）、抗-HBs。其中大部分前面已经介绍过了，下面介绍其他的几种标志物。

（1）抗-PreS$_1$和抗-PreS$_2$：抗-PreS$_1$出现较早，在HBV感染的潜伏期即可检出，比抗-HBcIgM出现还早，而抗-PreS2出现稍晚，多在发病急性期出现。抗-PreS可持续到恢复期数月，而慢性乙型肝炎抗-PreS多持续阴性。目前认为抗-PreS为HBV的中和抗体，它的出现表明HBV被清除和疾病恢复。

（2）HBV-DNA：是HBV感染的病原学标志，HBV-DNA阳性表示HBV的存在、复制及有传染性；同时，使用定量PCR测定乙肝患者血清中HBV-DNA的含量在治疗前后的变化，可用于抗病毒药物治疗乙肝的疗效评价。

丙型肝炎是怎么回事

1974年Goldfield首先发现许多输血后肝炎患者，经检测既不是甲肝，也不是乙肝，故命名为非甲非乙型肝炎。直到1989年，这种肠道外传播的非甲非乙型肝炎才被命名为丙型肝炎。导致丙型肝炎的病毒被命名为丙型肝炎病毒（HCV）。丙型肝炎患者、污染有HCV的血液和血液制品是丙型肝炎的传染源。输注血液和血液制品、不洁注射、血液透析、肾移植、性接触或家庭内接触、母婴传播、针刺、纹身、共用剃须刀和牙刷等、医务人员接触患者血液及医疗中意外受伤等均可引起丙型肝炎的传播。HCV感染引起的肝脏病变和HBV感染相似，感染后易变为慢性肝炎、肝硬化和肝癌。

丙肝的标志物比乙肝简单得多，主要有：①抗-HCV，是HCV感染后产生的特异性抗体，故抗-HCV阳性，可作为HCV感染的标志。抗-HCV又分为抗-HCV IgM和抗-HCV IgG，前者阳性表示患者在急性早期。②HCV-RNA，是丙肝病毒的遗传物质检测，可作为HCV存在、复制和活动性感染的标志，且有传染性；同时伴有后者阳

免疫学检验 细说临床

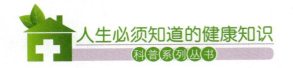

性,可作为HCV感染的早期诊断。血清中HCV-RNA持续存在或反复出现,说明患者有慢性化的趋势。此外,HCV-RNA可作为病毒药物治疗疗效的评价指标。

什么是丁型肝炎

丁型肝炎病毒(HDV)所致的疾病为丁型肝炎。HDV为一种缺陷病毒,因为它缺乏自己的外壳。它的外壳是由嗜肝DNA病毒(如人的乙肝病毒)提供的,没有嗜肝DNA病毒供给外壳它就不能形成完整的病毒。因此丁型肝炎发生在HBsAg阳性携带者中及乙肝患者中。丁型肝炎的传播途径跟乙肝的传播途径一样,主要是通过注射、针刺、输血或血液制品传播。丁型肝炎病毒常与乙型肝炎病毒感染同时存在,HDV和HBV同时感染,常于潜伏末期或疾病初期血清HBsAg首先阳性,继而HDV-RNA和HDV阳性。重叠感染的特点是两次转氨酶升高,HDV-RNA、HDAg(丁型肝炎抗原)及抗-HDV IgM一过性阳性,抗-HDV可持续阳性。

丁型肝炎的确诊方法有很多,ELISA可检测血清中HDAg、抗-HDV、抗-HDV IgM;用RT-PCR法可检测出HDV-RNA。

您了解戊型肝炎吗

戊型肝炎病毒引起的疾病在前苏联、印度、苏丹、索马里都曾出现过爆发流行,后来有关专家把这种通过肠道传播的非甲非乙型肝炎定名为E型肝炎(戊型肝炎),其病原为HEV(戊型肝炎病毒)。本病的流行多因水源或食物被戊型肝炎患者的粪便污染所致。其传播途径为粪-口传播,包括经水传播、经食物和日常生活接触传播。戊型肝炎主要在青壮年中发病,有明显的季节性,流行多发生在雨季或洪水后。本病的另一个特点是病死率较高,一般为1%~2%,可高达12%,较甲肝约高10倍,尤其是孕妇病死率可高达10%~20%。

利用ELISA可检测出抗-HEV IgM和抗-HEV IgG;免疫荧光标记抗-HEV IgG可检测出肝组织中的HEV Ag;用RT-PCR可检测出HEV-RNA。

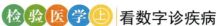

摧毁人体的"定时炸弹"
——浅谈免疫缺陷病及其检测

　　1985年的某一天，北京协和医院接待了一位来华旅游却突然病倒的阿根廷游客。医生在检测过程中发现了令人吃惊的情形——这名患者的免疫系统似乎已经全线崩溃。这样的状况让医生们倍感疑惑。他们意识到，这一定是国内还不曾发现，但国外已有报道的新型疾病——艾滋病。入院不久，患者就因合并感染而离开了人世。时隔25年，我们已经不再对"艾滋病"这三个字感到陌生。我们都知道那位阿根廷游客之所以这么快离开人世，是因为他的体内失去了我们健康的保护伞——抗体。很多跟艾滋病类似的免疫缺陷性疾病就像一个存在于患者体内的定时炸弹一样，不断侵蚀我们的免疫系统使它失去功能，随时都有"爆炸"的危险，那么让我们一起来看看他们究竟是如何在我们体内作怪的。

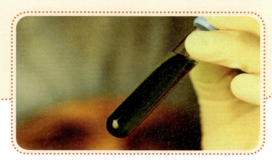

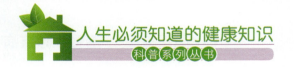

什么是免疫缺陷病，它分为哪几类

免疫缺陷病是指先天或后天的某些因素引起机体免疫系统发育不全或免疫反应障碍的疾病，又称免疫缺陷状态，临床以反复发生严重感染为特征。免疫缺陷病一般分原发性和继发性两大类。①原发性免疫缺陷病：系由遗传性因素或先天性因素使免疫系统在不同部位、不同环节受损引起。如原发性丙种球蛋白缺乏症、孤立性IgA缺乏症、先天性胸腺发育不全等。②继发性免疫缺陷病：由后天性因素引起，常发生于感染、长期应用免疫抑制剂之后，及免疫球蛋白大量损失、消耗或合成不足时。艾滋病就是最典型的继发性免疫缺陷综合征。

免疫缺陷病有什么共同特点

虽然免疫缺陷病的种类繁多，但是它们有一些共同的特点：①对外源性病原体的易感性明显增加，多反复发作，难以治愈，是患者死亡的主要原因。比如一个普通的感冒病毒对于正常人来说可能就是引起感冒，但是对于免疫缺陷病的患者来说就有可能致命。②易发生恶性肿瘤和自身免疫病。因为患者自身存在免疫缺陷，就是免疫力极低甚至没有免疫力，因此对癌细胞的遏制能力下降，导致恶性肿瘤的发生。③临床表现复杂多样，易使人们被一些临床表象所迷惑。

继发性免疫缺陷病是什么原因引起的呢

常见的引起继发性免疫缺陷症的因素有：①感染。HIV病毒、EBV病毒、麻疹病毒、结核杆菌、寄生虫等均可导致免疫缺陷。②理化因素。射线、高温、化学试剂、药物等诱发发病。抗肿瘤药物和各种免疫抑制剂的使用，已成为医源性免疫缺陷病的重要原因。③营养不良。各种营养物质摄入不足可影响免疫细胞的成熟。④肿瘤。恶性肿瘤常可进行性的抑制患者的免疫功能。此外，创伤、脾切除等也可引起免疫缺陷。

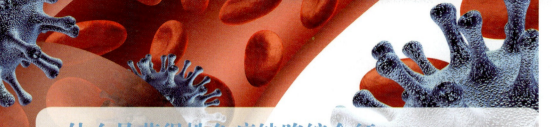

什么是获得性免疫缺陷综合征

获得性免疫缺陷综合征（AIDS）就是人们常说的艾滋病，是由人类免疫缺陷病毒（HIV）引起的一种综合征，是继发性免疫缺陷病的一种。艾滋病的临床症状多种多样，一般初期的症状是反复的伤风或流感、全身疲劳无力、食欲减退、发热、体重减轻，随着病情的加重，症状日见增多，如皮肤或黏膜出现白色念珠菌感染、单纯疱疹、带状疱疹、紫斑、血肿、血疱、滞血斑，以及皮肤容易损伤，伤后出血不止等；多数患者有肺、胃肠和中枢神经系统感染或者发生恶性肿瘤等。最常见的并发症为卡氏肺囊虫肺炎，其次是Kaposi肉瘤。发病率逐年快速增加，5年内病死率>90%。

从感染艾滋病病毒到发病有一个完整的自然过程，临床上将这个过程分为四期：急性感染期、潜伏期、艾滋病前期、典型艾滋病期。不是每个感染者都会完整的出现四期表现，但每个疾病阶段的患者在临床上都可以见到。四个时期不同的临床表现是一个渐进的和连贯的病程发展过程。

艾滋病有哪些免疫特征

艾滋病（AIDS）的发病机制是因HIV病毒的gp120与CD4分子高亲和性结合而感染宿主细胞，并在细胞内增殖，导致细胞破坏。AIDS的主要免疫特征是：①CD4$^+$细胞数量减少，以及T淋巴细胞细胞数量减少。②Th1细胞与Th2细胞平衡失调，HIV感染的无症状阶段以Th1细胞占优势，至AIDS期则以Th2细胞占优势，分泌IL-4和IL-10抑制Th1分泌IL-2，从而减弱细胞毒性T细胞的细胞毒作用。③巨噬细胞和树突状细胞被感染，导致HIV播散到其他组织和CD4$^+$T细胞内，HIV感染的巨噬细胞是晚期AIDS患者血中高水平HIV的主要来源。④B细胞常被多克隆性激活，引起血清免疫球蛋白水平增高，产生多种自身抗体。

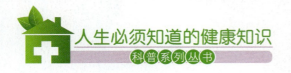

免疫缺陷病是如何检测的

免疫缺陷病主要表现是免疫学特征的异常。因此，检测相关的免疫学指标有利于各类型免疫缺陷病的最终诊断。下表列出了一些免疫缺陷病相关的免疫检测项目。

免疫缺陷病常见抗原、抗体检测结果分析	
免疫缺陷类型	检验项目
B细胞缺陷	Ig定量：Ig种类、各类Ig量及Ig亚类测定
	同种血细胞凝集素（IgM）效价测定
	特异性抗体产生功能测定
	免疫接种试验
	抗IgA抗体测定
	SmIg免疫荧光检测可测定B细胞数量和成熟期
	CD19、CD20、CD21细胞计数
	噬菌体试验
T细胞缺陷	外周血淋巴细胞计数及CD3、CD2、CD4、CD8细胞计数
	混合淋巴细胞培养
	IL−2测定
	淋巴细胞转化试验
	HIV的gp24、gp120抗体检测
	体内试验：迟发型超敏反应能力测试
吞噬细胞缺陷	中性粒细胞计数
	趋化试验、吞噬试验、NBT还原试验等
补体缺陷	CH50测定
	C3、C1、C4、B因子、C1INH等测定

免疫印迹法检测HIV阳性报告图

1为阴性对照

2为阳性对照

3为阳性患者

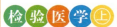

爱心拒绝"排斥"
——移植免疫

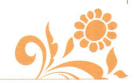

细说临床
免疫学检验

　　西班牙全国器官移植组织公布的统计数据显示，2007年西班牙器官捐献数量达到1550例，每百万人中34.38人捐献。在美国，每百万人中有26.5人捐献，欧盟每百万人中有17.8人捐献。这些充满爱的数字对于那些生命垂危的人来说是莫大的鼓舞。然而，这些人怎么也想不到他们的身体会"不知好歹"地拒绝这份爱：供体的器官移植入他们体内没有得到任何的"款待"，有的只是"短兵相接"。这是怎么回事呢？

您知道移植分为哪几类吗

　　根据移植物来源及供、受体遗传背景的差异，将组织、器官移植分为四类：①自身移植，即将患者自身的器官、组织或细胞移植给患者本人；最常用的就是自身皮肤移植。②同种同基因移植，即遗传背景完全相同或非常相似的个体（如同卵孪生子或近交系动物）之间的移植。③同种异基因移植，即同种系内遗传背景不同的个体间的移植；这是就是我们平时最常见的器官移植。④异种移植，即不同动物种系个体间的移植，如将猪的心脏移植到人体内。

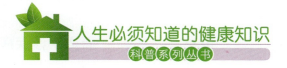

我们的身体为什么
要"排斥"别人的"好心"

　　20世纪40年代，人们发现，在小鼠近交系动物之间进行组织器官移植时，可发生移植排斥反应。这种排斥反应的本质是免疫应答。引起这种免疫应答的抗原为一组复杂的抗原，称为组织相容性抗原。人和各种动物的组织相容性抗原均十分复杂，其中一组抗原在移植排斥反应中起决定作用，称为主要组织相容性抗原。编码主要组织相容性抗原的基因是一组紧密连锁的基因群，呈现高度的多态性，称为主要组织相容性复合体（MHC）。移植排斥反应就是因为供体和受体的MHC不相同，由供体移植物中主要组织相容性抗原激活受体的T、B细胞及其他的免疫细胞，产生各种免疫效应导致一系列的免疫炎症现象。此外，亦可同时影响体内凝血系统、纤溶系统、激肽系统和补体系统的反应，导致一系列的病理损伤过程。

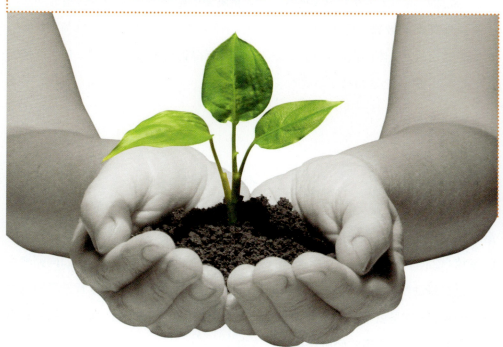

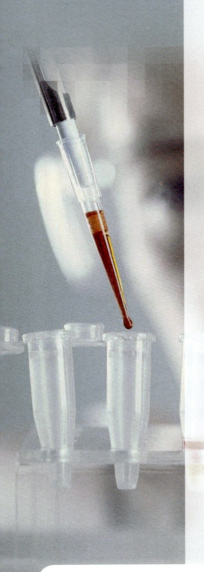

器官移植需要达到什么指标才能安全进行

人类白细胞抗原（HLA）是由人类主要组织相容性复合体编码的抗原，具有高度的多态性。HLA是引起同种异体组织器官移植排斥反应的抗原系统，检测HLA型对器官移植的组织配型有重要意义。HLA分型的方法有血清学分型法和细胞学分型法。血清学分型法是应用一系列一致的抗HLA特异性标准分型血清（抗体）与待检淋巴细胞混合，再加入一定量补体后进行孵育，若待检淋巴细胞表面的HLA与已知分型血清一致，则在补体作用下导致细胞毒作用。由于分型血清和淋巴细胞用量少，反应于微量反应板中进行，因此将此反应称为补体依赖微量细胞毒试验。应用血清学方法鉴定的抗原包括HLA-A、B、C、DR和DQ抗原。根据淋巴细胞的死活判定其表面是否具有与分型血清中抗体相对应的抗原。选分数最低的供体，供受体相同的HLA-A、B、C、DR、DQ抗原是防止移植器官排斥反应的基本条件。

微量细胞毒试验判断标准表		
死细胞百分数（%）	结　　果	计　分
0~10	阴性	1
11~20	微弱阳性	2
21~40	弱阳性	4
41~80	阳性	6
81~100	强阳性	8

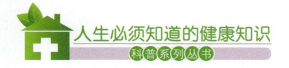
如何判断移植器官的存活率

特定细胞群反应抗体（PRA）是将已知抗原的淋巴细胞与患者血清及补体孵育。如患者血清中含有与淋巴细胞表面特异性结合的抗体，在补体存在的情况下，可发生细胞溶解作用，从而判断患者的免疫状态及HLA抗体的特异性。实体器官移植前应检测受体血清是否存在PRA及其致敏程度。PRA正常值应低于10%。PRA为11%～50%时为轻度致敏。PRA>50%时为高度致敏。PRA越高，移植器官的存活率越低。

如何判断器官移植受体和供体是否相配

在器官移植前检验受者血清是否存在抗供者抗原的预成抗体（由于多次输血、妊娠或二次移植前）极为重要，这种抗HLA抗体具有细胞毒性，能引起受体的超急性排斥反应，造成移植失败。淋巴细胞毒交叉配型试验就是用于检测供受体是否相配的试验。该试验是将分离纯化的供者淋巴细胞，加入受者的血清和补体，观察淋巴细胞死亡百分率，用于器官移植前判断受者对供者有无预存抗体。死细胞<10%为阴性，表明供受体相配；若细胞毒性超过10%，说明受者体内已存在细胞毒性抗体，应另外选供体。

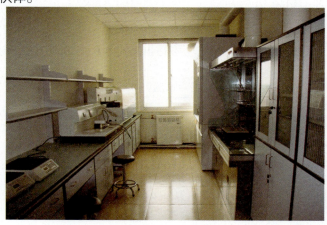

移植排斥反应是如何检测的

T细胞亚群主要是应用单克隆抗体，将T细胞粗略地分为两大类细胞，即CD4$^+$和CD8$^+$细胞。在临床排斥反应开始前4~5天，CD4$^+$和CD8$^+$的T细胞均升高。CD4/CD8比值亦上升，大于1.2时预示排斥反应即将发生，而小于1.08时感染可能性较大。

对T淋巴细胞表面活化标志的分析也可以对排斥反应进行监测。CD45$^+$RO和CD45$^+$RA两个表面标志比CD4$^+$和CD8$^+$检测更有意义，因为其能区别T细胞的静止和活化状态。细胞活化动力学可能是移植排斥反应诊断更为敏感的参数，活化T细胞表达HLA-DR分子、CD25及CD71明显增加。

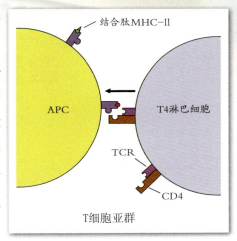

T细胞亚群

免疫学检验　细说临床

细胞因子是如何帮助监测移植排斥的

在移植排斥反应中体内很多细胞因子的量会发生变化，通过对这些细胞因子的监测可以及早发现移植排斥反应的发生。在移植排斥反应开始时产生大量的IL-1，T、B细胞活化表达IL-1R，因此IL-1和IL-1R在移植排斥反应中具有重要的监视作用。但是，在检测这两种指标的时候，要注意排除患者有无病毒、细菌感染或其他原因引发的免疫性疾病或免疫系统激活。

另外，由于IL-2在免疫应答中占有很重要的地位，因此IL-2及其受体亦成为观察移植排斥反应的重要指标之一。受体淋巴细胞分泌IL-2和表达IL-2R，在急性排斥反应发生时急剧增加，动态监测更有实用性，但必须与感染和免疫性疾病区分。除以上两种细胞因子外，还有TNF、IL-6、IL-4、IL-8、IFN-γ、IL-3、IL-5等均有所升高。

机体平衡的"操控手"
——内分泌激素的检验

到医院看病时，时常听到医生说"是内分泌失调"引起的症状，那么什么是内分泌？

人体内有许多分泌腺体，甲状腺、胰腺、汗腺及性腺等，它们都具有分泌功能。分泌的方式可分为外分泌与内分泌两种。分泌物呈液体的，称之为外分泌。如胰腺分泌的胰液通过胰管到小肠，汗腺分泌的汗液到体表。而内分泌则是人体的一种特殊分泌方式，是由内分泌腺分泌的。内分泌腺不具有导管，其分泌物称为激素。它们是通过血液或淋巴输送到全身的，并且在特定的部位发挥调节作用，就像人体内看不见的操控者，为人体内的平衡状态贡献着自己的力量。

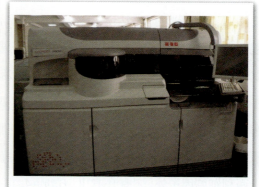

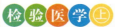
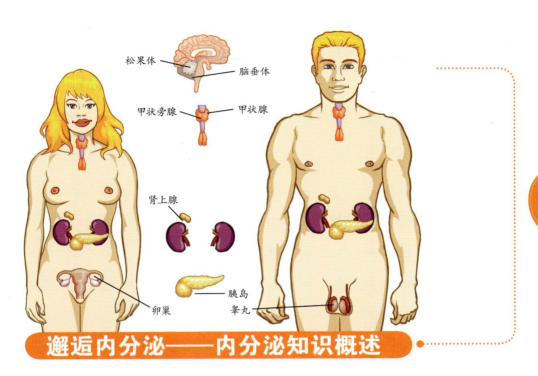

邂逅内分泌——内分泌知识概述

人体内分泌腺有哪些
内分泌腺对人体有什么作用

　　内分泌腺在人体内分布很广泛，单独构成器官而且比较重要的有7种，称为松果体、脑垂体、甲状腺、甲状旁腺、肾上腺、胰岛和性腺（睾丸或卵巢）。这些腺体散在分布于身体各个部位，在不同的部位发挥着各自不同的作用。

　　人体内分泌系统由多种内分泌腺组成，不同内分泌腺有不同的功能，但它们之间又有许多联系，互相协调，共同完成它们的使命。总的来说，内分泌对人体的生长发育及生殖有重要作用，对体内的各种新陈代谢起调节作用。如生长激素和甲状腺激素对生长发育有很大作用；促性腺激素和性腺激素对生殖及维持男女第二性征起主要作用；胰岛素能调节血糖；甲状旁腺激素能调节钙、磷平衡。由此可见，正常的内分泌功能，对维持机体正常的新陈代谢和生理功能有着重要的生理意义。

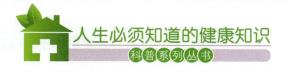
既然内分泌腺分泌的激素对人体有着如此重要的作用，那么激素到底是什么

我们把内分泌腺制造出的那些具有特殊作用的物质统称为激素。它的化学成分大体上分为5类，即：蛋白质、多肽、糖蛋白、类固醇和氨基酸。不同种类的激素，其成分不同，其功能也不相同。虽然它们在体内含量极小，但却起到很大的作用。所以，人体内产生的激素数量由身体严格控制，一旦失控（产生过多或过少），人体就会发生内分泌疾病。

内分泌疾病是怎样诊断的

经常听到有的患者到内分泌科看病是为了查查有无内分泌紊乱。这些患者大多是由于身体不舒服，到过许多医院，看过不少大夫，做过很多检查，吃过不少药，但因为找不到病根，治疗无效，才求之于内分泌专科医生的。或许他们找对了，但也有不少找错了。其实，笼统地把其他科诊断不出来的疾病归到内分泌系统是不符合实际的。内分泌系统的疾病比之心血管系统、呼吸系统等疾病当然要少见得多，而且大多数内分泌器官都在人体深部，看不见，摸不着。再加上一些患者和家属对内分泌疾病不了解，不熟悉，所以缺少感性和理性知识，即使有了内分泌疾病还不知道。

其实，内分泌系统疾病也是一组具有特征性表现的疾病。内分泌疾病往往伴有内分泌功能紊乱。功能紊乱的原因是由于内分泌腺分泌的激素过多或过少引起的。如生长激素过多就会引起巨人症或肢端肥大症，过少就发生侏儒症；甲状腺激素过多就出现甲亢，过少则为甲减（甲状腺功能减退）；胰岛素过少就引起糖尿病，过多就引起低血糖（常为胰岛素瘤）。这些疾病各有一套表现，根据这些表现，再做一些有关试验，如测定血液中生长激素、甲状腺激素、胰岛素，就可确定是什么病。

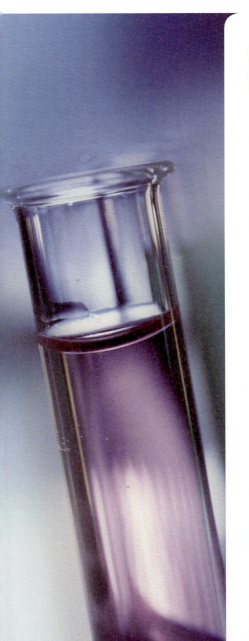

内分泌疾病对人体到底有什么危害呢

　　从内分泌的功能可以知道，内分泌失调对人体的危害是极大的，它会使身体不能进行正常的生长、发育、生殖和正常的新陈代谢活动。由于人体内有多种内分泌腺体，不同内分泌腺发生疾病时对人体的危害也各不相同。例如，胰岛发生了疾病，胰岛素分泌过多就会引起低血糖；胰岛素分泌过少就会引起糖尿病。另如，甲状腺出现病变，甲状腺产生甲状腺激素过多就会出现甲亢，患者出现多食、消瘦、怕热、心慌等症状；相反，甲状腺产生甲状腺激素过少就会出现甲减，症状正好与甲亢相反。再如，垂体如果产生生长激素过少，人的身高就会受到影响，出现侏儒症；如果出现垂体功能低下，则可影响甲状腺、性腺、肾上腺功能，而导致性不发育、生长发育受阻、体力差、智力差等严重后果。

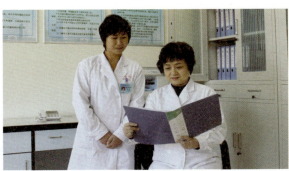

内分泌疾病的化验检查包括哪些内容

（1）判断甲状腺功能、鉴别免疫性疾病，甲亢、甲减、甲状腺肿瘤诊断及治疗监测情况包括以下项目。

① 总三碘甲状腺原氨酸（简称TT3）；　② 总甲状腺素（TT4）；

③ 游离三碘甲状腺原氨酸（简称FT3）；④ 游离甲状腺素（简称FT4）；

⑤ 促甲状腺激素（TSH）；　　　　　　⑥ 甲状腺球蛋白抗体（TGA）；

⑦ 甲状腺过氧化物酶抗体（TPOA）。

（2）性腺、垂体疾病的功能检测包括以下项目。

① 血清睾酮（T）；　　　② 催乳素（PRL）；　③ 血清卵泡刺激素（FSH）；

④ 促黄体生成素（LH）；　⑤ 雌二醇（E2）；　⑥ 雌三醇（E3）；

⑦ 血清孕酮（P）；　　　⑧ 人绒毛膜促性腺激素（HCG）；

⑨ 生长激素（GH）。

（3）判断胰岛功能，对糖尿病诊断、分型及治疗检测情况包括以下项目。

① 胰岛素（INS）；② 血清C-肽（C-P）；③ 胰岛素自身抗体（INS-Ab）。

（4）高血压诊断、分型包括以下项目。

① 肾素活性（PRA）；② 血管紧张素Ⅱ（AⅡ）；③ 血浆醛固酮（ALD）。

（5）血液疾病中包括以下项目。

① 血清叶酸（Fa）；② 血清维生素B12（V-B12）。

（6）判断甲状旁腺功能钙磷代谢检测包括以下项目。

① 全段甲状旁腺激素（IPTH）；② 降钙素（CT）；③ 骨钙素（BGP）。

（7）肾上腺疾病应检测的项目。

① 皮质醇；② 醛固酮；③ 血儿茶酚胺；④ 尿儿茶酚胺；⑤ 促肾上腺皮质激素。

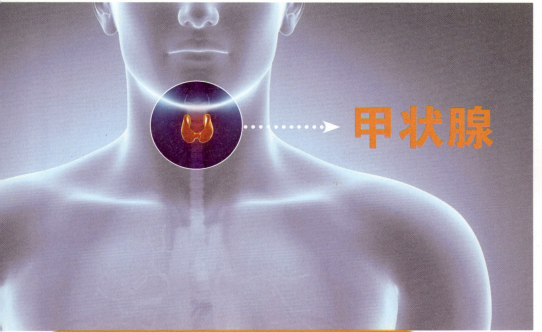

甲状腺

心、脑及身高发育的"灵丹"
——甲状腺、甲状旁腺激素检验
甲状腺在人体内有什么作用

　　甲状腺是人体内一个重要的腺体。甲状腺激素就是甲状腺细胞合成并分泌的一组必不可少的激素。这种激素不仅对生物机体（包括人及各种动物等）的各种代谢（如糖、脂肪及蛋白质等）起着重要的作用，同时对维持细胞生命活动至关重要。我们经动物试验发现，如果把动物的甲状腺切除，发现动物会很快发生全身代谢及功能的减退，这时如果不给予甲状腺激素治疗，动物不久就会死亡。同样，在人类，由于某种原因造成甲状腺功能减退，如果发生在胚胎期及儿童生长期，那么，患儿生长发育将会受到明显阻碍，使全身代谢状态明显降低；如果发生在成年，患者的全身代谢明显降低，假如不给予甲状腺激素的治疗，严重者会较快发生死亡。

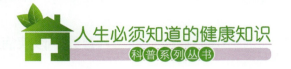

你知道甲状腺激素及其相关激素吗

甲状腺激素是甲状腺分泌的激素,主要包括血清甲状腺素(T4)、血清游离甲状腺素(FT4),血清总三碘甲腺原氨酸(T3)和血清游离三碘甲腺原氨酸(FT3)。血液的甲状腺激素中,90%为T4,T3仅约占2%。T3的主要来源是在周围组织中T4脱碘后生成,只有少量来自甲状腺的分泌。但T3的生理活性比T4大得多。绝大部分T4和T3在血浆中与甲状腺球蛋白结合而运输,游离形式甚少,但只有游离型才能发挥作用。

垂体甲状腺兴奋激素(TSH),亦称作促甲状腺素,可兴奋甲状腺内滤泡细胞,是影响和控制T3 和T4 形成的整个序列反应所必需的。反T3(rT3)是由外周组织中的一部分T4脱碘形成的。rT3在体内含量很少,降解速度也快,生物活性很低,在机体中rT3与T4、FT3维持动态平衡。由于在不同病理状态下变化显著,所以有一定临床意义。临床上常用以检测甲状腺分泌功能和外周血甲状腺激素代谢的情况。

收标本:2010年10月11日10时58分　　　　　　　　　　　　血,放免甲功全项

武警总医院放免科报告单

| 姓　名: | 标识号:0 | 性别:女　年龄 | 科别:留科 | 床号: |
| 样品号: | 标本种类:血 | 临床诊断: | | 送检医师: |

化验项目	中文名称	化验结果	标记	单位	参考范围
TotT3	总T3	1.55		nmol/L	1.34–2.73
TotT4	总T4	111.51		nmol/L	78.38–157.4
FT3	游离T3	4.37		pmol/L	3.8–157.4
FRT4	游离T3	12.14		pmol/L	8.30–15.06
TSH	促甲状腺激素	0.83		uIU/ml	0.34–5.6
TGA	甲状腺球蛋白抗体	26		IU/ml	0–7
TPOA	甲状腺过氧化物抗体	14		IU/ml	0–48

采标本时间:　年　月　日　时　分,收标本时间:2010年10月11日10时58分,报告时间:2010年10月11日13时57分
本报告仅对送检标本负责!　　　　　　　　　　　　　　检验者:　　　　核对者:

甲状腺激素检测化验单

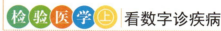

脖子变粗也是病吗

甲状腺功能亢进又被称为"大脖子病"。由于各种原因引起甲状腺生成大量的甲状腺激素,继而导致一系列高代谢及神经兴奋表现,即为甲状腺功能亢进,也就是平日所说的甲亢。主要的表现有心慌或心动过速、怕热、多汗、食欲亢进、消瘦或体重下降、大便次数增多、疲乏无力及情绪激动等。查体往往可以发现甲状腺肿大或甲状腺肿块。有的患者有眼球突出。检测甲状腺吸收[131]碘率增高,血清T3、T4测定显示T3、T4、FT3、FT4水平升高,TSH正常或减低,结合患者的临床表现大部分即可确诊。值得提出的是单纯性甲状腺肿患者没有甲亢症状,T3、T4正常或T3偏高,TSH正常。

但是,脖子大不一定是甲亢。颈部各组织器官的炎症、增生性疾病都可引起脖子增大变粗,如化脓性炎症、淋巴结核等特异性或非特异性炎症肿物、腮腺囊肿、甲状舌骨囊肿等类瘤样病变以及肿瘤,如常见的甲状腺癌、甲状腺瘤,发生于颈淋巴结的恶性淋巴瘤和各种转移癌,以及涎腺肿瘤、血管瘤、淋巴管瘤、神经鞘瘤等。

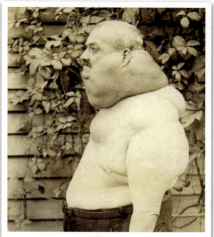

历史上的粗脖子病

什么是甲状腺功能减退症

甲状腺功能减退症是由于各种原因造成甲状腺激素分泌减少,或因外周组织对甲状腺激素的敏感性减低,而引起的一系列代谢减退的表现,如怕冷、出汗减少、皮肤干燥、表情迟钝、心率减慢、食欲不振、大便干燥及疲乏无力等。甲减发病出现在胎儿期或出生不久,称之为呆小症;出现在儿童期,称之为幼年甲减;出现在成年后,称之为成年人甲减。病情严重者,由于有特征性的浮肿(表现为皮下黏性液体增

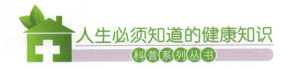

多，指按浮肿皮肤不凹陷），称之为黏液性水肿。与甲亢相反，甲减患者T3、FT3、T4和FT4均有不同程度的降低。

甲状腺过氧化物酶抗体（TPOA）检测对人体的意义

TPOA是主要的甲状腺组织自身抗体，也是甲状腺激素合成过程中的一个关键酶，与甲状腺组织免疫性损伤密切相关。TPOA因具有很好的灵敏度、特异性、更可靠和有意义，已成为诊断甲状腺自身免疫性疾病的首选指标。TPOA的主要临床应用：诊断桥本氏病（HD）和自身免疫性甲状腺功能亢进；毒性弥漫性甲状腺肿（Graves）；监测免疫治疗效果；检测家族甲状腺疾病的发病可能；预测孕妇产后甲状腺功能障碍的发生。对原发性甲减患者，结合TSH升高，可以发现早期甲减病人。对可疑甲减患者，若TPOA升高，有助于原发和继发甲减的鉴别。HD患者，TPOA终生存在，如临床表现典型且TPOA持续高水平，可作为诊断依据确诊。

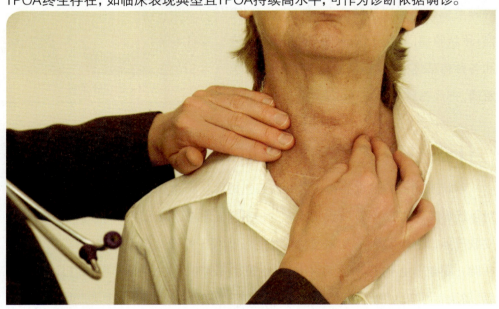

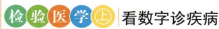

甲状旁腺激素的测定有什么意义

　　甲状旁腺的功能与甲状腺截然不同。甲状旁腺主要由两种细胞组成，即主细胞和嗜酸性细胞。其功能主要由主细胞来承担。主细胞能分泌甲状旁腺激素（PTH），促进肾小管对钙的重吸收，使破骨细胞活性和数目增加，增高血钙；促进骨盐溶解和钙进入血循环，加快维生素D的活化，抑制肾小管对磷的吸收，促进肠钙、磷的吸收。

　　甲状旁腺功能失常可引起PTH分泌改变，进而导致血钙水平的升高或降低（高钙血症或低钙血症）。甲状旁腺腺瘤可引起甲状旁腺功能亢进症，进而导致PTH分泌上升，因此在甲状旁腺腺瘤切除手术前后测定PTH能帮助外科医生了解手术效果。PTH结果减低见于甲状腺手术切除所致的甲状旁腺功能减退症，及肾功能衰竭和甲状腺功能亢进所致的非甲状旁腺性高血钙症等。

免疫学检验　细说临床检验

降钙素（CT）测定有什么意义

　　CT是由甲状腺滤泡细胞C合成、分泌的一种单链多肽激素，又称甲状腺降钙素。其主要作用是减低血浆中血钙和血磷浓度，使钙盐释放减少，沉积增加，抑制钙、磷的吸收。甲状腺髓样癌患者的CT一定会升高，因为降钙素的半衰期较短，所以降钙素可作为甲状腺肿瘤的诊断、观察临床疗效、提示有无肿瘤残余或复发的重要标志物。除此之外，CT增高还可见于：恶性贫血、急性或慢性肾功能衰竭、甲状腺旁腺功能亢进。孕妇、儿童血清CT含量较高。小细胞肺癌、胰腺癌、子宫癌、乳腺癌、前列腺癌、胃肠道癌以及嗜铬细胞瘤等患者可因高血钙或异位分泌而使血清CT增加。另外，肝癌和肝硬化患者也偶可出现血清CT增高。CT降低可见于：重度甲亢、原发性甲减、甲状腺发育不全等；糖尿病性骨质疏松，而且绝经后妇女CT分泌水平会下降。

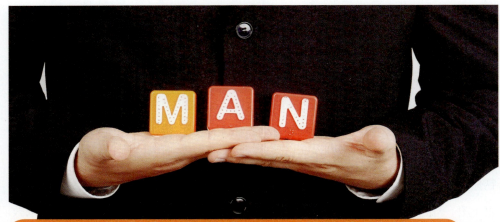

关于"性"福的激素——性激素的检测

男性睾酮（T）测定的意义何在

　　睾酮（T）是男性生殖功能的重要激素，主要由睾丸间质细胞合成和分泌的，参与男性生殖系统的生长、发育、成熟的生理过程。T是男性体内主要的和唯一具有临床意义的雄性激素。青春期T分泌增加，其高水平一直持续到40岁，然后随年龄缓慢下降。　在青年男性，T的分泌有昼夜节律，分泌高峰约在上午8时，随着年龄的增大，这种分泌节律消失。测定早晨的T水平可以对男性T水平下降的程度作出最好评价。T测定可以用做男性性机能减退或T分泌不足的诊断，作为评价男性不育症的方法之一。T升高常见于：睾丸良性间质细胞瘤、先天性肾上腺皮质增生症、肾上腺皮质肿瘤、特发性男性性早熟、家族性男性性早熟、男性假两性畸形、特发性多毛症、甲减等。女性血T正常浓度为0.1～0.75ng/ml。女性血T值高被称为高T血症，可引起不孕、女性多毛症、女性男性化肿瘤、多囊卵巢综合征、肥胖以及晚期孕妇血中T浓度皆可增高。

　　T浓度降低见于：原发性或继发性性腺功能减退症、原发性睾丸发育不全性幼稚、高催乳素血症、垂体功能减退、系统性红斑狼疮、甲低、骨质疏松、隐睾炎、男子乳房发育等。

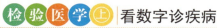

人绒毛膜促性腺激素（HCG）测定有什么意义

HCG是由胎盘合体滋养层细胞合成的一种糖蛋白，临床用于以下几方面。

（1）诊断早孕：在受精卵着床后5~7天即能测出HCG。以血清HCG值作为诊断早孕的指标，符合率达98%~100%。

（2）滋养层细胞肿瘤的诊断、疗效观察和预后判断：葡萄胎和绒毛膜上皮癌患者的血清HCG明显高于正常妊娠，而且分泌量与癌细胞总数以及病情严重程度呈正相关。在治疗过程中动态检测HCG的浓度，实际上反映了癌细胞群生长或退化的状态。这对临床选择治疗方案、观察疗效和判断预后都有实际的应用价值。一般葡萄胎刮宫术后，血清HCG浓度降至正常，随访期间若回升则提示复发。

（3）诊断宫外孕：对月经过期而无早孕症状、HCG较高而人工流产未见绒毛组织者，考虑为宫外孕。

（4）先兆流产的处理依据：通过动态检测，观察HCG的变化，对HCG浓度下降不明显而仍接近正常者，可积极保胎；经治疗后HCG浓度逐渐上升，并与妊娠月份相符，多能继续妊娠；而对HCG逐渐下降，而且下降至一定程度，孕妇流产已不可避免者，应采取人工流产以终止妊娠。

（5）不全流产的鉴别诊断：流产4周后HCG应转为正常，而不全流产者HCG仍会高于正常；若宫腔感染或产后子宫复旧不全，其HCG在正常范围。

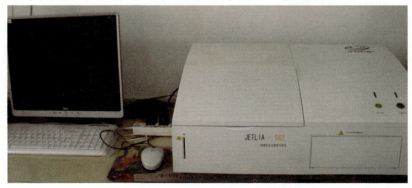

中国武警总医院用于激素检测的仪器

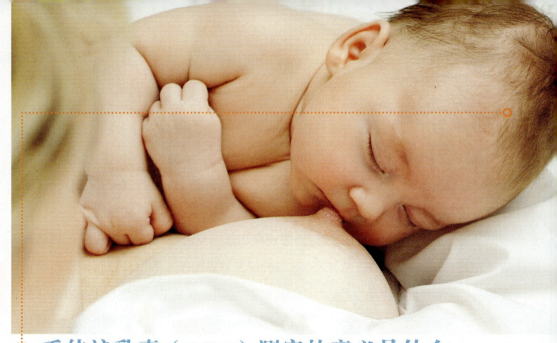

垂体泌乳素（PRL）测定的意义是什么

人垂体泌乳素（PRL）的主要生理功能是维系产后泌乳。所以，妊娠哺乳期垂体内PRL含量很高，其作用主要是促进乳腺增生、乳汁的生成和排乳。同时还与卵巢激素共同作用促进分娩前乳房导管和腺体的发育。在非哺乳期，过多的PRL可抑制促卵泡生成激素及促黄体生成素的分泌，抑制卵巢功能，抑制排卵。催乳素的合成和释放过多将导致性腺功能低下综合征，在女性非常多见。女性催乳素水平升高可引起泌乳、原因不明的不育症、无排卵伴闭经，最严重者可出现重度雌激素降低。高催乳素血症是导致女性不育的常见原因。因此，测定催乳素对于诊断累及女性生殖系统的疾病具有重要的意义。

PRL结果增高常见于：①垂体泌乳素瘤最具特异性，其次为有其他垂体肿瘤或增生，垂体柄切断或破坏等；②原发性甲状腺或性腺功能减退，特发性溢乳症，男子乳房发育症，重型甲亢症等；③下丘脑神经胶质瘤，颅咽管瘤，产后闭经溢乳综合征等下丘脑功能紊乱等；④异位PRL分泌综合征，常由乳腺癌、肾癌或支气管肺癌引起；⑤慢性肾功能衰竭等。

PRL结果降低见于：①原发性不孕症；②全垂体功能低下；③多囊性卵巢综合征；④乳癌次全术后；⑤慢性肾功能衰竭。

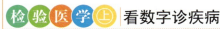

孕酮（P）测定有什么重要意义

孕酮（P）是最主要的孕激素，与雌激素协同作用，形成月经周期。未孕女性P是由正常月经周期后半期的黄体分泌的，月经周期不同时段的浓度变化很大。怀孕后它的浓度则又受胎盘合成的影响。P检测主要用于确定排卵、孕激素治疗监测和早期妊娠状况的评价，及对妊娠头3个月的妊娠意外如先兆流产、异位妊娠的处理参考。

P结果增高见于：①正常妇女月经周期中，黄体期及排卵时；②正常妊娠，双胎及多胎妊娠；③糖尿病孕妇、妊娠毒血症、先兆子痫及原发性高血压等；④葡萄胎、卵巢颗粒层膜细胞瘤、卵巢肿瘤等；⑤先天性肾上腺增生、先天性肾上腺皮质增生（21β-羟化酶缺乏，17β-羟化酶缺乏和11β-羟化酶缺乏等）。

P结果降低见于：①黄体生成障碍和功能不良；②先兆流产、宫外孕早产、闭经、不孕症等；③多囊卵巢综合征；④无排卵型功能失调子宫出血；⑤严重妊娠功能不良；⑥胎儿发育迟缓及死胎；⑦肾上腺及甲状腺功能失调影响卵巢功能，使排卵发生障碍时。

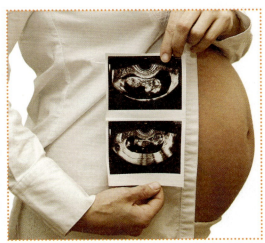

雌二醇（E_2）测定有什么作用

雌激素E主要是在成熟的卵巢合成和分泌的激素，由于化学结构的不同分为雌酮（E_1）、雌二醇（E_2）及雌三醇（E_3）。妊娠时，胎盘也可产生E_2，故正常妊娠妇女的雌激素水平随妊娠月份进展而不断增高。到妊娠第7周时胎盘生成的雌激素已超过50%，因此妊娠期妇女除妊娠头几周外，卵巢已不是雌激素的重要来源。男性血中E_2主要由睾丸产生。

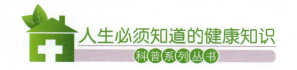
E_2结果增高常见于：①女性性早熟（真性或假性）；②卵巢疾患：卵巢颗粒层细胞瘤、卵巢胚瘤、卵巢脂肪样细胞瘤、性激素生成瘤等；③双胎或多胎妊娠以及糖尿病孕妇；④心脏病：心肌梗死、心绞痛、冠状动脉狭窄；⑤其他：系统性红斑狼疮、肝硬化、男性肥胖症。

E_2结果降低见于：①卵巢疾病，如卵巢缺如或发育低下、卵巢功能低下、卵巢功能早衰、原发性卵巢衰竭、卵巢囊肿；②妊娠高血压综合征：重症患者E_2较低，若E_2特别低，则提示胎儿宫内死亡的可能性；③垂体性闭经或不孕；④葡萄胎；⑤其他：甲减或甲亢、柯兴氏综合征、阿狄森氏病、席汉综合征、恶性肿瘤、较大范围的感染、肾功能不全、脑及垂体的局灶性病变等，均可使血浆E_2降低。

促卵泡生成激素（FSH）测定的临床意义有哪些

FSH是由垂体前叶分泌的一种糖蛋白激素，受下丘脑促性腺释放激素控制，主要功能是促进卵巢的卵泡发育和成熟。在妇女中，FSH通过直接作用于颗粒细胞上的受体而刺激卵泡的生长和成熟。和LH一样，FSH滴度升高预示卵泡即将破裂，可以预测排卵和做排卵异常的诊断以及预测对超排卵药物的反应等。

FSH结果增高见于：①卵巢早衰、卵巢排卵障碍、更年期或更年期综合征；②男性不育症、原发性不孕症；③溢乳闭经、月经失调；④睾丸精原细胞瘤；⑤原发性性腺功能减退；⑥早期垂体前叶功能亢进症；⑦慢性肾功能衰竭等。

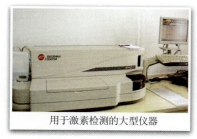
用于激素检测的大型仪器

FSH结果降低见于：①原发性不孕症、原发性闭经、继发性闭经、溢乳闭经；②月经失调、席汉氏综合征；③多囊卵巢综合征；④子宫内膜异位症；⑤继发性性腺功能减退；⑥晚期垂体前叶功能减退等。

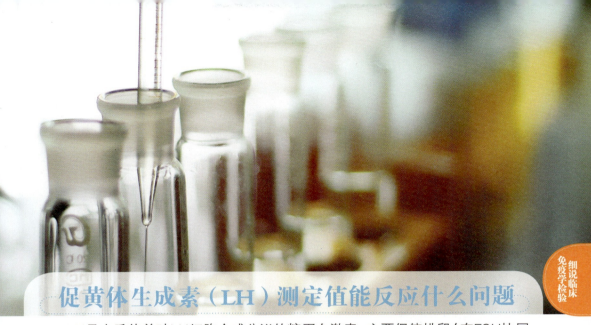

促黄体生成素（LH）测定值能反应什么问题

LH是由垂体前叶LH细胞合成分泌的糖蛋白激素，主要促使排卵（在FSH协同作用下）、形成黄体并分泌孕激素，可以预测排卵。在女性黄体生成素、卵泡刺激素和雌二醇相互作用下，促进卵巢激素的合成。黄体生成素的测定可用于预测排卵和排卵异常的诊断，但在口服避孕药、超排卵药、激素替代治疗、卵巢切除术等时也可影响黄体生成素水平。未孕正常妇女血清中仅含微量的LH，在排卵期形成一个峰值后下降，是判断排卵的首选指标。

LH结果增高见于：①下丘脑-垂体功能亢进，引起促性腺激素分泌增多，如脑垂体腺瘤、脑组织增生等。此时，多伴有性激素水平升高。②性腺功能低下时，体内性激素水平降低，刺激腺垂体代偿性分泌增加，如卵巢或睾丸发育不全、卵巢或睾丸切除术、闭经、睾丸间质炎症、性激素合成酶缺陷等。③腺垂体以外的组织分泌异源性促性腺激素，如肺癌、胸腺癌等癌组织。此时，也伴有性激素水平升高，需借助进一步试验与下丘脑-垂体功能亢进鉴别。

LH结果降低见于：①下丘脑-垂体功能低下，导致促性腺激素分泌减少，如颅内肿瘤压迫、腺垂体萎缩、脑组织缺血等。此时，多伴有性激素水平降低。②性腺或肾上腺功能亢进时，体内性激素水平升高，刺激腺垂体代偿性分泌促性腺激素减少，如卵巢或睾丸肿瘤、原发性皮质醇增多症等。③生理性降低：妊娠期妇女，体内雌性激素水平升高，刺激腺垂体代偿性分泌减少。

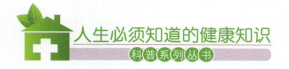
更年期的女性激素水平有什么变化

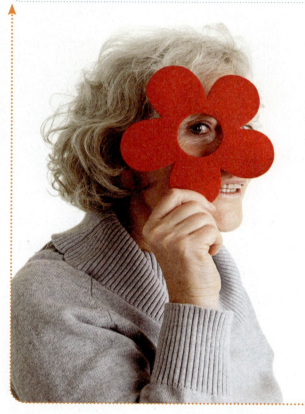

女人过了45岁以后就会出现很多莫名其妙的不舒服，这就是人们常说的更年期到了。更年期（目前叫做绝经过渡期或叫做围绝经期）是一个医学名词，指的是从生育期到老年期的过渡阶段，也就是指从有生育能力到无生育能力的过渡阶段。当进入更年期后，卵巢功能逐渐衰退，卵泡生长和雌激素分泌量逐渐减少，垂体因缺乏雌激素的反馈作用而大量分泌FSH、LH，此时检测此激素水平结果显示明显增高；E_2的改变，在绝经前期，由于黄体分泌不足，雌激素开始下降或保持在正常水平，而绝经后，卵巢功能衰退，分泌E_2明显减少，测得E_2结果减低。所以说，检测FSH、LH、E_2的结果，是诊断更年期综合征、卵巢早衰的特异指标。当FSH>40μIU/L时，而LH正常，E_2正常或稍高，表明卵巢功能虽减退，但还有一定的代偿功能；如一旦显示FSH和LH同时升高，E_2降低时，则表示卵巢完全失去代偿功能，衰竭已十分肯定。因此说，更年期女性定期进行雌激素水平测定，监测性激素变化，对及时预防和治疗更年期导致的症状及各种并发症，加强自我保健，显著提高更年期女性的生活质量，轻松顺利度过人生转折的这一时期具有重要的意义。

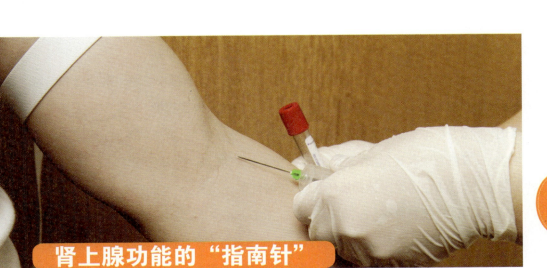

肾上腺功能的"指南针"
——肾脏相关激素测定

血清皮质醇测定有什么作用

　　皮质醇来源于肾上腺皮质囊状带的分泌,在血中产生生理作用的是仅占少量的游离的皮质醇。皮质醇可以通过肾脏的滤过,主要对糖、蛋白质、脂肪代谢发挥作用。皮质醇含量有节律的变化,一般上午最高,下午逐渐下降,夜间及清晨最低。肾上腺皮质功能亢进患者昼夜的差异缩小,甚至消失。故在测定血皮质醇时要注意选择合适的时间。因在应急时血清皮质醇浓度会升高,故在采血测定的时候应注意避免剧烈的活动及感染、外伤、过度精神紧张等因素。

　　测定水平过高或过低反映了肾上腺皮质功能亢进或不足。由于此结果受到血清类固醇结合球蛋白含量的影响,故在结果判断时要注意扫除有关影响因素,如妊娠、服用女性避孕药或极少数先天性类固醇结合球蛋白增高的患者,可因类固醇结合球蛋白过多致血皮质醇水平增高;而严重肝病、应用男性激素治疗及大量服用苯妥英钠、水杨酸等药物或肾病综合征低蛋白血症患者,可因类固醇结合球蛋白过少致血皮质醇水平降低。这种情况下因血游离皮质醇水平正常,故临床无肾上腺皮质功能异常征象,实际上肾上腺皮质功能亦无异常。

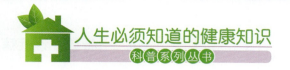

醛固酮测定有何意义

　　醛固酮是肾上腺球状带分泌的一种盐皮质激素，具有调节细胞外液容量和电解质的功能。醛固酮的分泌，是通过肾素－血管紧张素系统实现的。当细胞外液容量下降时，刺激肾小球旁细胞分泌肾素，激活肾素－血管紧张素－醛固酮系统，醛固酮分泌增加，使肾脏重吸收钠增加，进而引起水重吸收增加，细胞外液容量增多；相反，细胞外液容量增多时，通过上述相反的机制，使醛固酮分泌减少，肾重吸收钠水减少，细胞外液容量下降。血钠降低，血钾升高同样刺激肾上腺皮质，使醛固酮分泌增加。

　　醛固酮结果增高见于：①原发性醛固酮增多症（肾上腺皮质肿瘤）；②继发性醛固酮增多症，如充血性心力衰竭、肾病综合征、肝硬化、Bartter综合征、肾性高血压；③妊娠子痫，长期口服避孕药等。

　　醛固酮结果降低见于：①肾上腺皮质功能减退，如艾迪生病；②服用某些药物，如普萘洛尔（心得安）、甲基多巴、利血平、甘草等。

血管紧张素测定的意义是什么

　　因失血引起循环血量减少或肾疾病导致肾血流量减少等，可促进肾素的分泌。肾素进入血液后，使血中由肝生成的血管紧张素原水解为血管紧张素Ⅰ。它随血液流经肺循环时，受肺所含的转化酶作用，被水解为血管紧张素Ⅱ。部分血管紧张素Ⅱ受血浆和组织液中血管紧张素酶A的作用，被水解为血管紧张素Ⅲ。血管紧张素Ⅰ能刺激肾上腺髓质分泌肾上腺素，但直接收缩血管的作用不明显；血管紧张素Ⅱ除能使全身小动脉收缩而升高血压外，还可促进肾上腺皮质分泌醛固酮。醛固酮作用于肾小管，起保钠、保水、排钾作用，从而引起血量增多，血压升高。血管紧张素Ⅲ的缩血管作用较弱，只有血管紧张素Ⅱ的1/5，但促进醛固酮分泌的作用却强于血管紧张素Ⅱ。

　　血管紧张素升高常见于：继发性醛固酮增多症、巴特综合征、肾血管瘤、单侧肾动脉狭窄、肾脏球旁细胞肿瘤、肾上腺功能低下、口服避孕药、肝硬化、肾炎、充血性

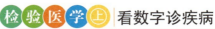

心力衰竭、原发性高血压、甲亢等。另外，低钠饮食、月经周期的黄体期、妊娠等生理状态下也可出现血管紧张素升高。

血管紧张素降低主要见于：类固醇治疗原发性高血压、高钠饮食、月经周期的卵泡期等。

促肾上腺皮质激素（ACTH）测定的意义是什么

ACTH是脑垂体分泌的一种多肽类激素，能促进肾上腺皮质的组织增生以及皮质激素的生成和分泌。ACTH的分泌过程是脉冲式的和应变的，释放的频率和幅度与昼夜交替节律性相关。总的趋势是清晨觉醒之前血液中ACTH水平出现高峰，半夜熟睡时则为低潮。应激情况下，如烧伤、损伤、中毒以及遇到攻击使全身作出警戒性反应时，ACTH的分泌都增加，随即激发肾上腺皮质激素的释放，增进抵抗力。医学上可用于抗炎症、抗过敏等。

ACTH结果增高见于：①严重应激状态（烧伤，手术，低血糖）；②原发性肾上腺皮质功能减退；③垂体腺瘤所致的肾上腺皮质功能亢进；④先天性肾上腺增生；⑤异位ACTH综合征等。

ACTH结果降低见于：①垂体前叶功能减退（席汉病，垂体术后）；②肾上腺皮质肿瘤；③垂体瘤；④大剂量糖皮质激素治疗时。

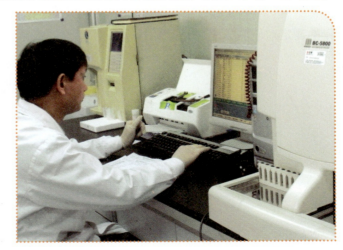

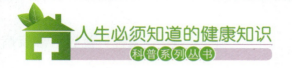

血糖高低相关激素的测定

胰岛素（INS）测定有什么重要价值

胰岛素（INS）是由胰腺内胰岛β细胞分泌的。它的最重要的生理作用是调控血糖维持正常水平，并对机体组织中的脂肪和蛋白质的合成、分解也产生作用。胰岛素测定在医学上叫胰岛素释放试验，是指在进行口服葡萄糖耐量试验过程中，同时在各时间点（空腹、服糖或进食馒头后30分钟、60分钟、120分钟、180分钟）分别抽血测定胰岛素浓度。INS的测定主要用于对糖尿病的诊断、分型，了解胰岛β细胞分泌功能、储备能力有一定价值，以及对胰岛细胞瘤的诊断有重要意义，同时对于探讨糖尿病的机理，研究某些药物对糖代谢的影响以及各种内分泌紊乱疾病等均有价值。

C肽是什么，C肽的检测有什么意义

C肽是胰岛素产生过程中分离出的产物，测定血清C肽可以提示胰岛素的分泌量。C肽能间接反映自身胰岛素分泌的水平，特别是在糖尿病用胰岛素治疗期间，若要估计自身胰岛素分泌的水平，只有靠测定血浆中的C肽含量来完成。同时，C肽含量的测定对于糖尿病的分型、估计胰岛素治疗的效果都有一定的意义。另外，由于它不具有生物活性，所以不受胰岛素原和外来INS的影响，因此作为判断β细胞功能的指标多于INS。C肽还可以用于胰岛和胰腺移植手术的监护和观察。

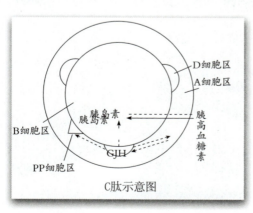
C肽示意图

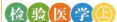

防患于未然
——免疫预防
及免疫治疗

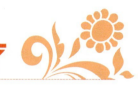

　　我们从出生开始就会注射各种各样的疫苗，用于提高机体抵御各种疾病的能力。医生为我们注入体内的是什么神奇疫苗呢？它们在我们体内又是如何促使抵抗力增强的呢？除了预防，是不是还能通过一些方法对已经有的疾病起到治疗作用呢？让我们一起来找到这些问题的答案。

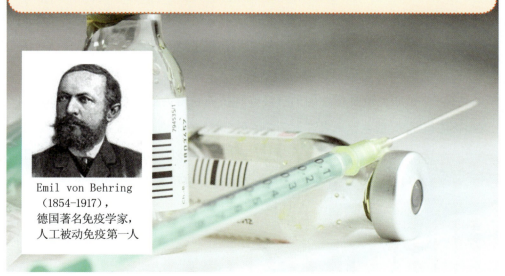

Emil von Behring
（1854-1917），
德国著名免疫学家，
人工被动免疫第一人

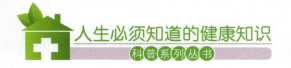
为什么要打预防针

我们经常说的打预防针是一种免疫接种的方式。免疫接种是用人工方法将免疫原或免疫效应物质输入到机体内，目的是使机体通过人工自动免疫或人工被动免疫的方法获得防治某种传染病的能力。不同的免疫接种对应不同的接种对象，如白喉、百日咳、麻疹、脊髓灰质炎等疫苗多用于儿童，因成人经隐性感染或患病已获得免疫力。有些传染病如伤寒、霍乱等，不同年龄都可感染，故所有人群皆需接种。另外，视职业或工作性质不同需接种某类疫苗，如破伤风类毒素的接种对象主要是战士、民兵。

接种剂量、次数和间隔时间也都各有不同，在一次范围内，免疫力的产生与接种剂量成正比。但一次接种剂量不宜过大，否则反应过于强烈，影响健康，甚至使机体产生免疫麻痹现象。故注射剂量不可任意增减，应按生物制品使用规定进行。一般死疫苗注射2~3次，每次间隔7~10天。类毒素一般接种2次，因其吸收缓慢，故每次间隔4~6周。

您知道什么是人工免疫吗

人工免疫就是经人工接种而使机体主动或被动获得免疫力。它分为自动免疫和被动免疫。自动免疫就是注射或服用疫苗，是当今最为广泛的人工诱导的免疫方法，如天花、脊髓灰质炎、肝炎、破伤风、百日咳、白喉都是使用这种方法来免疫的。被动免疫是指注射同种或异种抗体获得免疫力的方法。在2003年SARS流行期间，医生给患者注射病愈后患者含抗体的血清就是被动免疫。人工自动免疫可以维持较长的时间，但人工被动免疫可维持的时间就较短。

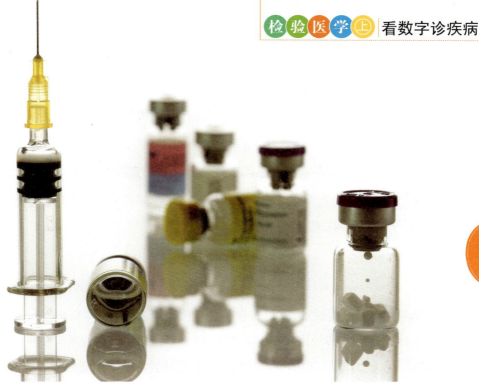

细说临床
免疫学检验

免疫接种的途径有哪些
有什么副作用和禁忌证

免疫接种的途径有很多，常用的有皮上划痕、皮内和皮下注射、口服与气雾等途径。死疫苗多用皮下注射法，活疫苗则可用皮内注射、皮上划痕或以自然感染途径接种，尤以后者为佳。如脊髓灰质炎活疫苗以口服为佳，而流感疫苗则以气雾吸入为佳。

预防接种后，有些人可出现局部或全身反应，如接种后24小时左右局部红肿、疼痛、周围淋巴结肿大、发烧、头痛、恶心等。一般1~2天后即可恢复正常。个别人在接种后可引起过敏反应。

免疫接种禁忌证主要包括：①过敏体质者如果注射伤寒、副伤寒、百日咳死疫苗、狂犬疫苗、异种动物血清等制剂后，有可能发生猝死，应慎用。②免疫缺陷病患者不可注射活疫苗制剂。③应用免疫抑制剂的患者，只能在停药2~4周后方可接种活疫菌，但死疫苗、类毒素和抗毒素在用药期间均可接种。④凡高烧、严重心血管疾病、肝病、肾病、活动性肺结核、活动性风湿病、急性传染病、严重高血压、糖尿病人，均不宜接种，以防疾病恶化。⑤孕妇也不宜接种，以防流产或早产。另外，妇女经期可暂缓接种。⑥湿疹或其他严重皮肤病患者不宜接种牛痘苗。但免疫接种禁忌也不可绝对化，在必须接种时，可采取适当措施，如进行被动免疫接种、小剂量多次注射、于注射前两日服用抗组胺药等。

科学家研究的新疫苗是怎样的

随着免疫学研究进展，关于疫苗的传统概念也发生了根本变化。

（1）成分不同：传统疫苗多为死疫苗、减毒活疫苗或重组亚单位疫苗；新型疫苗则为编码无毒力抗原蛋白的病毒核酸或能激发特异性机体免疫应答的细胞疫苗。

（2）机制不同：传统疫苗主要靠病毒的抗原蛋白刺激机体产生中和性保护抗体；新型疫苗不仅能刺激机体产生保护性抗体，而且能激发特异性细胞免疫应答。

（3）作用不同：传统疫苗只能起到一定的预防作用；新型疫苗不仅能预防疾病，而且更能起到特异的治疗作用(治疗性疫苗)，具有更广泛的应用前景。

因此，我们将上述与传统疫苗不同，且能激发机体特异性免疫应答的新型疫苗统称为新概念疫苗，其中包括核酸疫苗、T细胞疫苗、树突状细胞疫苗等。

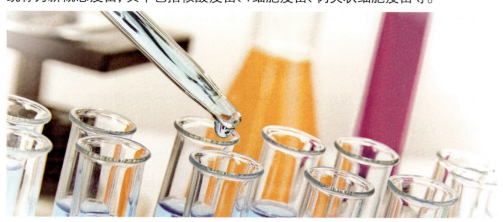

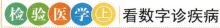

什么是免疫治疗

免疫治疗一个是免疫细胞的治疗，还有一个是药物的治疗。免疫细胞的治疗是指把患者的细胞从血里面分离出来，在体外用一些细胞因子，使它变成一种杀伤细胞，再回输到血液中去，这种杀伤细胞可以识别肿瘤细胞进行杀伤。还有一种给患者直接用一些免疫制剂，像干扰素、白介素Ⅱ等，都叫免疫治疗。免疫治疗可分为三大类：①非特异性免疫治疗和辅助免疫治疗；②具有活性的特异性免疫治疗（肿瘤疫苗）；③被动免疫治疗（单克隆抗体）。

抑制人体的免疫活动也是一种治疗吗

同种移植术后，不可避免地会发生各种类型的免疫排斥反应。为了使移植物成活，临床上需要应用各种免疫抑制措施来加以防治免疫排斥反应，称为免疫抑制治疗。

一个理想的免疫抑制治疗应该具备两个特殊性能：完全的特异性和无毒性。所谓"特异性"，就是说它仅仅对移植抗原引起的移植排斥反应有效，而不抑制或损害受者的整个的免疫系统；所谓"无毒"是指对受者的正常组织器官是无毒的和无害的。可惜的是，目前还没有完全符合上述要求的免疫方法和药物。

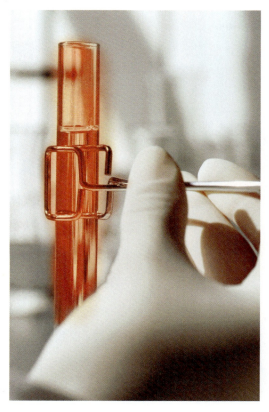

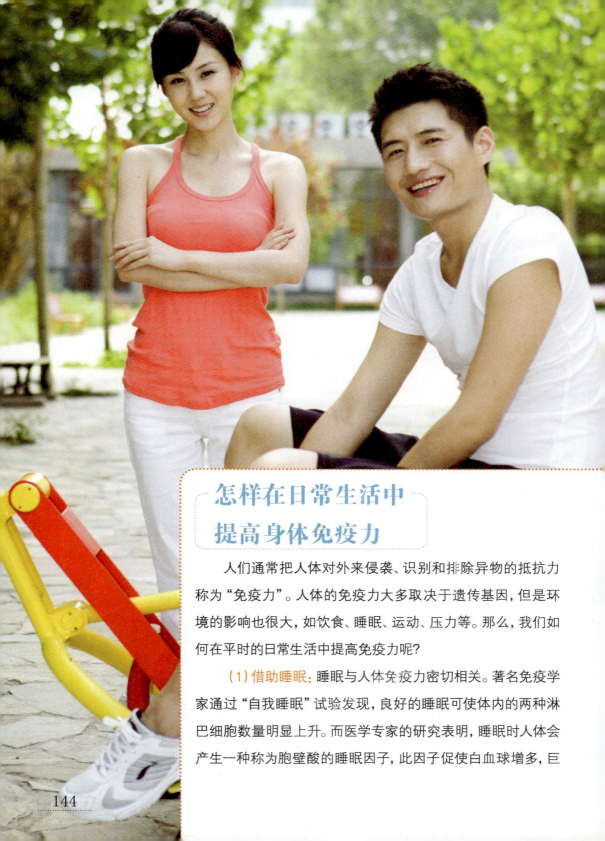

怎样在日常生活中提高身体免疫力

人们通常把人体对外来侵袭、识别和排除异物的抵抗力称为"免疫力"。人体的免疫力大多取决于遗传基因，但是环境的影响也很大，如饮食、睡眠、运动、压力等。那么，我们如何在平时的日常生活中提高免疫力呢？

（1）借助睡眠：睡眠与人体免疫力密切相关。著名免疫学家通过"自我睡眠"试验发现，良好的睡眠可使体内的两种淋巴细胞数量明显上升。而医学专家的研究表明，睡眠时人体会产生一种称为胞壁酸的睡眠因子，此因子促使白血球增多，巨

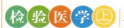

噬细胞活跃，肝脏解毒功能增强，从而将侵入的细菌和病毒消灭。

(2)保持乐观：情绪乐观的态度可以维持人体于一个最佳的状态，尤其是在现今社会，人们面临的压力很大，巨大的心理压力会导致对人体免疫系统有抑制作用的激素成分增多，所以容易受到感冒或其他疾病的侵袭。

(3)限制饮酒：每天饮低度白酒不要超过100mL，黄酒不要超过250毫升，啤酒不要超过1瓶，因为酒精对人体的每一部分都会产生消极影响。即使喝葡萄酒可以降低胆固醇，也应该限制每天一杯，过量饮用会给血液与心脏等器官造成很大破坏。

(4)参加运动：专家进行的3项研究指出，每天运动30~45分钟，每周5天，持续12周后，免疫细胞数目会增加，抵抗力也相对增强。运动只要心跳加速即可，晚餐后散步就很适合。

(5)补充维生素：每天适当补充维生素和矿物质。专家指出，身体抵抗外来侵害的武器，包括干扰素及各类免疫细胞的数量与活力都和维生素与矿物质有关。

(6)改善体内生态环境：用微生态制剂提高免疫力的研究和使用由来已久。研究表明，以肠道双歧杆菌、乳酸杆菌为代表的有益菌群具有广谱的免疫原性，能刺激负责人体免疫的淋巴细胞分裂繁殖，同时还能调动非特异性免疫系统，去"吃"掉包括病毒、细菌、衣原体等在内的各种可致病的外来微生物，产生多种抗体，提高人体免疫能力。对于健康人来说，不妨"食疗"，多吃些乳酸菌饮料；而健康边缘人群，可以用微生态制剂来调节体内微生态平衡。

（本章撰稿：刘爱兵、王贝晗、王莉、王秀梅）

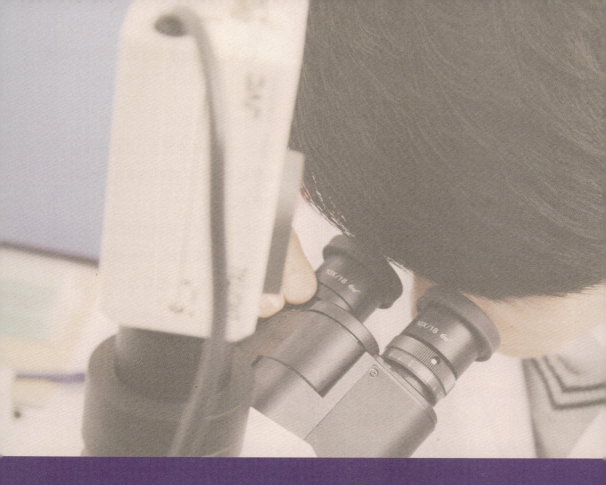

WEISHENGWU SHIDI SHIYOU
——LINCHUANG WEISHENGWU JIANYAN MIANMIANGUAN

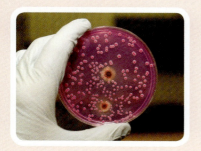
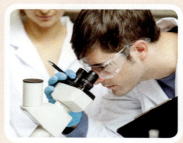
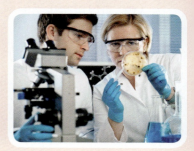

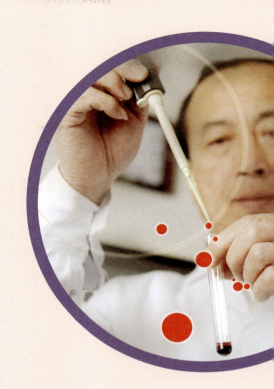

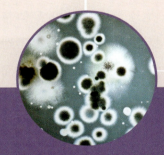

微生物是敌是友

——临床微生物检验面面观

　　微生物虽然看不见摸不到，但我们应该时刻意识到我们无时不生活在"微生物的海洋"中。微生物并非分类学上的名词，而是所有形体微小、单细胞或个体结构较为简单的多细胞，甚至没有细胞结构的低等生物的统称。借助显微镜您能发现一个多姿多彩的微观世界。目前，微生物大致分类为细菌、真菌、藻类和俗称为寄生虫的原虫和蠕虫。病毒是一种只能在活的生物细胞中复制的简单有机体，严格说来并不能视为一种生物，不过，也被归属于微生物。人类在到处布满微生物的世界中生活了许多万年，对微生物来说，我们的身体是它们的居所、食物和传播中转站。它们并不是为毁灭我们或使我们痛苦而生的，只是，自然界偏爱那些善于生存、繁衍并尽可能广地传播的微生物，也促使它们演化出了种种手段，我们人类也被牵连进来。这样，有时候人体本来不是某种微生物必须的宿主和传播媒介，却在它偶尔过街时做了牺牲品。那么现在让我们认识一下与我们人类关系最密切的"家族"吧。

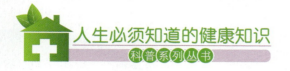

微生物最大的家族
——细菌

　　一提到"细菌"，很多人首先想到的就是将其斩草除根，认为它们是很多疾病的元凶。但如果没有细菌，也许您不敢相信，地球上动、植物的尸体将堆积如山；而另一方面，植物生长所需的二氧化碳、氮肥和无机肥料也得不到再生，新的植物不会再生长，动物也很快地会因为缺乏食物或无法消化食物而灭绝。几个月或者几年后，地球上就不会有动、植物的存在了。但是，对于人类在细菌的生存繁衍的过程中做了牺牲品，细菌也成了致病菌，现在让我们来认识一下细菌。

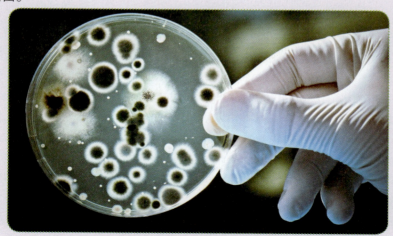

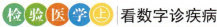

细菌家族的家史、家谱和相册

您知道谁是"微生物之父"吗

　　路易斯·巴斯德（1822～1895），法国微生物学家、化学家。他研究了微生物的类型、习性、营养、繁殖、作用等，奠定了工业微生物学和医学微生物学的基础，并开创了微生物生理学。循此前进，在战胜狂犬病、鸡霍乱、炭疽病及蚕病等方面都取得了成就。英国医生李斯特并据此解决了创口感染问题。从此，整个医学迈进了细菌学时代，得到了空前的发展，人们的寿命也因此在一个世纪里延长了30年。巴斯德对于微生物学的贡献之大不仅于此，有害细菌可以通过食品和饮料进入人体，巴斯德发明了一种消灭饮料中的微生物的方法（叫做巴斯德氏消毒法）。这种方法能够几乎将受污染的牛奶传染源彻底消除，被世人沿用至今。他是当之无愧的"微生物之父"。

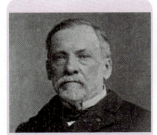

路易斯·巴斯德
（1822～1895），
法国微生物学家、
化学家
微生物之父

微生物是敌是友

您知道是谁发现了细菌的存在吗

　　这要感谢17世纪最著名的显微镜专家——列文虎克（1632～1723）。他出生于荷兰的德尔夫特，因为家境贫寒，16岁便离开学校当了学徒。在好奇心驱使下，列文虎克把业余时间都用来研究、磨制、装配玻璃透镜。在他看来，通过各种凹凸透镜观察世界简直是一种享受。

　　列文虎克将自己磨制的透镜装配成显微镜，用来观察蜜蜂蜇人的"针"，看蚊子叮人的嘴，以及小甲虫的腿等。随着制镜手艺的不断提高，列文虎克制成了能放大200倍的显微镜，这是当时最好的显微镜。

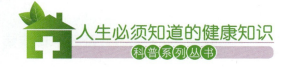
　　一天，列文虎克用显微镜观察干草浸剂，惊奇地发现一些从未见过的"小虫子"在不停地蠕动。他把这些"小虫子"叫做"微动物"，这就是首次被人类发现的微生物。列文虎克认为自己发现了新的未知世界，就把这一消息公之于众。1702年，他在观察轮虫时，偶然发现雨水中有微生物。这些微生物是怎么来的呢？为了解开这个谜，他做了一个实验：收集开始下雨时的雨水来观察，里面并没有微生物。到了第四天再观察，就有许许多多微生物和灰尘出现在雨水中。因此，列文虎克得出了一个结论：风能将空气灰尘中的微生物带入水中。以后经过对昆虫、海贝和鳝鱼等的研究，列文虎克进一步发现：微生物不是从河泥或沙子中产生的，而是和动物一样，有卵、幼虫等完整的繁殖过程。这一有趣的发现使列文虎克名扬世界。人们也是踏着他前行的脚步研制出了能放大1000倍观察细菌的光学显微镜，可放大到10万到100万倍能观察到病毒等超微结构的电子显微镜。

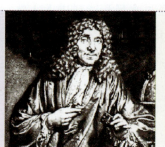
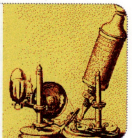

列文虎克（Antonie van Leeuwenhoek
　　1632.10.24—1723.08.26 ）
荷兰显微镜学家、微生物学的开拓者，
　　右图为其制作的显微镜

细菌是怎么起名的

　　国际上细菌的命名通用拉丁文双命名法，学名有两部分，父姓就是属名，在前，为名词，首字母大写；种名在后，用形容词，首字母小写；两者均用斜体字书写。当译成中文时和译外国人的名字一样，名在前，属在后。例如："Mycobaterium tuberculosis"译成中文为结核分枝杆菌。实际上，完整的学名还要在种名后面加上这个种命名人的姓。命名人的姓一律用正体字。如黄曲霉——Aspergillus flavus

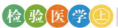

Link，第一个词是曲霉的属名，第二个词是种名，第三个词是命名人的姓。微生物的中文名称，有的是按学名译出的，有的则是按我国习惯重新命名的，一般也由一个种名的形容词和一个属名简化名词构成，如黑曲霉、米曲霉、枯草杆菌等。在生产实践中，当一个菌株未进行鉴定以前，往往用微生物菌株的名称，有的采用编号，有的采用代称，也有的代称和编号合在一起，如"5406"、"鲁保1号"。

细菌的地位等级或辈分安排的原则是什么

自然界生物分为6界，即病毒界、原核生物界、原生生物界、真菌界、植物界和动物界。细菌是古老的生物，虽一直在演变着，但没有进行按资排辈，直到20世纪60年代才被归属于原核生物界。细菌的等级梯度很细，由大到小的有：界、门、纲、目、科、属、种；在两个相邻等级之间又有次要的分类单位，如亚门、亚纲、亚属、亚科；科和属之间还可添加族。但在临床细菌学检验中常用的只有科、属和种。种虽是基本单位，但又可分为亚种，亚种以下又有型，如不同的血清型、噬菌体型和细菌型等。种向上一级一级被归类，如形状相近、关系密切的种组成属，相近的属又组成科，以此类推。来源不同的同一菌种的细菌称为该细菌的不同菌株。具有典型特征的菌株称为标准菌株或模式菌株。等级可真够细的吧。

细菌的等级梯度很细，由大到小的有

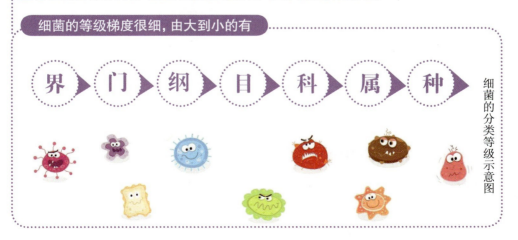

界 门 纲 目 科 属 种

细菌的分类等级示意图

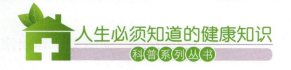

细菌长成什么样子呢

细菌的形态主要以杆状、球状和螺旋状3种最为典型，其中以杆状为最常见，球状次之，螺旋状较为少见。杆菌长1~8μm，宽0.5~1μm，有短杆或球杆状的，也有长杆或棒杆状的；有尖端平截的，也有稍尖或分叉的；一般都"散居"，少数形成链状、栅栏状、八字或分支状排列。球菌直径0.5~2μm，一般喜欢"群居"，有的呈双，有的呈四联，有的呈八叠，有的甚至呈葡萄状。螺旋菌顾名思义，呈螺旋状，长5~50μm，宽0.5~5μm。除了这些典型形态菌外，还有罕见的其他形态，如丝状、梨状、叶球状、盘碟状、方形、星形及三角形等。

细菌有什么"铜墙铁壁"吗

您别小看细菌，它可是五脏六腑俱全，有的还有些特异结构。就像上天造人一样，细胞壁、细胞膜、细胞质和核质等结构是各种细菌都有的，但有的细菌还有特殊结构，如：荚膜、鞭毛、菌毛、芽孢等是某些生存能手的细菌才具有的。

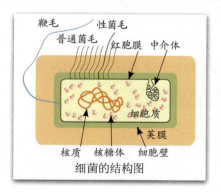

细菌的结构图

为什么有的细菌姓"革兰"

由于不经染色的细菌在显微镜下通常是透明的，不容易辨认，所以1884年丹麦医生汉斯·克里斯蒂安·革兰发明了一种将细菌染上颜色的方法以便于观察。通过对细菌染色我们就可以清楚地观察到细菌的形态、排列及某些结构特征。这种方法为人们更好地认识细菌作出了重大的贡献。为了纪念革兰医生，人们将这种染色方法称为革兰氏染色法，至今为我们普遍应用。细菌经革兰染色可把细菌分为革兰阳性菌（G+）和革兰阴性菌（G−）。

革兰染色在操作时采用4 种试剂分4 步：

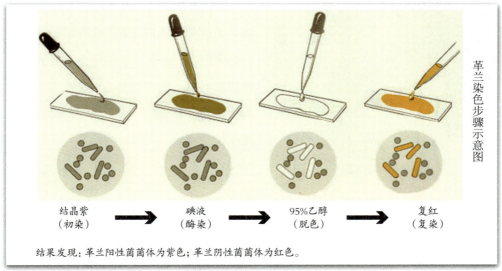

革兰染色步骤示意图

结晶紫（初染） → 碘液（酶染） → 95%乙醇（脱色） → 复红（复染）

结果发现：革兰阳性菌菌体为紫色；革兰阴性菌菌体为红色。

细菌的特殊武器有哪些

细菌细胞壁外包围的一层黏液性物质结构称为荚膜，具有黏附作用、抗吞噬作用和抗有害物质的损伤作用。有的细菌细胞壁外还有很长的"手臂"，称为鞭毛。鞭毛由蛋白质组成，与细菌的运动有关，且具有免疫原性和致病性。有的细菌还有"头发"，称为菌毛，也由蛋白质组成，短而直。菌毛有普通菌毛和性菌毛之分。普通菌毛是细菌的黏附结构，能与宿主细胞的特异受体结合，介导细菌在局部定植，与细菌的致病性密切相关。性菌毛数量少，中空呈管状，由F质粒编码产生，细菌可通过性菌毛进行耐药性和毒力的传递。细菌还能变形呈芽孢状。芽孢是细菌在一定的生存条件下的一种特殊存活方式。

细菌的生命本质是什么样子的

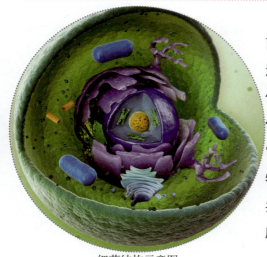

细菌结构示意图

细菌的"铜墙铁壁"想要保护的是细菌的生命——原生质就是细胞膜包裹的溶胶状物质。原生质里面含有数万个核糖体，是合成蛋白质的场所；含有细菌染色体外的遗传物质即质粒；含有细菌贮能器官胞质颗粒；还有就是细菌最重要的遗传物质即核质。细菌的染色体(核质)是个共价闭合环状双链DNA分子，外面没有核膜保护，一般位于菌体中央。

细菌的生存需要什么营养

各种细菌生长繁殖的条件不完全一样，但都需要氮源、碳源、水、无机盐和生长因子。它们为细菌生长默默地贡献着一份光和热。它们的具体分工如图所示。

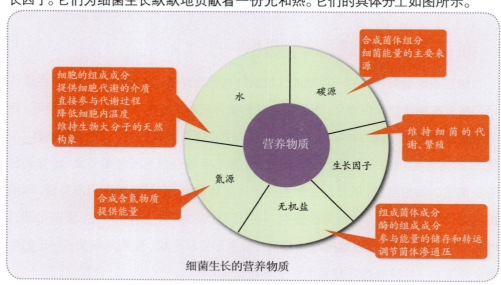

细菌生长的营养物质

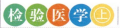

细菌的生化分解有什么意义

各种细菌所具有的酶不完全相同,对营养物质的分解能力亦不一致,因而其代谢产物有别。根据此特点,能利用生物化学方法(简称生化)来鉴别不同细菌。此方法称为细菌的生化反应试验,常见的有:糖酵解试验、吲哚试验、甲基红试验、VP试验、枸橼酸盐利用试验、尿素酶试验和硫化氢试验。

现代临床细菌学已普遍采用微量、快速的生化鉴定方法。根据鉴定细菌不同,选择系列生化指标,依反应的阳性或阴性选取数值,组成鉴定码,形成以细菌生化反应为基础的各种数值编码鉴定系统。同时,也可用细菌鉴定软件分析细菌。

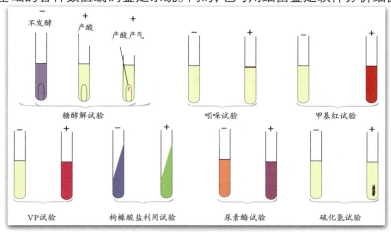

细菌生化反应试验示意图

如何利用化学方法灭菌

消毒剂、防腐剂和化学治疗剂都可杀菌,但消毒剂、防腐剂一般对人体组织有害而只能外用或用于环境的消毒;化学治疗剂毒性很小或无毒性,可内服或注射。常用消毒剂的杀菌机制有使菌体蛋白质变性或凝固的,例如醇类、醛类、酸碱类以及高浓度的重金属盐和酚类;有干扰细菌的酶代谢系统的,例如低浓度重金属盐、氧化剂与细菌胞浆中某些酶的–SH基结合,使酶活性丧失;有损伤细菌细胞膜的,例如表面活性剂、脂溶剂、低浓度酚类等。

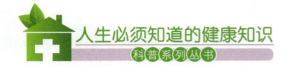

怎样培养细菌

　　细菌可用人工方法在适宜的生长条件下大量繁殖，获得纯种细菌。细菌的人工培养对研究各种细菌的生物学特性及在诊断和防治疾病上具有重要意义。人工培养细菌要按照各种细菌的生物学特点和我们的目的选择不同的接种和培养方法。常用的有细菌的分离培养和纯种培养两种方法。由于细菌培养的培养基按其营养组成和用途不同，可分为基础培养基（含细菌生长繁殖的基本营养成分）、增菌培养基（分为通用和专用增菌培养基）、选择培养基（抑制其他细菌而利于目的菌生长的培养基）、鉴别培养基（用于培养和区分不同细菌种类）和厌氧培养基（专供厌氧菌的分离、培养和鉴别）。细菌的培养一般是将需要培养的细菌放置于35～37℃培养箱中18～24小时，但有时需根据菌种及培养目的不同作最佳选择，如细菌的药物敏感试验则应选用对数期的培养物。下图即是培养细菌所用的培养箱及其培养出来的细菌。

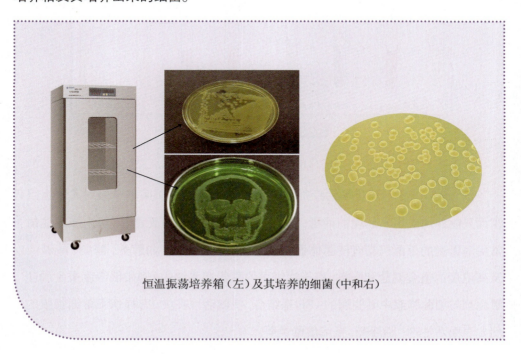

恒温振荡培养箱（左）及其培养的细菌（中和右）

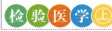

怎样能鉴别出细菌

鉴别细菌的方法有很多，除了上面说到的形态特征和生化反应外，还有血清学试验和动物学试验。

血清学试验是根据抗原与相应的抗体在适宜的条件下，能在体外发生特异性结合的原理，用已知抗

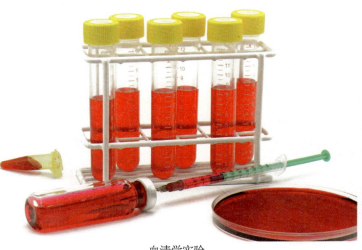

血清学实验

体或抗原来检测未知抗原或抗体的方法。因抗体主要存在于血清中，抗原或抗体检测时一般都要采用血清，故体外的抗原抗体反应亦称为血清学试验或血清学反应。血清学试验包括血清学鉴定和血清学诊断。血清学鉴定即用含已知特异性抗体的免疫血清（诊断血清）去检测患者标本中或培养物中的未知细菌或细菌抗原，以确定病原菌的种或型。血清学诊断是指用已知抗原检测患者血清中的相应抗体，以诊断感染性疾病的方法。血清学试验是临床微生物学检验的重要方法之一。血清学试验基本类型包括凝集反应、沉淀反应和补体结合反应等。

动物学实验是细菌学检验的重要技术之一，也是其他方法不能取代的。其主要用途是分离和鉴定病原菌，测定细菌毒力，制备免疫血清以及鉴定生物制品的安全和毒性试验等。动物血液或血清也是制备细菌培养基和血清学试验中必需的实验材料。常用小白鼠、豚鼠、大白鼠、家兔和绵羊等。现在荧光免疫技术、酶联免疫吸附试验技术和分子生物学实验技术在细菌鉴定方面发展很快，应用也越来越广泛，都起到重要的作用。

微生物
是敌是友

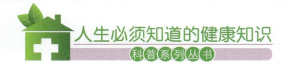
我们如何利用物理方法灭菌

用理化方法杀死一定物质中微生物的方法叫做灭菌。

（1）热力灭菌：包括火烧、煮沸、流动蒸气、高热蒸气、干热灭菌等。能使病原体蛋白凝固变性，失去正常代谢机能。①火烧。凡经济价值小的污染物、金属器械和尸体等均可用此法。此法简便、经济、效果可靠。②煮沸。耐煮物品及一般金属器械均用本法。100℃1~2分钟即完成消毒，但芽孢则须较长时间。炭疽杆菌芽孢须煮沸30分钟，破伤风芽孢需3小时，肉毒杆菌芽孢需6小时。金属器械消毒，加1%~2%碳酸钠或0.5%软肥皂等碱性剂，可溶解脂肪，增强杀菌力。棉织物加1%肥皂水，有消毒去污之功效。③流动蒸气消毒。相对湿度80%~100%，温度近100℃，利用水蒸气在物体表面凝聚，放出热能，杀灭病原体。并当蒸气凝聚收缩产生负压时，促进外层热蒸气进入补充，穿至物品深处，使物品受热均匀以利于消毒。④高压蒸气灭菌。通常压力为98kPa，温度121~126℃，15~20分钟即能彻底杀灭细菌芽孢，适用于耐热、耐潮物品。⑤干热灭菌。干热空气传导差，热容量小，穿透力弱，物体受热较慢。需160~170℃，1~2小时才能灭菌。适用于不能带水分的玻璃容器、金属器械等。

（2）辐射杀菌：有非电离辐射与电离辐射两种。前者有紫外线、红外线和微波；后者包括γ射线的高能电子束（阴极射线）。红外线和微波主要依靠产热杀菌。电离辐射设备昂贵，对物品及人体有一定伤害，故使用较少。目前应用最多的为紫外线，可引起细胞成分，特别是核酸、原浆蛋白发生变化，导致微生物死亡。消毒使用的紫外线是C波紫外线，波长范围是200~275nm，杀菌作用最强的波段是

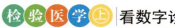

250~270nm。日光曝晒亦依靠其中的紫外线，但由于大气层中的散射和吸收，仅39%可达地面，故杀菌效果不明确，且需较长时间曝晒。

（3）机械除菌：一般应用肥皂刷洗，流水冲净，可消除手上绝大部分甚至全部细菌。使用多层口罩可防止病原体自呼吸道排出或侵入。应用通风装置过滤器可使手术室、实验室及隔离病室的空气保持无菌状态。

您知道常用消毒剂的种类和它们的应用吗

能够杀死微生物的化学药物称为消毒剂（见表）。消毒剂对人体有毒性作用，只能外用，不能内服。主要用于皮肤黏膜的伤口、器械、排泄物和周围环境的消毒。消毒剂在低浓度时也可作防腐用，但防腐剂的关键是要对人体无毒性作用。

常用消毒剂的种类、浓度与用途表

类 别	名 称	浓 度	用 途
重金属盐类	汞溴红（红药水）	2%	皮肤黏膜的小创伤消毒（红药水和碘酒既不能同时使用，也不能在同一部位先后使用）
	升汞	0.05%~0.1%	非金属器皿浸泡消毒（剧毒，能腐蚀金属器械）
	硝酸银	1%	杀菌（有毒）
氧化剂	高锰酸钾（PP粉）	0.1%	蔬菜、瓜果、皮肤黏膜消毒（5分钟以上）
	过氧化氢（双氧水）	3%	皮肤黏膜创口消毒（温度高、湿度大效果好）
	过氧乙酸	0.2%~0.5%	塑料、玻璃器材消毒（对金属釉腐蚀，气味难闻）
	碘伏（碘酒）	2.0%~2.5%	皮肤消毒（放置久后易变质）
	氯（无机氯化合物，如漂白粉、84消毒液等）	有效氯含量不一	地面、厕所排泄物、饮水及游泳池等消毒
醇类	乙醇（酒精）	70%~75%	皮肤、体表消毒
酚类	石碳酸	3%~5%	地面、器具表面的消毒
	来苏儿	2%	皮肤消毒
醛类	甲醛（福尔马林）	10%	物品表面、空气消毒
	戊二醛	2%	金属器皿消毒
表面活性剂	苯扎溴铵（新洁尔灭）	0.05%~0.1%	皮肤黏膜、器械消毒
	度芬（杜灭芬）	0.05%~0.1%	皮肤创伤冲洗、金属器械、塑料、橡皮类消毒
酸碱类	醋酸	500mL/100m^{3}加等量水蒸发	空气消毒
	食醋	2%溶液，3~5mL/m^3	熏蒸消毒空气
	生石灰	加水 1:4或 1:8配成糊状	排泄物及地面消毒

是敌是友 微生物

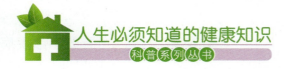
如何使用生物方法灭菌

在自然界中，细菌与细菌之间，细菌与动植物之间存在着共生和拮抗的关系。我们可以利用生物之间的拮抗作用，利用某些细菌的代谢产物、植物成分等抑制或杀灭病原性细菌，以达到灭菌之目的。抗生素就是由放线菌、真菌或细菌等微生物在代谢过程中产生，并能抑制或杀灭其他微生物的有机化合物。还有专门"吃"细菌的生物，就是噬菌体。噬菌体是寄生于细菌的病毒，具有一定的形态结构和严格的寄生性，需在活的易感细胞内增殖，并常将细菌裂解。有些中草药也有抑菌、杀菌作用，如黄连、黄柏、黄芩、连翘、金银花。这些中草药不仅对多种细菌有抗菌作用，而且对某些抗生素耐药菌株也有灭菌效果。

人与细菌的共舞——细菌的感染与免疫

广义的"感染"指微生物（病毒、细菌、螺旋体等）和寄生虫（原虫或蠕虫）在宿主体内的增殖，并涉及微生物和宿主之间的相互作用。感染并非都有害，如人出生后立即暴露在微生物的包围中，不仅建立了对人体有保护作用的微生物菌丛，还刺激机体免疫系统的成熟和完善，提供了少量对人类有益的生长因子。在感染和免疫两个方面形成了动态平衡，正常菌群得以与健康人体互利互惠。

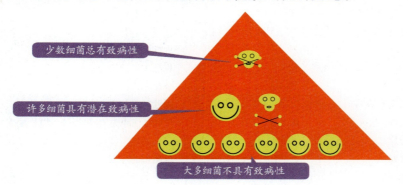

与人共生的菌群的致病性示意图

少数细菌总有致病性

许多细菌具有潜在致病性

大多细菌不具有致病性

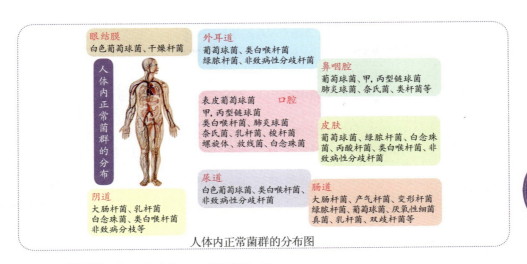

人体内正常菌群的分布图

细菌的毒力法宝是什么

　　病原菌如果想入侵机体成功的话,需要"天时、地利、人和"三个条件。一是毒力,也就是侵袭力;二是细菌的侵入数量,细菌少的话就会被宿主吞噬消灭掉了;三是侵入途径的破损;三者缺一不可。构成细菌毒力的物质基础是侵袭力和毒素。侵袭力是病原菌突破宿主机体某些防御功能,进入机体并在体内定植、繁殖和扩散的能力,它包括菌体表面结构(粘附素、荚膜)和侵袭性酶。毒素则分为内毒素和外毒素。内、外毒素的区别见下表。

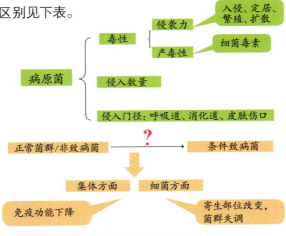

病原菌入侵机体成功的法宝图

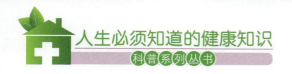

细菌外毒素与内毒素的主要区别

区别要点	外 毒 素	内 毒 素
来源	革兰阳性菌与部分革兰阴性菌	革兰阴性菌
存在部位	活菌分泌，少数菌崩解后释出	细胞壁组分，菌裂解后释出
化学成分	蛋白质	脂多糖
稳定性	60~80℃，30分钟被破坏	160℃，2~4小时才被破坏
毒性作用	对组织器官有选择性毒性，引起特殊临床表现	较弱，毒性大致相同，引起发热、白细胞增多、微循环障碍、休克、DIC等
抗原性	强，刺激机体产生抗毒素，甲醛处理形成类毒素	弱，刺激机体产生抗毒素作用弱；甲醛处理不形成类毒素

宿主的免疫机制有什么

　　面对细菌的入侵，宿主（比如人类）体内会立刻采取防御措施，也就是我们通常所说的免疫机制。宿主的免疫机制有两套系统三道防线，组成了机体的"铜墙铁壁"，少量毒力低的细菌一般是不会越过这些防御堡垒的。人类机体免疫其中一个是非特异性免疫又称先天免疫，包括皮肤与黏膜等屏障结构，吞噬细胞和体液中的抗菌物质。另一个是特异性免疫又称后天免疫或获得性免疫，主要通过抗体和致敏效应淋巴细胞发挥体液免疫和细胞免疫作用。

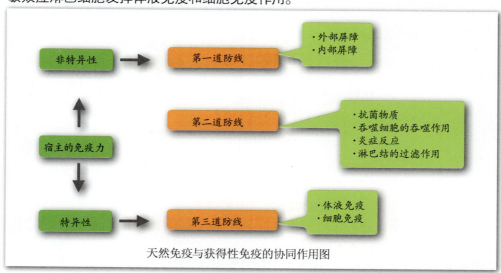

天然免疫与获得性免疫的协同作用图

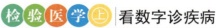

感染的传播方式与途径有哪些

感染是我们日常生活中非常常见的，根据传播方式与途径不同可分为以下几个方面。

（1）呼吸道感染：患者或带菌者通过咳嗽、喷嚏或大声说话时，将含有病原菌的分泌物以飞沫形式散布到周围空气中，经呼吸道途径感染他人。此外，吸入沾有病原菌的尘埃也有可能引起感染，如肺结核、白喉。

（2）消化道感染：通过进食含有病原菌或其毒素污染的食物或水引起的感染，如伤寒、细菌性痢疾。

（3）接触感染：通过与患者或带菌者直接接触或经用具间接接触而引起的感染，如麻风、淋病。

（4）创伤感染：通过皮肤、黏膜细小裂缝或创口引起的感染，如破伤风、气性坏疽。

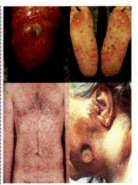

微生物
是敌是友

感染的类型有哪些

感染的发生、发展和结局，是机体免疫力与病原菌在一定条件下相互作用的错综复杂过程。感染类型可分为隐性感染、潜伏感染、显性感染和带菌状态

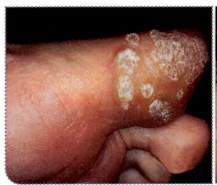

四种。这四种类型并非一成不变，可随双方力量的消长而出现移行、转化或交替的动态变化。按部位可分为局部感染和全身感染。

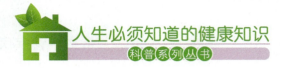
细菌的生存之道——细菌的遗传与变异

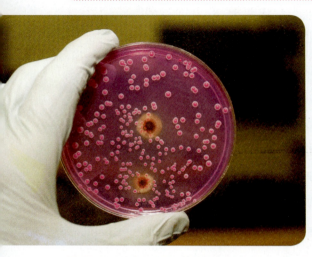

俗话说"种瓜得瓜，种豆得豆"、"一母生九仔，连母十个样"，这些现象说明生物体具有遗传和变异的特性。那么，遗传和变异是怎样发生的呢？遗传变异有什么共同的基本规律呢？对于这些问题的研究，1865年孟德尔揭示的两个遗传规律；1953年DNA双螺旋结构的提出，使人们从分子水平探讨遗传物质。我们了解的一些转基因动植物、超级细菌等，

正是人类对遗传和变异原理的深入了解和应用的结果。

病原生物致病能力由自身遗传特性和变异能力所决定，即染色体基因组中携带一组或多组毒力基因。基因产物能有序地与特定宿主相互作用，建立感染。许多细菌携带的毒力基因集中在染色体基因组的一段独特片段上，称为致病岛。致病岛仅存在致病菌中，同属同种的非致病菌染色体无致病岛。在致病岛上大约有数十个或数百个基因，片段大小为10~200kb，推测病原菌的致病岛可能来源于远亲微生物。在远古年代，致病岛已作为染色体外的"元件"存在了上亿年。在致病岛的两翼通常发现有重复序列或tRNA基因，推测致病岛可能通过噬菌体被导入。大多数致病岛上基因编码的产物包括分泌蛋白和细胞表面蛋白（溶血素、菌毛）、分泌系统、信息传导和调控系统。一个细菌可能携带多个致病岛，如鼠伤寒沙门菌的致病岛SPII，产生的物质具有使细菌进入宿主细胞的功能；另一个致病岛SPI2为细菌在宿主吞噬细胞内存活和繁殖提供了必备的物质。目前已在多种重要致病菌中发现致病岛，如大肠杆菌、鼠疫杆菌、伤寒杆菌、霍乱弧菌、幽门螺杆菌。致病岛在数以亿年的发展过程中不断进行着变异和遗传，导致不断有新的致病菌株的产生。

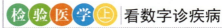

"超级细菌"是怎么出现的

"超级细菌"的出现是细菌变异导致的，是普通细菌获得了一种对很多抗生素耐药的质粒基因。当细菌获得了这种质粒基因后，大部分抗生素会失去杀菌作用。这种质粒基因在细菌体内利用细菌的营养会分泌一种蛋白质，我们称之为酶，这种酶可以将抗生素分解。另外，这个基因是可移动遗传因子，可以在细菌中自由复制和传递，使更多的细菌变得耐药，而且耐药范围比较广。所以说，"超级细菌"易防难治，但并不恐怖。

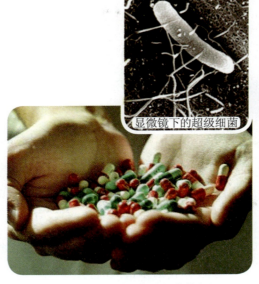

显微镜下的超级细菌

滥用抗生素导致了超级细菌的出现

微生物是敌是友

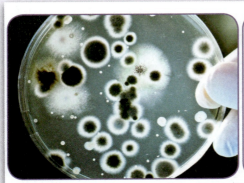

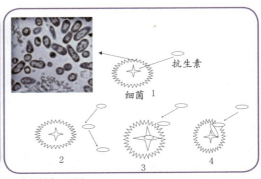

抗生素

细菌 1

2　　3　　4

超级细菌的耐药性机理图
1.为正常情况；2.是酶改变了细菌膜通透性；
3.是酶产生了灭活抗生素的酶；4.是酶将细菌体内靶位结构改变

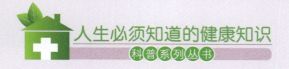
人体致病菌的检测

细菌学诊断中标本采集的注意事项

采集送检标本前，必须选择标本的种类和采集部位。如果不选择有效部位，用再好的方法采集的标本，没有有效病原体就没有临床价值。以下为普通标本的选择与采集。

（1）避免常居菌群随时可能造成的污染，以确保取得反映感染过程的典型标本。有许多感染部位的病原体存在于健康宿主时被认为是正常菌群。这种正常菌群的"背景噪声"（即来源于皮肤、黏膜和呼吸道的正常菌群）会对培养结果有干扰。过度生长的正常菌群还会掩盖真实病因。

（2）选择正确的解剖学部位获取标本，采用适当的技术和适当的用品。

（3）做厌氧菌培养时，采集活检组织或穿刺液是很好的标本。

（4）采集的标本要足量。标本量少不能取得阳性培养菌。

（5）每份标本都应贴上标签，标明患者姓名、床号、ID号、标本名称、日期、采集时间等。

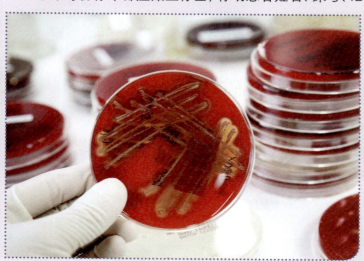

（6）将标本放入特制的容器。此容器应有利于可疑病原体的存活，防渗漏，无安全隐患。

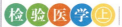

临床标本细菌检验的基本程序是怎样的

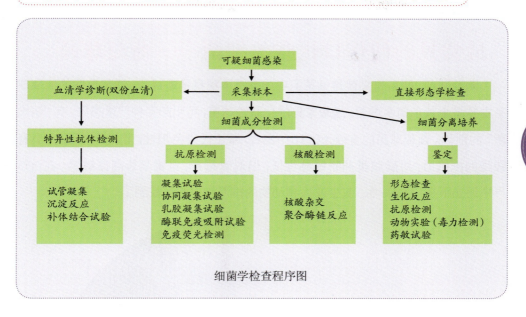

细菌学检查程序图

采集疑有细菌感染的血液时应注意什么

正常人的血液是无菌的。菌血症是指在血液中可检测到细菌；败血症是指病原菌侵入血流后，在其中大量繁殖并产生毒素，引起全身中毒症状；脓毒血症是指化脓性细菌通过血流扩散至全身其他组织或器官，产生新的化脓性病灶。

检测血液中的细菌从采集血液标本到培养都有很多值得注意的地方：①采血时间和频率：一般在患者发热初期或高峰期采集，或根据不同的发热情况在未用抗生素前采集。如怀疑细菌性心内膜炎时，血培养次数应不少于3次。②采血量：静脉采血量一般以培养液体积的1/10为宜。成人采血量10～20mL，儿童3～5mL，婴儿1～2mL。③操作方法：采用床边直接注入血液培养基的方法。

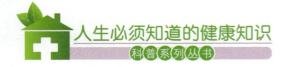

各式各样的细菌家族

最常见的使伤口化脓的细菌——葡萄球菌

葡萄球菌，顾名思义就是细菌团在显微镜下观察呈葡萄状。通常致病的葡萄球菌主要是金黄色葡萄球菌，是最常见的化脓性球菌，可引起多种严重感染，有"嗜肉菌"的别称。葡萄球菌的直径为0.8μm左右，革兰氏染色阳性，营养要求不高，具有较强的抵抗力，对磺胺类药物敏感性低，但对青霉素、红霉素等高度敏感。在自然界中无处不在，空气、水、灰尘及人和动物的排泄物中都可找到。

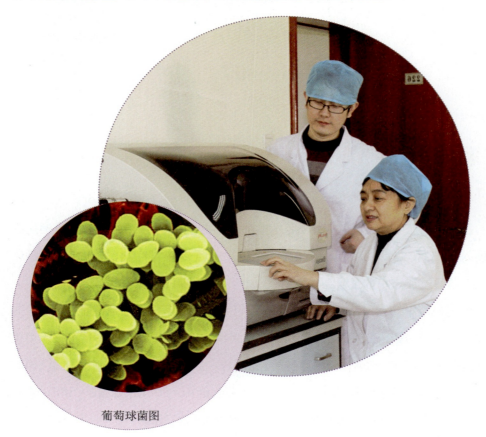

葡萄球菌图

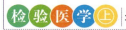

能溶血的细菌——溶血性链球菌

链球菌因细菌能连成串状而得名,最常见致病性链球菌是溶血性链球菌。它也是化脓性球菌,常引起扁桃体、咽部、中耳等感染。细胞从4~8个至20~30个链状排列,长短不一。该菌不形成芽孢,无鞭毛,易被普通的碱性染料着色,革兰氏染色阳性。因其在红色血平板培养基上培养时能产生透明渗血环而得名。营养要求较高,培养基里需补充血液或腹水等富含营养的物质,大多数菌株需核黄素、维生素B6、烟酸等生长因子。溶血性链球菌在自然界中分布较广,存在于水、空气、尘埃、粪便及健康人和动物的口腔、鼻腔、咽喉中,可通过直接接触、空气飞沫传播或通过皮肤、黏膜伤口感染;被污染的食品,如奶、肉、蛋及其制品也会引起人类感染。

痢疾最常见的致病菌——志贺菌属

细菌性痢疾简称菌痢,是由志贺菌属引起的以腹泻为主要症状的肠道传染病。志贺菌属是人类细菌性痢疾最为常见的病原菌,统称痢疾杆菌。志贺菌属是个大家族,其中有福姓的——福氏志贺菌,有姓宋的——宋内志贺菌,还有鲍姓的——鲍氏志贺菌等。志贺菌呈直杆状,革兰氏染色阴性,不运动。该菌能在普通培养基上生长,形成中等大小,半透明光滑的菌落。本菌对理化因素的抵抗力较其他肠道杆菌弱。对酸敏感,在外界环境中的抵抗力以宋内志贺菌最强,福氏志贺菌次之,鲍氏志贺菌最弱。一般56~60℃经10分钟即被杀灭。传染源主要为患者和带菌者,通过污染了痢疾杆菌的食物、饮水等经口感染。由于广泛使用抗生素,志贺菌的耐药菌株不断增加,给防治工作带来很多困难。

使人产生高热的细菌——伤寒沙门菌

伤寒这个词大家耳熟能详,我国中医是指感受寒邪引起的外感热病的统称。而

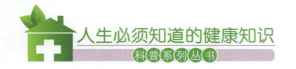
在现代西医学，有种伤寒杆菌造成的疾病也称为伤寒病。所以中西医的伤寒不要混淆。伤寒杆菌造成的伤寒病，常称"伤寒热"，其症状包括高烧（可达39~40℃）、腹痛、严重腹泻、头痛、身体出现玫瑰色斑等。肠道出血或穿孔是其最严重的并发症。其传染途径为粪–口途径，具有传染力强、传染速度快、范围广的特点。在19世纪50年代克里米亚战争爆发时，因伤寒而死亡的士兵是因战伤而死亡的10倍。无症状带菌者也是重要的传染源，英国曾有个厨师叫玛丽是个无症状带菌者，很多人因为吃了她煮过的食物感染了伤寒而死亡。在古代，伤寒几乎无药可治。现代医学采用抗生素安比西林、氯霉素和磺胺剂等对伤寒杆菌有一定效果。

最烈性的传染病病菌——霍乱弧菌

霍乱弧菌能够引起最为强烈的肠道传染病——霍乱，该病由郭霍在1883年首次证实，是一种古老且流行广泛的肠道菌病，曾在世界上引起多次大流行，主要表现为剧烈的呕吐，腹泻（腹泻物呈"米泔样"），失水等。该菌革兰氏染色为阴性。菌体弯曲呈弧状或逗点状。菌体一端有菌毛和单根鞭毛，无荚膜与芽孢。显微镜下可见细菌运动极为活泼，呈流星穿梭运动。营养要求不高，在pH8.8~9.0的碱性蛋白胨水或平板中生长良好。因其他细菌在这种碱性环境下不易生长，故碱性蛋白胨水可作为选择性增殖霍乱弧菌的培养基。霍乱弧菌对热、干燥、日光及一般消毒剂均很敏感，经干燥2小时或加热55℃10分钟即可死亡，煮沸立即死亡；对酸敏感，在正常胃酸中仅能存活4分钟，接触1∶5000~1∶10000盐酸或硫酸、1∶2000~1∶3000升汞或1∶500000高锰酸钾，数分钟即被杀灭，在0.1%漂白粉中10分钟内即可死亡。抗菌药物如链霉素、氯霉素、强力霉素等都有一定效果。

胃里也能存在的细菌——幽门螺杆菌

细菌很少能在胃里存活，因为胃里的消化液酸度很高，能把细菌杀死。但是，也

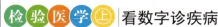

有特殊的细菌不怕酸，如幽门螺杆菌，能在胃里兴风作浪，导致胃炎、十二指肠溃疡等疾病。它的发现在医学史上有一个典故。早期，人们都不相信胃里能有细菌生存。1982年4月，澳大利亚消化科临床医生巴里·马歇尔和罗宾·沃伦却经过多次失败，最终在胃里成功培养和分离出了一种细菌——幽门螺杆菌。为了进一步证实该细菌就是导致胃炎的罪魁祸首，巴里·马歇尔和另一位医生不惜喝下含有这种细菌的培养液，结果大病一场。基于这些结果，他们提出幽门螺杆菌是胃炎和消化性溃疡的病因。成果一经发表，立刻在国际消化病学界引起了轰动，掀起了全世界的研究热潮。世界各大药厂陆续投巨资开发相关药物，专业刊物《螺杆菌》杂志也应运而生。此二人同时获得了2005年的诺贝尔生理学和医学奖。

幽门螺杆菌是一种螺旋形微厌氧菌，对生长条件要求十分苛刻，培养基里需加适量全血或胎牛血清作为补充物方能生长。该菌长2.5～4.0微米，宽0.5～1.0微米。革兰染色呈阴性，有动力。该菌传染力很强，可通过手、不洁食物、不洁餐具、粪便等途径传播。幽门螺杆菌在胃里能在菌体表面产生"氨云"，不仅能中和胃酸，形成细菌生存的微环境，同时也能抵抗多种抗生素的作用。所以，有时体外发现许多抗菌药物对该菌都很敏感，但是在体内用药并不尽如人意。目前的治疗药物主要是要消除"氨云"对幽门螺杆菌的保护作用，治疗方案多样。主要药物有甲氧氯普安（胃复安）、阿莫西林（羟氨苄青霉素）、甲硝唑、克拉霉素、四环素、多西环素（强力霉素）、呋喃唑酮、有机胶态铋剂、胃得乐（胃速乐）、乐得胃、西皮氏粉和复方氢氧化铝片（胃舒平）等。

谁是导致传染性疾病死亡的首位致病菌

结核分枝杆菌俗称结核杆菌，是人类结核病病原体。结核是一种古老的疾病，全球广泛分布，全世界约有1/3的人受到结核分枝杆菌感染，每年有1000万个新病例出现，其中300万人死亡。人类与之进行斗争历经了一个多世纪，在利福平、异烟肼、乙胺丁醇、链霉素这些药物的出现后，结核病发病率曾大幅度降低。然而，20世

微生物是敌是友

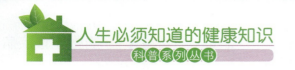
纪90年代以来，由于免疫抑制剂的大量应用，加上吸毒、贫困及人口流动和该菌的变异性等因素，结核病死灰复燃，发病率又不断上升，成为首位的再现传染病。人是结核分枝杆菌唯一的宿主。该菌可侵犯全身各组织器官，但以肺部感染最多见。

结核分枝杆菌为细长略带弯曲的杆菌，大小1～4微米×0.4微米。细胞壁脂质含量较高，特别是有大量分枝菌酸包围在外面，可影响染料的穿入。一般用特殊的抗酸染色法，以5%石炭酸复红加温染色后可以染上，用美蓝复染，则分枝杆菌呈红色，而其他细菌和背景中的物质为蓝色，很好辨认。该菌是专性需氧，生长最适温度为37℃，低于30℃不生长；在一般培养基中每分裂1代需18～24小时，生长缓慢，主要是该菌脂质含量较高，影响营养物质的吸收。由于高脂质的存在，对乙醇敏感，在70%乙醇中2分钟死亡；然而，对干燥的抵抗力特别强，粘附在尘埃上保持传染性8～10天，在干燥痰内可存活6～8个月。结核分枝杆菌对湿热敏感，在液体中加热62～63℃15分钟或煮沸即被杀死。结核分枝杆菌对紫外线敏感，直接日光照射数小时可被杀死，故紫外线或日光可用于结核患者衣服、书籍等的消毒。

不喜欢氧气的细菌——破伤风杆菌

破伤风是由一种历史较悠久的梭状芽孢杆菌感染引起的疾病。我们称这种菌为破伤风杆菌。该菌平时存在于人畜的肠道，随粪便排出体外，以芽孢状态分布于自然界，在土壤中最常见。创伤伤口破伤风杆菌的污染率很高，战场中可达25％～80％。但破伤风发病率只占污染者的1%～2%，主要原因是它为专性厌氧菌，营养要求不高，最适生长条件为37℃，pH7.0～7.5，在普通琼脂平板上培养24～48小时后可形成直径1毫米以上不规则的菌落。该菌长4～8微米，宽0.3～0.5微米，周身鞭毛。芽孢呈圆形，位于菌体顶端，直径比菌体宽大，似鼓槌状，这也是本菌形态上的主要特征。在进行染色检查时要注意，繁殖体为革兰氏阳性，带上芽孢的菌体易转为革兰氏阴性。破伤风梭菌能产生强烈的嗜神经的外毒素，即破伤风痉挛毒素，使患者出现张口困难、牙关紧闭、"苦笑"面容、"角弓反张"等肌痉挛症状；也常常由于呼吸肌的痉挛，患者出现呼吸停止而窒息死亡。本菌繁殖体抵抗力与其他细菌相似，但芽孢抵抗力强大，在土壤中可存活数十年，能耐煮沸40~50分钟。青霉素、磺胺类等抗生素对其有抑菌作用。

生物恐怖战的常用"武器"——炭疽杆菌

　　炭疽杆菌能引起羊、牛、马等动物及人类的炭疽病，曾被帝国主义分子作为致死战剂用于战场。人类主要在机体抵抗力降低时，接触污染物品可发生皮肤炭疽、肠炭疽和肺炭疽。这三型均可并发败血症，病死率很高，可引起世界恐慌。制造1995年日本东京地铁"沙林毒气"事件的奥姆真理教组织，曾经对东京市民发动过生物袭击，至少在8个场所释放炭疽杆菌气溶胶，所幸并未引起发病。该菌菌体粗大，两端平截或凹陷，是致病菌中最大的细菌。该菌排列似竹节状，无鞭毛，无动力，革兰氏染色阳性，在氧气充足、温度适宜（25~30℃）的条件下易形成芽孢。在人和动物体内能形成荚膜。在含血清和碳酸氢钠的培养基中，孵育于CO_2环境下，也能形成荚膜。炭疽杆菌繁殖体抵抗力不强，易被一般消毒剂杀灭；而芽孢抵抗力强，在干燥的室温环境中可存活数十年，在皮毛中可存活数年。炭疽芽孢对碘特别敏感，对青霉素、先锋霉素、链霉素、卡那霉素等高度敏感。

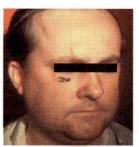
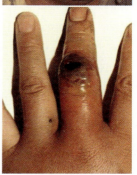

"黑死病"的罪魁祸首——鼠疫耶尔森氏菌

　　鼠疫耶尔森氏菌俗称鼠疫杆菌，是引起烈性传染病——鼠疫的病原菌，也是帝国主义分子使用过的致死性细菌战剂。鼠疫这种自然疫源性的烈性传染病，在人类

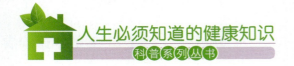

历史上曾发生过三次世界性大流行，死亡人数以千万计，给人类带来的灾害超过任何一种自然灾害。1793年云南师道南所著《死鼠行》中描述当时传染的情形"东死鼠，西死鼠，人见死鼠如见虎。鼠死不几日，人死如圻堵"。充分说明那时在我国鼠疫流行十分猖獗。鼠疫一般先在鼠间流行，后经鼠蚤在人间传播。肺鼠疫是鼠疫中最严重的，可通过飞沫传播。该病发展迅猛，急起高热，全身中毒症状明显。患者未经及时抢救的话，多于2~3天内死于心力衰竭、休克。临终前高度发绀，皮肤常呈黑紫色，故有"黑死病"之称。

鼠疫杆菌为革兰染色阴性的短小杆菌，长1~1.5微米，宽0.5~0.7微米，两端染色较深，无鞭毛，不能活动，不形成芽孢。在动物体内和早期培养中有荚膜，在固体培养基上生长缓慢，血平板上24小时内生长成针尖样小菌落。该菌在低温及有机体生存时间较长，在脓痰中存活10~20天，尸体内可存活数周至数月，蚤粪中能存活1个月以上。对光、热、干燥及一般消毒剂均甚敏感，日光直射4~5小时即死，加热55℃15分钟或100℃1分钟、5%石炭酸、5%来苏儿、0.1%升汞、5%~10%氯胺均可将病菌杀死。链霉素为治疗各型鼠疫特效药。

流感细菌——嗜血杆菌

流感嗜血杆菌简称嗜血杆菌或流感杆菌，是嗜血杆菌中对人有致病性的最常见细菌。该菌是1892年全球发生流感大流行时，由波兰细菌学家费佛博士在患者鼻咽部分离到的。该菌一直被误认为是流行性感冒的病因，但直至1933年，当发现流行性感冒的病毒性病原后，才消除了这种误解。该菌一般是好氧生物，但可以成长为兼性厌氧生物，没有运动力，革兰阴性小杆菌，宽0.3~0.4微米，长1.0~1.5微米，无鞭毛或芽孢，多数有菌毛。有些菌株有荚膜，是主要的致病菌。培养最适温度为35~37℃，生长要求含X因子和V因子的培养基。该菌对磺胺、青霉素、链霉素、四环素、氨苄青霉素和氯霉素均敏感。

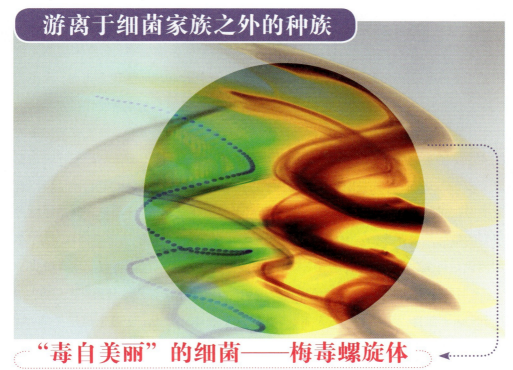

游离于细菌家族之外的种族

"毒自美丽"的细菌——梅毒螺旋体

梅毒螺旋体因其透明,不易着色,故又称苍白螺旋体,是人类梅毒的病原体。梅毒螺旋体细长,5~15微米×0.1~0.2微米,形似细密的弹簧,螺旋弯曲规则,平均8~14个,两端尖直。电子显微镜下显示梅毒螺旋体结构复杂,从外向内分为:外膜(主要由蛋白质、糖类及类脂组成)、轴丝(主要由蛋白质组成)、圆柱形菌体(包括细胞壁、细胞膜及胞浆内容物)。梅毒螺旋体有生活发育周期,分为颗粒期、球形体期及螺旋体期,平均约30小时增殖一代。发育周期与所致疾病周期、隐性发作及慢性病程有关。其对温度、干燥均特别敏感,41℃中1小时死亡,离体干燥1~2小时死亡;对化学消毒剂敏感,1%~2%石炭酸中数分钟死亡,对青霉素、四环素、砷剂等敏感。梅毒螺旋体只感染人类,根据感染方式不同分为先天性梅毒和后天性梅毒。梅毒是一种性病。1949年前,我国梅毒发病率高。1949年后,取缔了娼妓,并积极防治梅毒,取得了显著成效。但近十几年来,由于多种因素的影响,使梅毒在社会上有相当程度的流行。

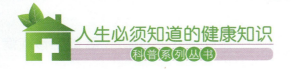
最小最简单的原核生物——肺炎支原体

支原体又称霉形体，为目前发现的最小最简单的原核生物。支原体细胞无细胞壁，唯一可见的细胞器是核糖体，不能维持固定的形态而呈现多形性，大小为0.2~0.3微米，介于细菌和病毒之间，可通过滤菌器，常给细胞培养工作带来污染的麻烦。革兰染色不易着色，故常用吉姆萨染色法将其染成淡紫色。肺炎支原体是人类支原体肺炎的病原体，一端有一种特殊的末端结构，能使支原体粘附于呼吸道黏膜上皮细胞表面，并能吸附于人或动物的红细胞、气管上皮细胞和HeLa细胞等，且此类吸附可被特异性抗体所抑制。将可疑患者的痰或咽拭子，接种于含血清或酵母浸膏的琼脂培养基上，5~10天后观察有无直径30~100微米的圆形房顶样菌落，多次传代后可变为典型的"荷包蛋"样菌落。支原体肺炎的病理改变以间质性肺炎为主，有时并发支气管肺炎，称为原发性非典型性肺炎。主要经飞沫传染，潜伏期2~3周，发病率以青少年最高。临床症状较轻，甚至根本无症状，若有也只是头痛、咽痛、发热、咳嗽等一般的呼吸道症状，但也有个别死亡报道。一年四季均可发生，但多在秋冬时节它有以下特点：①它对许多抗生素具有抗性；②治疗可选用红霉素、四环素和氯霉素等；③支原体死疫苗和减毒活疫苗仍在试验中。

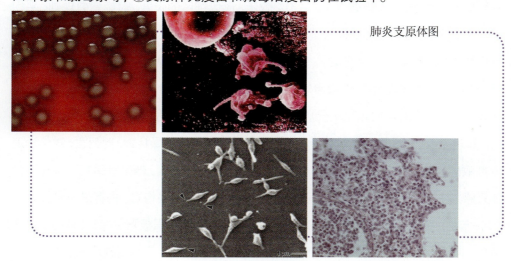

肺炎支原体图

专门寄生在真核细胞比细菌还小的微生物 ——沙眼衣原体

衣原体是一类严格在真核细胞内寄生，比病毒大，比细菌小的原核微生物。衣原体呈球形，直径只有0.3～0.5毫米，无运动能力，能通过0.45毫米滤菌器，在自然界中传播很广泛。衣原体没有合成高能化合物ATP、GTP的能力，必须由宿主细胞提供，因而称为能量寄生物。其有独特的发育周期：原体→吸附→吞噬体(空泡)→在吞噬体内形成始体→二分裂繁殖→形成包涵体→在包涵体内成熟为原体→释放。每个发育周期48～72小时。对人致病的主要是3种衣原体：沙眼衣原体、肺炎衣原体和鹦鹉热衣原体，其中以沙眼衣原体最多见。1956年，我国学者汤飞凡教授等分离沙眼衣原体成功，引起全世界对沙眼衣原体广泛深入的研究，证明沙眼病原体不是病毒。由于衣原体具有一些与细菌类似的生物学特性，现归属于广义的细菌范畴。

沙眼衣原体大小为250～450纳米，不耐热，在室温下迅速丧失传染性，加温至50℃，30分钟即可将其杀死；但是衣原体耐寒，-70℃下能存活数年。常用的消毒剂如 0.1%甲醛、0.5%石炭酸可将衣原体迅速灭活。四环素、红霉素、氯霉素对它有抑制作用，而链霉素、新霉素则无效。

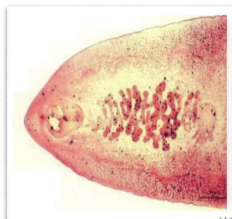
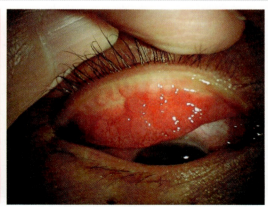

沙眼衣原体图

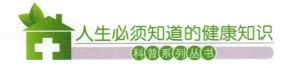

能使人皮肤开出玫瑰花样的病原体
——立克次体

立克次体是寄生于宿主细胞内的原核生物，细胞大小为0.3~0.6微米×0.8~2.0微米，呈球状、杆状或丝状，有的呈多形性。一般不能通过细菌滤器，可通过瓷滤器，在光学显微镜下清晰可见。有细胞壁，无鞭毛，呈革兰阴性反应。是介于细菌与病毒之间，而接近于细菌的一类原核生物。有的会通过蚤、虱、蜱、螨传入人体。立克次体也是侵略者制造生物战剂的一种病原体。最初发现于美国的落基山地区的蒙培拉州的山谷，疾病流行时，患者的病死率高达90%。美国病理学家霍华德·泰勒·立克次（1871~1910），为研究落基山斑疹伤寒的独特病原体，而被它夺去生命，为纪念他该病原体取名为立克次体。

立克次体在虱等节肢动物的胃肠道上皮细胞中增殖并大量存在其粪中。人受到虱等叮咬时，立克次体便随粪从抓破的伤口或直接从昆虫口器进入人的血液并在其中繁殖，从而使人感染得病。立克次体可引起人与动物患多种疾病。在进入体内后，立克次体先与宿主细胞上的受体结合，进入宿主细胞内。接下来，会在局部淋巴组织或血管内表皮组织内繁殖，然后经由淋巴液和血液扩散至全身血管系统内，导致大量细胞破损、出血。血管壁细胞破损后，血管通透性增强，血液渗出，在皮肤上表现为皮疹。有些立克次体在侵入宿主时，会释放出溶解磷脂的磷脂酶A。大量磷脂酶A聚集会导致细胞破裂。立克次体还会释放脂多糖，从而导致内皮细胞损伤，出现中毒、休克等症状。虽然不同的立克次体致病症状不同，但主要症状都为血管病变，有时还会出现血栓。由于血管病变，还会引起神经、呼吸、循环系统的并发症。

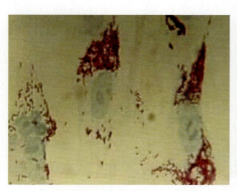
使人皮肤开出玫瑰花样的立克次体

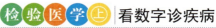

最像真菌的细菌——放线菌

放线菌属细菌因菌落呈放线状而得名。放线菌能形成细长的菌丝、有分枝、缠绕成团，许多地方与真菌相似。但结构比真菌简单，无有形的核，无核膜，仅含有核质；有胞壁酸，大小与细菌近似；对抗细菌的常用抗生素敏感，而对抗真菌的药物不敏感，故属于细菌范畴。目前将放线菌属、诺卡菌属与分枝杆菌属同归于细菌学中的放线菌目。放线菌与人类的生产和生活关系极为密切，目前广泛应用的抗生素约70%是各种放线菌产生的。放线菌属多为致病菌，有营养菌丝，直径小于1微米；有横隔，可断裂成"V"形或"Y"形体。无气生菌丝，也不形成孢子。一般为厌气菌或兼性厌气菌。引起牛颚肿病的牛型放线菌是此属的典型代表。另一类是衣氏放线菌，寄生于人体，可引起后颚骨肿瘤和肺部感染。近年来，临床大量使用广谱抗生素、皮质激素、免疫抑制剂或进行大剂量放疗，造成机体菌群失调，使放线菌引起的二重感染发病率急剧上升。

临床微生物 检验面面观

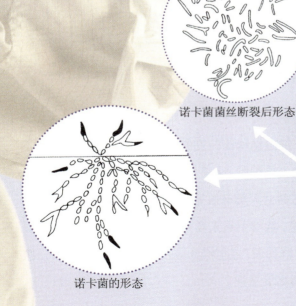

诺卡菌菌丝断裂后形态

诺卡菌的形态

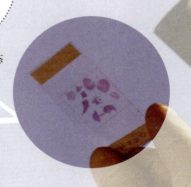

微生物家族中的贵族——临床常见真菌检验

说到真菌,很多人会联想到真菌性疾病。其实,真菌和人类早就结下了不解之缘。真菌是把"双刃剑",对人类有好的一面,也有不好的一面。大多数真菌对人类无害甚至有益,如可供食用的蕈类,用于生产药物和酿酒等的菌类;然而,能够引起人类疾病的真菌也多达300余种。

真菌家族的家史、家谱和相册

您了解真菌吗

真菌是一种真核细胞型微生物,细胞结构比较完整,有细胞壁和完整的核;不含叶绿素,无根、茎、叶的分化;少数为单细胞,大多数为多细胞,由菌丝和孢子组成。真菌种类繁多,有10余万种,大多数对人类有益无害,如人类利用真菌酿酒、制备氨基酸、抗生素等。少数对人类有害,能够引起人类疾病。近年来,真菌感染明显上升,这与滥用广谱抗生素引起的菌群失调,或与经常应用激素及免疫抑制剂、抗癌药,导致免疫功能低下有关,应引起高度重视。

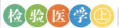

真菌是什么模样的呢

真菌比细菌大几倍甚至几十倍，在放大几百倍的光学显微镜下清楚可见。结构比细菌复杂，胞壁坚硬，但不含肽聚糖，一般由糖苷、糖蛋白、蛋白质、壳多糖（几丁质）4层结构组成。真菌按形态可分为单细胞型真菌和多细胞型真菌两大类。单细胞型真菌呈圆形或卵形，典型的如酵母菌。多细胞真菌有菌丝和孢子，相互交织成团的丝状菌，又称霉菌；有的形成子实体，如菇类。有些真菌可因环境条件如营养、温度、氧气等改变，发生两种形态互变的情况，此真菌称二相性真菌，如球孢子菌、孢子丝菌。多细胞真菌的菌丝和孢子，随真菌种类不同而异，是鉴别真菌的重要依据。

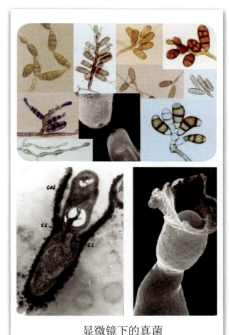

显微镜下的真菌

真菌的生物学地位与分类是怎样的

真菌在地球上存在了多长时间至今还不清楚，对真菌的起源也没有确切的结论。真菌的有些特点和植物相似，然而在某些方面又和动物有相似之处。近年来，根据营养方式的比较研究，真菌不是植物也不是动物，而是一个独立的生物类群——真菌界。真菌通常分为三类，即酵母菌、霉菌和蕈菌（大型真菌），它们归属于不同的亚门。真菌的细胞既不含叶绿体，也没有质体，是典型异养生物。它们从动物活体、死体和排泄物以及植物的断枝、落叶和土壤腐殖质中分解和吸收有机物，作为自己的营养。真菌的异养方式有寄生和腐生，按其侵犯人体的部位和临床表现不同，可分为浅部感染真菌、深部感染真菌和条件致病性真菌。

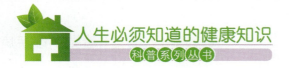
真菌的致病性是怎样的

真菌感染同细菌感染一样,需要一定的毒力和致病条件。不同的真菌可以通过不同方式致病。

(1)致病性真菌感染:为外源性感染,可引起皮肤、皮下组织和全身性真菌感染。根据感染部位不同可分为深部和浅部致病性真菌感染。深部致病性真菌感染后症状多不明显,并有自愈倾向。

(2)条件致病性真菌感染:为内源性感染,如白色念珠菌感染。这类真菌致病力不强,一般情况下不致病,只有当机体免疫力下降时伴恶性疾病如肿瘤、艾滋病等才发病,也是治疗过程中的难题,有待于解决。

(3)真菌变态反应性疾病:真菌可引起一些变态反应性疾病。这些真菌本身并不致病,如着色真菌等,但由于空气或环境污染,吸入或接触后引起麻疹、接触性皮炎、哮喘、过敏性鼻炎等。

(4)真菌性中毒:有些真菌在粮食或饲料上生长,人、畜食用长有真菌的食物后导致急性或慢性中毒,称为真菌中毒症。引起中毒的可以是真菌本身,也可以是真菌生长后产生的毒素。

(5)真菌毒素致癌:现已证实,真菌毒素与肿瘤有关。如黄曲霉毒素引起的癌症以原发性肝癌多见。

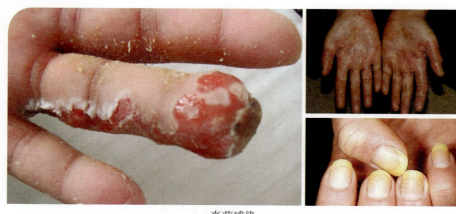

真菌感染

做真菌界的"柯南"——真菌临床检验

怎样采集及处理真菌标本

　　根据真菌侵犯组织和器官的不同而采集不同的标本。浅部真菌感染可采集毛发、皮屑、指（趾）甲屑等标本；深部真菌感染的检查可取痰液、血液、脑脊液等标本。采集的标本是能否找到病原性真菌的关键。在采集标本时，应严格无菌操作以免造成污染。必要时，在培养基内加入抗生素抑制细菌和污染性真菌的生长。采集标本后，应及时转运至实验室进行检查，一般不超过1~2小时，以免标本变质污染。标本采集前，一般不要用抗真菌类药物。

　　（1）毛发：头癣者可用拔毛镊子拔取脆而无光泽、易折断或带有白色菌鞘的病损部位毛发，用无菌平皿送检。

　　（2）皮屑、皮肤、指（趾）甲病损部位：先用70%酒精消毒后，再采集标本。手、足癣，体、股癣宜用外科圆头刀或钝刀轻轻刮取损害部位的边缘或指（趾）间皮屑。甲癣可用小刀刮取病损指（趾）甲深层碎屑。

　　（3）口腔黏膜：用无菌棉拭，从口腔或咽部的白色点状或小片处取材。

　　（4）脓汁及渗出物：没有破的脓肿用灭菌注射器抽取；已经溃破者，取痂皮下或较深的脓液。

　　（5）痰：应为早晨起床刷牙漱口后深咳痰，用无菌试管或痰盒收集。

　　（6）血液及体液（胸腹水、脑脊液、淋巴穿刺液等）：血液采5~10毫升，要加抗凝剂，直接接种于培养瓶增菌，再分离培养。脑脊液取5毫升立即送检，胸腹水不少于20毫升，检查时，需离心沉淀。

　　（7）粪便和尿液：用无菌小盒送检或直接检查。尿要清洁留取或导尿，置无菌试管，检查时应离心沉淀。

　　（8）阴道及宫颈分泌物：一般用拭子采集，但注意这些部位的正常菌群中含酵母菌，如果抵抗力减弱时，大量繁殖也会导致感染。

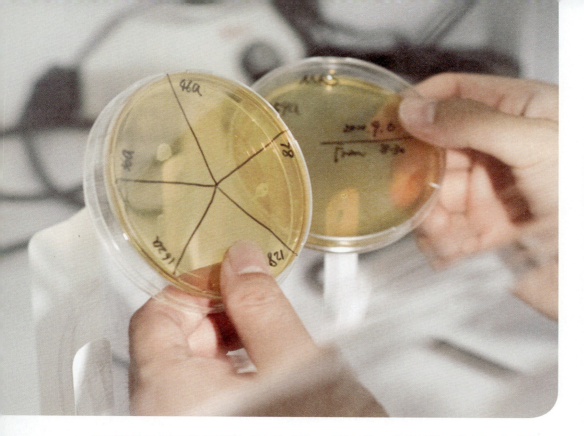

真菌培养需要什么条件，培养后的真菌什么样

（1）真菌的培养条件有几个方面：①营养要求。真菌为异养生物，对外界环境的适应能力较强，大多数真菌对营养的要求不高。②温度。真菌生长繁殖的温度范围一般在0~42℃，浅部真菌最适宜的温度在22~28℃，深部真菌为37℃，一般能在37℃生长的真菌就有可能致病。③湿度。真菌的生长繁殖需要有一定的湿度，但中等湿度比高湿度时繁殖更为活跃，故培养真菌多用半固体培养基，而不用液体培养基，原因就在于此。干燥环境不利于真菌的生长繁殖。④酸碱度（pH）。真菌对酸碱度的适应范围较细菌广泛，pH3~10.5皆可生长，但适宜的pH为5~7。因此，培养真菌所用的培养基常呈弱酸性，酸有利于真菌的发芽。

（2）真菌的菌落形态：作为真菌培养用的培养基种类很多，但在不同培养基上真菌表现不同，故为统一鉴别标准，常用沙保弱氏培养基(由葡萄糖或麦芽糖、蛋白胨、琼脂组成)。大多数真菌生长速度比细菌缓慢，需要几天到几周才能形成菌落。

其菌落特征,随着真菌的种类不同而有区别,可作为真菌鉴定分类的依据之一。真菌的菌落形态基本上有3种类型:①酵母型菌落。为单细胞真菌的菌落,类似葡萄球菌菌落,圆形或卵形。菌落较大、边缘整齐,表面密实光滑,湿润黏稠、柔软、不透明,多数呈乳白色或奶油色、少数呈红色。如酵母菌、隐球菌。②类酵母型菌落。也为单细胞真菌的菌落,与酵母型菌落相似,可观察到伸入至培养基中的假菌丝。如念珠菌属的菌落。③丝状菌落:为多细胞真菌的菌落,是由无数分枝的菌丝体及孢子形成的菌落。形状可为棉絮状、绒毛状、粉末状、颗粒状、细茸状、蜡状、皮革状、膜状、毡状等。不同的菌落在正面和背面有不同的颜色,如白色、灰白色、棕黄色、淡红色、红色、紫色、黑色等,可作为鉴别真菌的依据。

真菌的鉴定方法有哪些

真菌的实验室检查方法一般有标本采集、直接镜检、染色镜检、分离培养、生化反应及免疫学试验等。

(1)直接镜检:取载玻片,在其上面滴加10%～20%氢氧化钾(KOH)溶液1滴,用钝刀刮取皮损边缘的鳞屑或甲屑,或用无齿镊子拔取病发,将这些标本分别置KOH溶液内加盖玻片,在火焰上微加热,勿使沸腾,然后轻压玻片,用吸水纸吸取过多的KOH,在低倍或高倍镜观察,如看到菌丝和孢子可初步诊断为真菌感染,但不能鉴别菌种。若为液体标本,经离心后取沉渣直接镜检,或染色后检查。如疑为新型隐球菌感染,则取脑脊液沉淀物用墨汁做负染色后观察。

(2)分离培养:直接镜检不能确诊时应做真菌培养。皮肤、毛发标本先经70%乙醇或2%石炭酸浸泡2～3分钟杀死杂菌,洗净,然后接种在含抗生素的沙保弱培养基上,经37℃2天后转25℃继续培养2～4周,观察镜下特征,再做玻片培养,于镜下观察菌丝和孢子的特征,进行鉴定。如为血液标本,应先增菌,后培养。脑脊液取沉淀物培养。

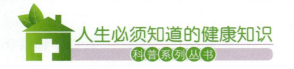
（3）血清学检查：血清学检查为辅助性检查。可用对流免疫电泳、放射免疫法以及酶联免疫吸附法(ELISA)等检查患者血清中真菌抗原或抗体，多用于深部真菌感染。

浅部感染真菌的特征和检验特点是怎样的

　　由一群生物学性状相近的真菌侵犯表层皮肤、毛发或指甲，但不侵袭深层组织所引起的疾病称为浅部真菌病又称皮肤癣菌病。该菌仅生成菌丝和关节孢子。在沙保培养基上，可形成特殊的菌落与分生孢子，用来作为菌种的分类。根据培养基上的菌落特征以及玻片培养法所观察到的分生孢子形态，可将皮肤癣菌分为3个属：毛癣菌、表皮癣菌和小孢子癣菌。如着色真菌为腐生性真菌，常腐生于朽木、杂草和土壤等处。引起感染的病损皮肤变黑，称着色真菌病。感染多发生在暴露部位，皮肤发生丘疹、结节、溃疡及疣状或菜花状孳生物。着色真菌病的病程长达几十年，随病情发展，老病灶结疤愈合后，新病灶又在四周产生；免疫力低下时可侵犯中枢神经或经血行扩散。着色真菌为二相性真菌，在油镜下观察，可见有卵形小体位于中性粒细胞内，偶见菌丝；在沙保培养基上经37℃培养3~5天，可长出白色黏稠菌落，后变为黑褐色皱褶膜菌落。玻片培养可见细长的分生孢子柄从菌丝两侧成直角伸出，柄端长出成群梨状小分生孢子。

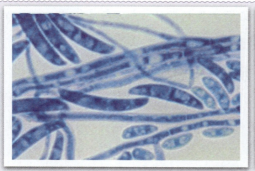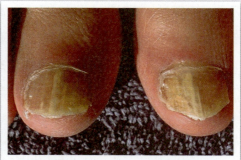

浅表真菌及其感染图

深部感染真菌的特征和检验特点是什么

　　深部感染真菌是指侵害人体内脏和深部组织以及引起全身感染的真菌。包括两大类：致病性真菌和条件致病性真菌。致病性真菌主要有组织胞浆菌、球孢子菌、副球子菌和芽生菌。这些真菌为外源性的，侵入机体可致病。条件致病性真菌是宿主正常菌群的成员，正常情况下不致病，只有当宿主免疫力下降时才致病。近年来，随着广谱抗生素、皮质激素、免疫抑制剂的广泛应用，条件致病性真菌的发病率明显上升。常见的有白色念珠菌、新型隐球菌，曲霉菌等。如白色念珠菌又称白色假丝酵母菌。通常存在于人体表和腔道中不致病，当正常菌群失调或免疫力下降时，就能够引起深部组织感染。白色念珠菌在沙保培养基、普通培养基、血平板均可生长良好；在室温或37℃中培养2~3天，可形成类酵母型菌落；在玉米或米饭培养基上可长出厚膜孢子。白色念珠菌的芽生孢子引起皮肤浅部感染的真菌是一组皮肤癣菌，主要是毛癣菌、表皮癣菌、小孢子癣菌引起的。这些真菌有嗜角质蛋白的特征，寄生在宿主的皮肤角质层、毛发和甲板中，局部增殖或其代谢产物刺激，引起宿主皮肤局部反应。皮肤癣，特别是手足癣是人类最多见的真菌病。

微生物 是敌是友

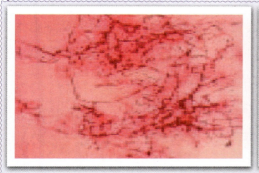
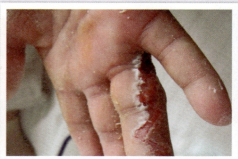

深部真菌及其感染图

微生物家族中的
"卑鄙小人"
——临床常见
病毒检验

病毒家族的家史、家谱和相册——病毒概述

"病毒"这个词的出现就是个贬义词，不论是生物学中的病毒，还是计算机中的病毒。病毒其实是一种很简单的生物体，为什么大家对它那么深恶痛绝？主要是因为病毒虽然结构简单、体积微小但是破坏能力强。生物学中的病毒必须用电子显微镜放大几万至几十万倍后方可观察；它是结构简单到仅由核酸（DNA或RNA）和蛋白质外壳构成的专营细胞内生存的寄生物，无细胞结构，为纤细的病原体。因此，病毒可被看做是"一包基因"，只有进入活细胞体内方可显示其生命活性。病毒进入活细胞后不是进行二分裂繁殖，而是根据病毒核酸的指令，使细胞改变其一系列的生命活动，结果大量地复制出病毒的子代，并且导致细胞发生多种改变。病毒在病原体中占有十分重要的地位，在微生物引起的疾病中，由病毒引起的约占75%。

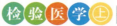

病毒是什么样的

　　病毒体大小的测量单位为纳米，但大小不一，最大的约300纳米，如痘苗病毒；最小的约为30纳米，如脊髓灰质炎病毒、鼻病毒等。多数病毒呈球形或近似球形，少数可为子弹状、砖块状，噬菌体可呈蝌蚪状。病毒体内部为核酸（即DNA或RNA），构成病毒的基因组，是决定病毒遗传、变异和复制的物质；核酸外包有蛋白衣壳，由一定数量的壳粒组成，不仅起保护病毒核酸的作用，还能介导病毒进入宿主细胞并具有抗原性。衣壳与核酸在一起称为核衣壳。

微生物
是敌是友

理化因素对病毒有什么影响

　　多数病毒对各种理化因素抵抗力不强，病毒受理化因素作用失去感染性。大多数病毒耐冷不耐热，在0℃以下能良好生存，在−70℃以下可较长时间保持其感染性，有的包膜病毒56℃即能被灭活。多数病毒在pH6～8范围内比较稳定，在pH5.0以下或pH9.0以上能迅速灭活。另外，γ射线、X射线及紫外线都能灭活病毒。有些化学因素如乙醚、氯仿和丙酮等能使病毒失去吸附宿主的能力；酚类及醛类能破坏病毒衣壳蛋白；氧化剂、卤素及其化合物都能灭活病毒。但是，有些病毒是细胞内甚至是细胞核内病毒，简单的理化处理可能很难达到杀灭病毒的目的，这也是值得进一步探索的一个课题。

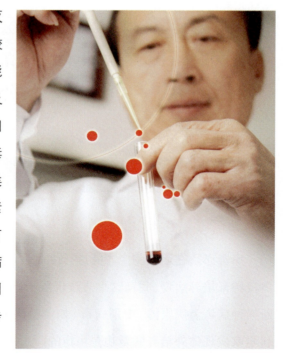

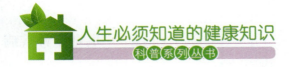

有没有比病毒更小的传染因子

近来发现一些比一般病毒更小的传染因子，称为亚病毒，包括卫星病毒、类病毒和朊粒。这是一些新的非寻常病毒的致病因子。

（1）卫星病毒：多数与植物病毒有关，少数与噬菌体和动物病毒有关，如人类腺病毒。卫星病毒分两大类。一类卫星病毒是RNA分子，必须靠辅助病毒的蛋白衣壳。另一类则可编码自己的衣壳蛋白。卫星病毒的共同特点是：基因组为500～2000核苷酸的单链RNA，与辅助病毒基因组之间没有同源序列，复制时常干扰辅助病毒的增殖，这是与缺陷病毒明显不同之处。

（2）类病毒：均为植物病毒，仅由200～400个核苷酸组成，为单链环状RNA，有二级结构，不含蛋白质，无包膜和衣壳。病毒RNA在植物细胞核内复制，主要依赖宿主细胞RNA多聚酶进行RNA合成。目前认为，人类的丁型肝炎病毒具有部分卫星病毒和类病毒的特征，是一种特殊的嵌合RNA分子。

（3）朊粒：仅由一种耐蛋白酶K的蛋白分子组成，具有传染性。由于它仅含朊粒蛋白，不少学者认为不宜列入病毒范畴，译为朊病毒欠妥。近来发现，动物和人类中枢神经系统慢性进行性传染病与朊粒感染有关，如动物的羊瘙痒病、疯牛病，人类的库鲁病、克雅病。

病毒家族的发展——病毒的增殖、遗传和变异

病毒是如何培养、发育和增殖的呢

病毒必须在活细胞中才能进行生命活动，所以早期研究病毒都是通过向动物体接种来培养病毒，目前这种方法仅限于研究病毒或毒株的致病性或用于确切诊断某种病毒为病原体。个别病毒（如流感病毒）必须在鸡胚中进行分离培养。现代科学家发现体外培养病毒也是可行的，利用细胞培养或组织培养技术及以后发展

的单层或悬浮细胞培养技术可进行纯化病毒、直接观察细胞变化、病毒的复制研究，并为疫苗的生产等提供了很好的方法。

病毒的增殖必须在易感活细胞内，增殖不同于其他微生物的二分裂方式，而是以其基因为模板，在聚合酶和其他必要因素的参与下，指令细胞停止合成细胞自身的蛋白质与核酸，转为复制病毒的基因组，转录翻译出相应的病毒蛋白，最终释放出子代病毒。这个过程可分成吸附–穿入–脱壳–生物合成–组装与释放五个步骤。

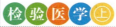

微生物 是敌是友

病毒是如何遗传的

遗传和变异是对立的统一体，遗传使物种得以延续，变异则使物种不断进化。病毒的遗传能保持物种的相对稳定，维系自身的稳定；而病毒的变异可导致新病毒的出现。病毒是一类极为简单的分子生物，核酸是遗传的物质基础，核酸复制的忠实性使病毒具有稳定的遗传表现。但由于病毒没有细胞结构，其遗传物质极易受外界环境及细胞内分子环境的影响而发生改变，病毒与其他生物相比，其遗传具有更大的变异性。病毒的变异主要源于其基因组的突变和重组。

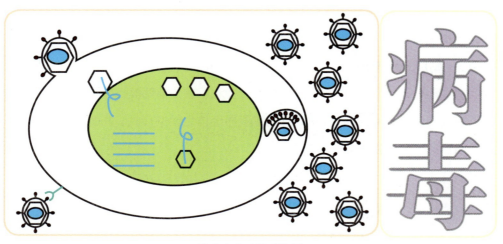

浅表真菌及其感染图

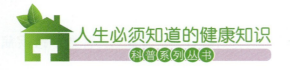
为什么流感大流行会经常反复出现

　　病毒的基因组在其增殖过程中不是一成不变的，而是时时刻刻都自动地发生突变。病毒的自然变异是非常缓慢的，但这种变异过程可通过外界强烈因素的刺激而加快变异。许多化学和物理因素均可以用来诱发突变，诸如亚硝酸、羟胺、高温等。由于病毒在一次感染中，一个病毒粒子要增殖几百万次，存在产生突变的机会。其中大多数突变是致死性的，只有少数能生存下来。流感病毒的抗原性会因为核酸的复制、装配等各种因素而发生变化，有了这些变化，流感病毒就可以有效地逃避宿主的免疫清除。它的遗传密码或基因组主要集中在核酸链上，只要这种核酸链发生任何变化都会影响它们后代的特性表现。

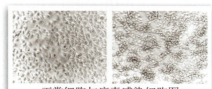

正常细胞与病毒感染细胞图

人体"木马"的植入——病毒的感染

病毒感染的途径与传播方式是怎样的

　　病毒感染是从侵入宿主门户开始的。自然条件下，皮肤、呼吸道、消化道、泌尿生殖道、黏膜是病毒侵入机体的重要门户。病毒入侵机体的方式常决定感染的发生、发展及结局。病毒的传播方式有水平传播和垂直传播两类。水平传播是指病毒通过呼吸道、消化道、皮肤和其他方式在不同个体之间的传播；垂直传播是指病毒通过胎盘或产道直接由母亲传播给胎儿。

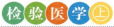
病毒的致病机制是怎样的

病毒侵入机体后，依靠包膜或衣壳的表面结构首先特异地吸附于具有相应受体的宿主靶细胞上，然后通过吞饮作用或细胞包膜的融合，使核衣壳进入胞浆内。多数病毒利用宿主蛋白水解酶作用脱去衣壳，使核酸暴露，进而复制。不同病毒作用于宿主细胞其致病机制各有特点，主要表现为杀细胞效应、稳定状态感染和整合感染几个方面。多数病毒以某一方面为主，有些病毒则多方面起作用。例如，乙型肝炎病毒以稳定状态感染为主，也可产生整合感染。肠道病毒过去认为是一种典型的杀细胞病毒，但近年发现也可形成稳定状态感染。

某些无包膜病毒具有杀细胞功能，如脊髓灰质炎病毒、腺病毒等，能抑制宿主细胞的大分子合成，导致细胞膜功能障碍，影响细胞溶酶体及细胞器的功能，有的甚至可导致细胞溶酶体破坏，释放出溶酶体酶，引起细胞自溶。有的病毒虽然不具有杀细胞功能，但能在细胞内进行增殖，引起宿主细胞间"自相残杀"，即诱发免疫应答增强，导致宿主细胞破坏。某些病毒的全部或部分核酸结合至宿主细胞染色体中，称为整合。整合后病毒核酸随宿主细胞的分裂而传给子代，一般不复制出病毒颗粒，细胞也不被破坏。但整合作用可使细胞的生物遗传特性发生改变，引起细胞转化，与病毒的致肿瘤作用有密切关系。现已证明，乙型肝炎病毒感染可能与原发性肝癌的形成有关，人乳头瘤病毒的某些血清型可能和宫颈癌发病有关，还有某些逆转录病毒与恶性肿瘤关系密切。

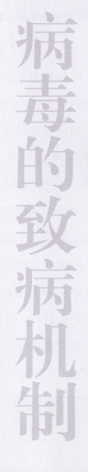

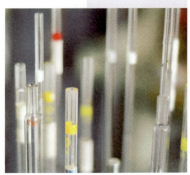

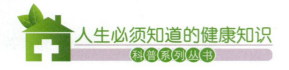

人体的"杀毒软件"——抗病毒免疫与诊断

人体对病毒的非特异性免疫是指什么

病毒具有较强的免疫原性，能够诱导机体产生正常的免疫应答，有助于病毒感染的恢复及防御再感染，这种保护作用即为抗病毒免疫。机体受病毒感染或接种疫苗后最早的保护机制是体液的免疫保护作用。这时，体液中出现相应的特异性抗体，如中和抗体、血凝抑制抗体、补体结合抗体等，但具有保护作用的主要是中和抗体。中和抗体对进入细胞内的病毒不能发挥作用，故对于已经侵入细胞内的病毒清除主要依靠细胞免疫功能。参与免疫的细胞主要为细胞毒T细胞和迟发型变态反应T细胞，还有巨噬细胞和NK细胞等。另外，机体受到病毒或其他干扰素诱生剂（如人工合成的多聚肌苷酸与多聚胞嘧啶核苷酸的聚合物）刺激后，巨噬细胞、淋巴细胞及体细胞等多种细胞能产生一种叫做干扰素的糖蛋白，其诱导产生的抗病毒蛋白只作用于病毒，对宿主细胞的蛋白合成无不良影响，故干扰素制剂及干扰素诱生剂近几年已大量用于临床治疗一些病毒感染，如慢性乙型肝炎、单纯疱疹性角膜炎、水痘，已取得较好疗效。

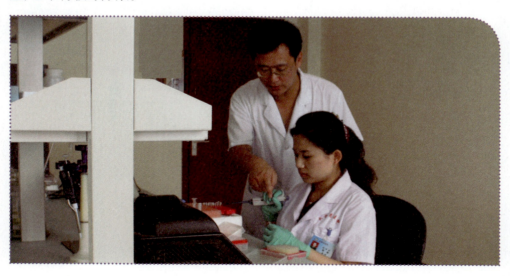

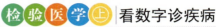

怎样才能检查出来病毒感染呢

在临床上，病毒感染十分常见，且许多病毒感染都有流行趋势。因此，病毒感染的检查不仅可用于临床确定诊断，指导治疗，而且也能用于流行病学调查，为预防病毒性疾病提供科学依据。病毒感染的传统检查方法主要包括病毒的分离培养鉴定及血清学试验，前者要求的实验室及技术条件较高，而后者又存在费时、费事、特异性及敏感性不强等缺点，不能完全满足临床需要。近年来，随着科学技术的进步，许多病毒感染的快速检查方法已被开发应用，具有高敏感、高特异、简便快速等优势的聚合酶链反应技术的出现把病毒学检测手段推向了一个新阶段。

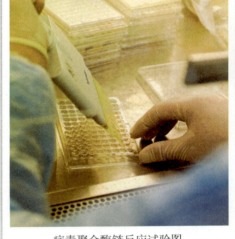

病毒聚合酶链反应试验图

一般光学显微镜仅用于病毒包涵体的检查及某些大病毒颗粒（痘类病毒）的检查。电子显微镜可用于如疱疹液中的疱疹病毒、粪便中的甲型肝炎病毒、血液标本中乙型肝炎病毒颗粒的检查，帮助早期诊断。免疫电子显微镜检查要先在制成的病毒标本悬液中加入特异性抗体，使病毒颗粒凝聚成团，再用电子显微镜观察，可提高其检出阳性率。

免疫学检查如免疫荧光技术、酶免疫技术、放射免疫技术，以及血凝、血抑、补体结合、中和试验等均可用于检测病毒抗原或抗体，辅助病毒感染的诊断。还有一种"亲子鉴定"方法，聚合酶链反应（PCR技术）。该方法是近年来建立起来的一种基团扩增技术，可检测病毒基因组中极微量的病毒核酸。该方法在短时间内可使目的基因扩增数百万倍，比常法敏感性高出约1万倍。由于该方法具有高灵敏度、高特异性、简便快速等特点，有望取代一些费时耗力的传统病毒检测方法。

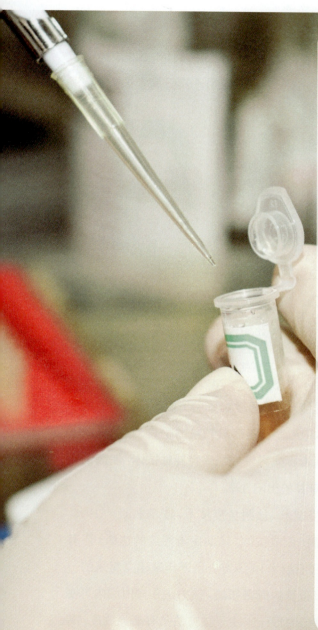

采集病毒检测标本的注意事项是什么

检查病毒感染时，要根据临床诊断及病期采集合适标本。如呼吸道感染一般采集鼻咽洗漱液或痰液，肠道感染多采集粪便，皮肤感染采取病灶组织，脑内感染可采脑脊液，病毒血症期可采血送检。做病毒分离或抗原检查的标本应在发病初期或急性期采集；做血清学诊断的标本，应在患者急性期和恢复期各采一份血液，一般恢复期血清抗体效价比急性期高出4倍或以上才有意义。标本采集应严格无菌操作，本身带有杂菌或可能细菌污染的标本应加入高浓度青霉素、链霉素处理；送检的组织及粪便标本等可置于含抗生素的50%甘油缓冲液中运送；暂时不能检查或分离培养时可置低温冰箱内保存。

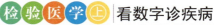

各形各色的病毒家族——病毒各论
感冒的罪魁祸首——流感病毒

急性呼吸道感染中90%~95%是由呼吸道病毒引起的。呼吸道病毒中又以流行性感冒病毒（简称流感病毒）最多见。该病毒是一种造成人类及动物患流行性感冒的RNA病毒，在分类学上属于正黏液病毒科。它会造成急性上呼吸道感染，并借由空气迅速传播，在世界各地常会有周期性的大流行。人流感病毒分为甲（A）、乙（B）、丙（C）三型，是流行性感冒（流感）的病原体。甲型流感病毒于1933年分离成功，乙型流感病毒于1940年获得，丙型流感病毒直到1949年才成功分离。流感病毒的变异有抗原性变异、温度敏感性变异、宿主范围改变导致的变异以及对非特异性抑制物敏感性等方面的变异，但最主要的是抗原性变异。抗原性变异又有两种形式，即抗原性转变和抗原性漂移。由于人群缺少对变异病毒株的免疫力，从而引起流感大流行。

流感病毒呈球形，新分离的毒株则多呈丝状，直径80~120纳米。丝状流感病毒的长度可达400纳米。结构自外而内分为包膜、基质蛋白以及核心三部分。该病毒能在鸡胚羊膜腔和尿囊腔中增殖。增殖的病毒游离于羊水或尿囊液中，用红细胞凝集试验即可检出。传染源主要是患者，其次为隐性感染者。被感染的动物也可能是一种传染源。主要传播途径是带有流感病毒的飞沫，经呼吸道进入体内。少数也可经共用手帕、毛巾等间接接触而感染。流感病毒抵抗力较弱，不耐热，56℃30分钟即可将其灭活。室温下传染性很快丧失，但在0~4℃能存活数周，−70℃以下或冻干后能长期存活。病毒对干燥、日光、紫外线以及乙醚、甲醛、乳酸等化学药物也很敏感。

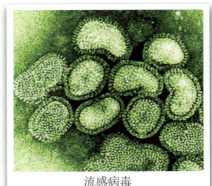
流感病毒

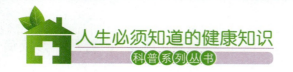
为什么有禽流感、猪流感和人流感之别呢

流感病毒最早是在1933年由英国人威尔逊·史密斯发现的。他称其为H1N1，H代表血凝素，N代表神经氨酸酶，数字代表不同类型。其意思是：具有"血球凝集素的第1型、神经氨酸酶的第1型"的病毒。因此，根据其结构类推，则也有"H2N2"、"H5N1"等的流感病毒。血球凝集素共有1~15型，神经氨酸酶共有1~9型。与H1N1同一系列的还有H5N1、H7N2等。病毒具有嗜特定组织和细胞的习性，流感病毒也不例外。它可根据宿主的不同而改变自身的习性，如我们常见的人流感、禽流感、猪流感，还有马流感、狗流感等。这类流感的传染源主要是患者（或者患有该病的牲畜）及病毒携带者；经飞沫传播；具有速度快、传染性强、所致疾病潜伏期短的特点。

SARS冠状病毒是什么

2002年底至2003年上半年，开始于我国广东省佛山市，随后在世界范围内流行的严重急性呼吸道综合征（SARS）的病原体是SARS冠状病毒。SARS冠状病毒呈球形，直径在100纳米左右，是有包膜的单股正链RNA病毒，也是目前已知最大的RNA病毒。该病毒经负染电镜观察其内部为螺旋形核，衣壳结构，钉状的突起，包围病毒颗粒表面。SARS病毒的特征和以前发现的冠状病毒的特征并不完全相似。它不仅具有其他冠状病毒共有的特征，还有SARS病毒本身特有的特征。SARS病毒的生长多位于上皮细胞内，但在另外的一些类型的细胞（例如巨噬细胞）中也能生长。其通过呼吸道分泌物排出体外，经空气飞沫传播；并通过口液、喷嚏、接触等方式传染；感染高峰在秋冬和早春。该病毒对热敏感，而且紫外线、来苏水、0.1%过氧乙酸及1%克辽林等都可在短时间内将病毒杀死。非特异性预防措施，即预防春季呼吸道传染疾病的措施，包括注意保暖、经常洗手、保持通风、勿过度疲劳、勿接触患者及少去人多的公共场所等。

侵袭皮肤的常见病毒——风疹病毒

　　风疹病毒是由Parkman等用猴肾细胞首先分离到的，在分类学上属于披膜病毒科RNA病毒。电子显微镜下多呈球形，直径50～70纳米，有包被。风疹病毒的抗原结构相当稳定，现只有一种抗原型。春夏之交，风疹病毒也在蠢蠢欲动。它会伴随人的咳嗽和喷嚏而飘浮在空气中。抵抗力较弱的人吸入风疹病毒后，经过2~3周的潜伏期，便开始出现症状：发热，耳后及枕部淋巴结肿大，并有淡红色细点状丘疹，短期内扩展到全身，奇痒难耐或微痒，多在2~3天内消退，不留痕迹。由于风疹的症状和体征与感冒及荨麻疹相似，因而不太引起人们的重视。病毒在体外的存活能力弱，对紫外线、乙醚、氯化铯、去氧胆酸等均敏感；pH<3.0可将其灭活；56℃30分钟，37℃1.5小时均可将其杀死；4℃保存不稳定，最好保存在−60～−70℃可保持其活力3个月，干燥冰冻下可保存9个月。其免疫较困难，目前尚无特异的预防和治疗药物。

侵袭胃肠道的常见病毒有哪些

　　通过人类胃肠道感染的病毒主要分为肠道病毒和急性胃肠炎病毒，他们各自主要包括的病毒已经在下图中为大家罗列出来了。

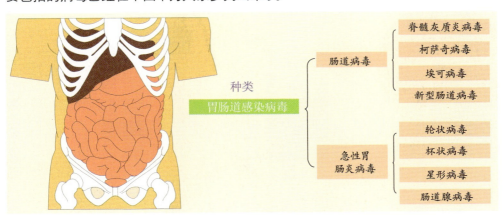

胃肠道常见病毒种类

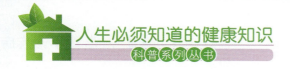

常见婴幼儿腹泻病毒——轮状病毒

　　全世界每年因轮状病毒感染导致的婴幼儿死亡人数大约为90万人，其中大多数发生在发展中国家。在我国，0~2岁以内的婴幼儿人数约为4000万人（含新生儿），每年大约有1000万婴幼儿患轮状病毒感染性胃肠炎，占婴幼儿人数的1/4，是引起婴幼儿严重腹泻的最主要病原菌。其主要通过感染小肠上皮细胞，造成细胞损伤，引起腹泻。轮状病毒引起的腹泻每年在夏秋冬季流行，感染途径为粪–口途径。该病毒呈球形，大约70纳米；其核酸为分阶段的双链RNA，结构稳定，耐热，耐酸碱，表面有血凝素，培养较困难。目前，杀灭轮状病毒尚无特效药物，使用的各种抗菌药物都对病毒无效。

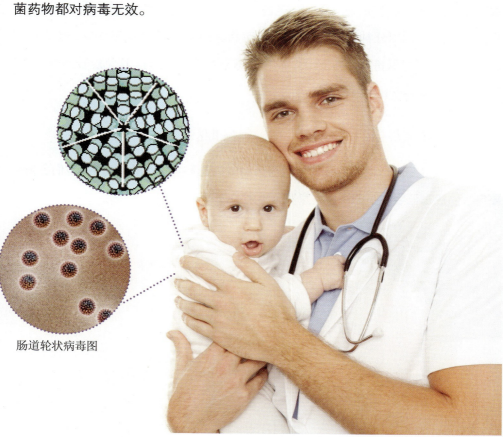

肠道轮状病毒图

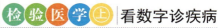

最常见的肝炎病毒——乙型肝炎病毒

我国的乙型肝炎（简称乙肝）病毒感染率有60%~70%；乙型肝炎表面抗原携带率约占总人口的7.18%，以此计算，全国约有9300万人携带乙型肝炎病毒，其中乙型肝炎患者大约有3000万。这么高的发病率，再加上"肝炎-肝硬化-肝癌"三部曲的说法，很多人谈肝炎而色变。那么，就让我们认识一下这个让人痛恨至极的病毒吧。

乙型肝炎病毒（HBV）简称乙肝病毒，是一种DNA病毒，属嗜肝DNA病毒科，呈直径42纳米的球形颗粒，又名丹氏颗粒（Dane颗粒）。该病毒有外壳和核心两部分，外壳厚7~8纳米，有表面抗原（HBsAg）；核心直径27纳米，含有部分双链，部分单链的环状DNA、DNA聚合酶、核心抗原及e抗原。其具有较强的抵抗力，但65℃10小时、煮沸10分钟或高压蒸气均可灭活HBV，含氯制剂、环氧乙烷、戊二醛、过氧乙酸和碘伏等也有较好的灭活效果。

是敌是友 微生物

专使细胞起泡的病毒——疱疹病毒

单纯疱疹病毒（HSV）在人群中感染非常普遍，人感染后大多无明显症状，最主要的临床症状是皮肤或黏膜局部出现水疱，受感染细胞呈气球样变、核内包涵体和多核巨细胞的形成等，偶尔也可发生严重甚至致死的全身性感染。单纯疱疹病毒病毒质粒大小约180纳米，人类是其唯一的宿主，感染主要通过人群与易感者之间的密切接触。根据抗原性的差别目前把该病毒分为1型和2型，即HSV-1和HSV-2。HSV-1常见的感染部位为口腔和唇，但也可侵犯其他器官；HSV-2主要通过性接触传播。人受HSV原发感染后，HSV常在感觉神经节中终身潜伏，有时也能在迷走神经、肾上

专使细胞起泡的疱疹病毒

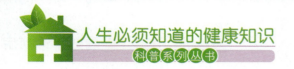
腺组织和脑中检出。潜伏状态下只有很少的病毒基因表达。当机体受到多种因素如紫外线（太阳暴晒）、发热、创伤和情绪紧张、细菌或病毒感染以及使用肾上腺素等影响后，潜伏的病毒容易被激活。对疱疹病毒感染的控制目前尚无特异性有效的措施，临床常用的有无环鸟苷、丙氧鸟苷、阿糖腺苷等。这些药物均能抑制病毒DNA合成，使病毒在细胞内不能复制，从而减轻临床症状，但不能彻底防止潜伏感染的再发。除1型和2型人类疱疹病毒外，我们还发现了该病毒的其他几种类型，包括：水痘—带状疱疹病毒（VZV）、EB病毒（EBV）、人巨细胞病毒（HCMV）、人疱疹病毒6型（HHV-6）、人疱疹病毒7型（HHV-7）和人疱疹病毒8型（HHV-8）。

"爱死病"病毒——艾滋病病毒

"艾滋病"这个词是来源于获得性免疫缺陷综合征（Acquired Immune Deficiency Syndrome, AIDS）的音译，也曾被译为"爱滋病"、"爱死病"，被称为"超级癌症"和"世纪杀手"。其病原体是一个能引起人类机体"防卫大军"溃败的逆转录病毒——人类免疫缺陷病毒（HIV）。该病毒直径约120纳米，大致呈球形；病毒外膜是类脂包膜，来自宿主细胞，并嵌有病毒的跨膜蛋白；衣壳在电子显微镜下呈高电子密度，内含病毒的RNA基因组、酶（逆转录酶、整合酶、蛋白酶）以及其他来自宿主细胞的成分。将患者自身外周或骨髓中淋巴细胞经刺激48~72小时作体外培养（培养液中加IL2）1~2周后，病毒增殖可释放至细胞外，并使细胞融合成多核巨细胞，最后细胞破溃死亡。该病毒对热敏感，56℃ 30分钟即失去活性，但在室温保存7天仍保持活性；如不加稳定剂病毒-70℃冰冻会失去活性，而35%山梨醇或50%胎牛血清中-70℃冰冻3个月仍保持活性。其对消毒剂和去污剂亦敏感，0.2%次氯酸钠、0.1%漂白粉、70%乙醇、35%异丙醇、50%乙醚、0.3%双氧水或0.5%来苏儿处理5分钟能灭活病毒；对紫外线、γ射线有较强的抵抗力。

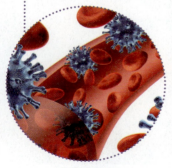
艾滋病病毒

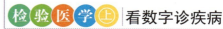

"恐水症"病毒——狂犬病病毒

狂犬病病毒是狂犬病的病原体。病毒外形呈弹状 (60～400纳米×60～85纳米)，一端钝圆，一端平凹，有囊膜，内含衣壳呈螺旋对称，核酸是单股不分节的负链RNA。在分类上该病毒属于弹状病毒科，仅一种血清型，但其毒力可发生变异。该病毒不仅在狗之间传播，也在野生动物 (狼、狐狸、蝙蝠等) 及家畜、猫中传播。人被病兽咬伤后感染而发病。发病时，出现精神紧张、全身痉挛、幻觉、谵妄、怕光、怕声、怕水和怕风等症状，常常因为出现咽喉部的肌肉痉挛而窒息身亡。狂犬病病毒的抵抗力不强，在56℃ 30分钟或100℃ 2分钟条件下即可灭活，但在4℃和0℃以下可分别保持活力达数周甚至数年。一般消毒方法，如日晒、紫外线、甲醛以及季胺类消毒剂 (苯扎溴铵新洁尔灭) 等均能将其杀灭，故被狂犬咬伤的伤口可及时用苯扎溴铵 (新洁尔灭)，冲洗伤口。

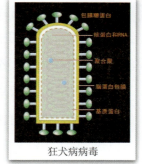

狂犬病病毒

您听说过人乳头瘤病毒吗

人乳头瘤病毒 (HPV) 呈球形，直径为52～55纳米，属于乳多空病毒科。人类是HPV的唯一自然宿主，感染后的主要病理改变是引起上皮增生性病变，主要侵犯人的皮肤黏膜，引起瘤或疣，有些型别可引起组织癌变。该病毒主要通过直接接触传播，也可经共用毛巾、洗澡、游泳等间接接触传播；生殖器感染主要由性接触传播；新生儿可在通过产道时被病毒感染。病毒感染仅停留于局部皮肤和黏膜中，引起病变而形成各种疣，如扁平疣、趾疣、尖锐湿疣，但不产生病毒血症。

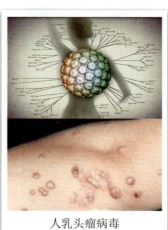

人乳头瘤病毒

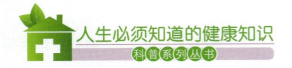

使人出血发热的病毒：流行性出血热病毒

　　引起人类出血热的病毒众多，我国现已发现的有汉坦病毒、新疆出血热病毒和登革病毒。汉坦病毒又名肾综合征出血热病毒，是流行性出血热的病原体。该病毒导致的出血热以发热、出血、低血压、蛋白尿等为特征，病死率高达10%。新疆出血热病毒在分类上属于布尼雅病毒科，在我国是从新疆塔里木盆地出血热患者的血液，及其尸体的肝、脾、肾，以及疫区捕获的硬蜱中分离获得的，故得名。人被带病毒蜱叮咬后，经2~10天潜伏期后发病，表现为发热、全身肌肉疼痛、中毒症状和出血，但无肾综合征症状。但其还是主要经密切接触传播，即接触病死动物和病人的尸体，以及感染动物和患者的血液、分泌物、排泄物、呕吐物等，经黏膜和破损的皮肤传播。

　　1967年秋，德国马尔堡、法兰克福和前南斯拉夫贝尔格莱德几家疫苗实验室的工作人员，因在实验中接触一批从乌干达运来的非洲绿猴后，同时爆发一种严重出血热。马尔堡疫苗研究所首先从上述患者的血液和组织细胞中分离出一种新病毒，因而命名为马尔堡病毒，其所致的疾病称为马尔堡出血热。在非洲疫区，因葬礼时接触患者尸体，曾多次发生本病爆发；通过密切接触也可以造成医院感染和实验室感染。马尔堡病毒为RNA病毒，直径80纳米，长度700~1400纳米；表面有突起，有螺旋形包膜，包膜内有一个管状核心结构，为螺旋状核衣壳所围绕。该病毒属于丝状病毒科，在自然状态下，病毒呈多态性，有时呈分支或盘绕状，盘绕成"U"或"6"形状或环形。病毒对热有中度抵抗力，56℃30分钟不能完全灭活，但60℃1小时感染性会丧失；在室温及4℃存放35天其感染性基本不变；−70℃可以长期保存。一定剂量的紫外线、γ射线、脂溶剂、β−丙内酯、次氯酸、酚类等均可灭活。本病毒可在多种细胞中培养，只发现一种血清型。

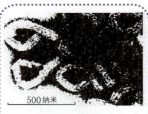

500 纳米

非洲绿猴细胞培养的
马尔堡病病毒

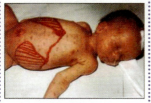

出血热病

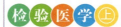

地球上
最成功的掠食者
——寄生虫

　　一个野蜂，将卵产在虫子的身体里，并注入毒素，使其不能动。一方面野蜂的卵在成长，另一方面野蜂也在不断的喂食物给虫子，但是直到有一天，野蜂的孩子长大成人，这时还有些肥的虫子变成了野幼蜂最后的一顿晚餐。野蜂就是这样利用虫子，将自己的幼蜂寄生于其腹中而生长的。事实上，地球上的大部分生物都属于寄生生物，医学上将其命名为寄生虫，是指一种生物，将其一生的大多数时间居住在另外一种称为宿主或寄主的动物上，同时，对被寄生动物造成不同程度的损害。从小小的虱子到可怕的绦虫，有好几百种寄生虫，喜欢住在人类身上！

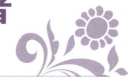

人体寄生的虱子

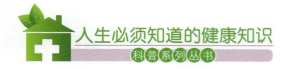
人体的"穿山甲"——寄生虫

"无赖"的生活方式
——寄生虫是如何过上寄生生活的

　　各种寄生虫的生活方式都附着于宿主体内或体外以获取维持其生存、发育或者繁殖所需的营养或者庇护。它们一开始都是很自由的生物体，为什么进化到喜欢依靠别人的寄生生活方式？这是一个比较复杂的问题，如今尚不能给出肯定的答案，但许多事实间接地表明，寄生生活是在特定的自然条件下经过了一个极其漫长的过程从自由生活演化而来的。寄生虫在漫长的进化过程中逐渐适应宿主环境，而不断丧失独立生活的能力。那些对于营养和空间依赖性越大的寄生虫，其自生生活的能力就越弱；寄生生活的历史愈长，适应能力愈强，依赖性愈大。寄生虫只能选择性地寄生于某种或某类宿主，这种对宿主的选择性称为宿主特异性，实际是反映寄生虫对所寄生的内环境适应力增强的表现。

寄生虫能改变宿主的行为吗

　　寄生虫可以通过改变宿主的行为，以达到自身更好地繁殖生存的目的。如终生寄生在脑部的弓形虫，会使人反应能力降低。非洲一种寄生虫，需要产卵到水中，可是它们寄生在人身上，于是他们通过产生毒素让宿主的身体某些部位（如脚掌）产生灼烧感，宿主会不得不进入附近河流湖泊之类的水域洗刷，该寄生虫随即得到其需要的繁殖环境。鼠类感染弓形虫后，其逃避天敌猫的能力会降低，从而更轻易被猫吃掉，弓形虫也得以在终宿主猫身上继续发育。

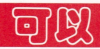
可以

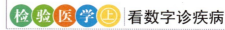

寄生虫对宿主的作用结果是什么

寄生是在一定条件下出现在寄生虫与宿主之间的一种特定关系。寄生虫进入宿主，对宿主产生不同的损害，因此宿主的免疫系统会设法把它清除，其结果在寄生虫可能导致形态与功能的改变以求得生存，在宿主可能出现一些病理变化。二者之间相互影响，经过长期演化的过程，某些特性被保存下来，并能够反映在双方的种群遗传物质上。

宿主对寄生虫的排异会使寄生虫的变异加速，变异的结果是逐渐适应宿主，更有利于其寄生。如猪肉绦虫的新皮、带钩、吸盘的头节、退化的肠、节片繁殖；水蛭的吸盘；以及牛肉绦虫在10周内可从受精卵生长至2米长，受感染者开始并无感觉，数周后发现大便里含有会动的虫体节，每个虫体节可含5万个受精卵；这些都说明寄生虫能够为适应寄生环境而逐渐生成新器官或逐渐改变生活习性。寄生虫夺取宿主营养的同时，对宿主造成的损害也不小，主要表现在两个方面：①寄生虫对所寄生的部位及其附近组织和器官可产生损害或压迫作用，有些寄生虫尤其个体较大，数量较多时，这种危害是相当严重的。例如，蛔虫多时可扭曲成团引起肠梗阻；棘球蚴寄生在肝内，起初没有明显症状，以后逐渐长大压迫肝组织及腹腔内其他器官，发生明显的压迫症状。②寄生虫的分泌物、排泄物和死亡虫体的分解物对宿主均有毒性作用，这是寄生虫危害宿主方式中最重要的一个类型。例如溶组织内阿米巴侵入肠黏膜和肝时，分泌溶组织酶，溶解组织和细胞，引起宿主肠壁溃疡和肝脓肿；在乌干达等非洲国家肆虐的昏睡症则是锥虫入侵神经系统特别是大脑的结果，患者会不断陷入昏睡状态，直至永远醒不过来，病死率近100%。

但寄生虫也有对人类有益的一面。对于一些遭受自身免疫力过强疾患的患者来说，寄生虫是一剂良方。寄生虫为了自身生存，会分泌一些化学物质，降低人体的免疫力。这种寄生虫药方，服用间期长（3周一次），药效比化学药物要好。

是敌是友　微生物

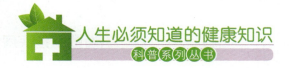
蠕虫是病毒还是寄生虫

蠕虫是一种藉身体的肌肉收缩而做蠕形运动的多细胞无脊椎动物,主要是对某些扁形动物、环节动物、纽形动物、棘头动物和袋形动物的俗称。蠕虫曾被认为是独立的,具有特殊性的一类动物。但在分类学研究不断发展之后,人们发现,蠕虫实际上是与人体有关系的扁形动物门、线形动物门和棘头动物门所属的一些动物。因此在分类学上,蠕虫这个名称已无意义;但习惯上仍沿用此词。由蠕虫引起的疾病称为蠕虫病。

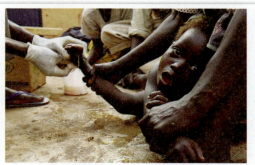

几内亚蠕虫的成熟期为一年。成熟的蠕虫通常会从人体四肢突破皮肤。图为医务人员正在从一名染病的孩子的脚上抽出成年的蠕虫

寄生虫是怎样生活的呢

寄生虫完成生活史过程,有的只需要一个宿主,有的需要两个及两个以上的宿主。宿主按照寄生虫不同发育阶段可分为以下几种。

(1)中间宿主:是指寄生虫的幼虫或无性生殖阶段所寄生的宿主。若有两个以上中间宿主,可按寄生先后分为第一、第二中间宿主等,例如某些种类淡水螺和淡水鱼分别是华支睾吸虫的第一、第二中间宿主。

(2)终宿主:是指寄生虫成虫或有性生殖阶段所寄生的宿主。例如人是血吸虫的终宿主。

(3)储蓄宿主(也称保虫宿主):某些蠕虫成虫或原虫某一发育阶段既可寄生于人体,也可寄生于某些脊椎动物,在一定条件下可传播给人。在流行病学上,称这些动物为保虫宿主或储蓄宿主。例如,血吸虫成虫可寄生于人和牛,牛即为血吸虫的保虫宿主。

（4）转续宿主：某些寄生虫的幼虫侵入非正常宿主、不能发育为成虫，长期保持幼虫状态，当此幼虫有机会再进入正常终宿主体内后，才可继续发育为成虫，这种非正常宿主称为转续宿主。例如，卫氏并殖吸虫的童虫，进入非正常宿主野猪体内，不能发育为成虫，可长期保持童虫状态，若犬吞食含有此童虫的野猪肉，则童虫可在犬体内发育为成虫，野猪就是该虫的转续宿主。

寄生虫的分类方式有哪些

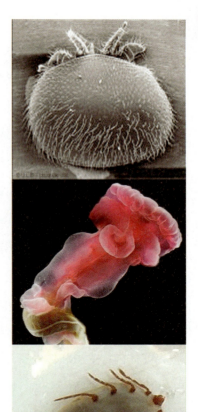

寄生虫有很多种分类方式，下面列出了几种常见的。

（1）以生物种类不同分类

1）原生生物：常见的有疟疾原虫、蓝氏贾第鞭毛虫等。

2）无脊椎动物：此类寄生虫从数量和种类上都是最多的，甚至许多门的无脊椎动物是专性营寄生的。常见的有营内寄生的猪肉绦虫，中华肝吸虫；营外寄生的阴虱、头虱、库蚊等。

3）脊椎动物：此类寄生生物很罕见。盲鳗是脊椎动物中唯一的内寄生动物；亚马逊流域有种鱼名为Candiru，会钻进在水中作业的渔民的生殖器。

（2）以寄生环境分类

1）体内寄生生物：一切寄生在寄主体内的寄生生物。例如，寄生在人类消化道、肺、肝、血液管道，甚至是脑组织和眼球。体内寄生虫又分为：消化道内寄生虫，如蛔虫、钩虫、绦虫、溶组织内阿

各种寄生虫

米巴和雅尔氏（又称蓝氏贾第）鞭毛虫等；腔道内寄生虫，如阴道毛滴虫；肝内寄生虫，如肝吸虫、棘球蚴（包虫）；肺内寄生虫，如卫斯特曼氏并殖吸虫（简称卫氏并殖吸虫）；脑组织寄生虫，如猪囊尾蚴（猪囊虫）、弓形虫；血管内寄生虫，如血吸虫；淋巴管内寄生虫，如丝虫；肌肉组织寄生虫，如旋毛虫幼虫；细胞内寄生虫，如疟原虫（红细胞内寄生）和利什曼氏原虫（巨噬细胞内寄生）；骨组织寄生虫，如包虫；皮肤寄生虫，如疥螨、毛囊螨；眼内寄生虫，如吸吮线虫、猪囊虫等。

2）体外寄生生物：是指一切寄生在宿主体外的寄生生物。例如人体表寄生虫寄生在人类所穿的纺织物和皮肤之间，还有的是在人的鼻孔、阴茎等腔道寄生；畜禽体表寄生虫寄生在畜禽体表被毛下，如目前常见的寄生在种鸡、蛋鸡羽毛下的虱子、螨虫，严重的影响到宿主的生长和发育。

（3）以寄生虫与宿主的关系分类

1）专性寄生虫：包括整个生活史及各个阶段都营寄生生活（如丝虫），或生活史某个阶段必须营寄生生活。钩虫属于后者，其幼虫在土壤中营自生生活，但发育至丝状蚴后，必须侵入宿主体内营寄生生活，才能继续发育至成虫。

2）兼性寄生虫：就是既可营自生生活，又能营寄生生活。如粪类圆线虫（成虫）既可寄生于宿主肠道内，也可以在土壤中营自生生活。

3）偶然寄生虫：因偶然机会进入非正常宿主体内寄生的寄生虫，如某些蝇蛆进入人肠内而偶然寄生。

4）体内寄生虫和体外寄生虫：前者如寄生于肠道、组织内或细胞内的蠕虫或原虫；后者如蚊、白蛉、蚤、虱、蜱等。

5）长期性寄生虫和暂时性寄生虫：前者如蛔虫，其成虫期必须过寄生生活；后者如蚊、蚤、蜱等吸血时暂时侵袭宿主。

6）机会致病寄生虫：如弓形虫、隐孢子虫、卡氏肺孢子虫等，在宿主体内通常处于隐性感染状态，但当宿主免疫功能底下时，可出现异常增殖且致病力增强。

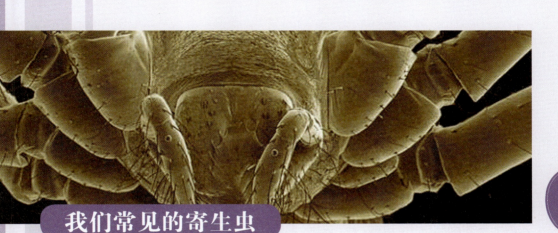

我们常见的寄生虫

"勾血摄魂"的寄生虫——钩虫

钩虫是钩口科线虫的统称，发达的口囊是其形态学的特征。这种寄生线虫的生命开始于人体外，通过受污染的水、水果或蔬菜进入人体。幼虫在人的内脏里生长，附着在宿主内脏壁上，吸宿主的血，有时会让宿主患上叫做肠虫病的贫血症。由于缺铁，血红蛋白的合成速度比细胞新生速度慢，患者易出现皮肤蜡黄、黏膜苍白、眩晕、乏力；严重者作轻微活动都会引起心慌气促。部分患者可能出现"异嗜症"，如喜食生米、茶叶、碎纸、木屑、破布、煤渣、泥土、瓦片、炉灰等；还会出现面部及全身浮肿（尤以下肢为甚）、胸腔积液、心包积液等贫血性心脏病的表现；以及肌肉松弛、反应迟钝，直至完全丧失劳动能力；妇女则可引起停经、流产等。

钩虫成虫体长约1厘米，圆柱形，肉红色，死后乳白色，雄虫末端膨大成交合伞，雌虫尾部末端圆锥状。十二指肠钩虫头部和尾部均向背面弯曲呈"c"形，美洲钩虫头部向背面弯曲，尾部向腹部弯曲成"s"形。主要经皮肤感染，还可经口和黏膜感染，还有报道称可经乳汁感染，另外还发现母体内的幼虫通过胎盘侵入胎儿的现象。

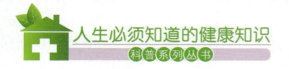
无处不在的寄生虫——螨虫

世界上已发现的螨虫有50000多种,种类之多仅次于昆虫。近年来发现螨虫与人的健康关系非常密切,诸如革螨、恙螨、疥螨、蠕螨、粉螨、尘螨和蒲螨等可叮人吸血、侵害皮肤及人体其他器官,引起"酒糟鼻"(或蠕螨症)、过敏症、尿路螨症、肺螨症、肠螨症和疥疮,严重危害人类的身体健康。它们分布在地毯、沙发、毛绒玩具、被褥、坐垫、床垫和枕芯等处孳生,以人的汗液、分泌物、脱落的皮屑为食,繁殖速度极快。其次还有:粉螨,主要在贮存的食品和粮食中繁殖;蠕螨,主要寄生在人的毛囊和皮脂腺中,如鼻、耳、头皮、前胸、后背、耳道等地方;疥螨,寄生于人和哺乳动物的皮肤表层。值得注意的是,现在越来越多的家庭饲养宠物,极易导致疥螨通过衣裤、被褥等直接传播给人,甚至造成人与人之间的相互传播。

螨虫属于节肢动物门蛛形纲蜱螨亚纲的一类体型微小的动物,身体大小一般都在0.5毫米左右,有些小到0.1毫米,大多数种类小于1毫米。螨虫和蜘蛛同属蛛形纲,成虫有4对足,一对触须,无翅和触角;躯体和足上有许多毛,有的毛还非常长;前端有口器,食性多样。疥螨生活史分为卵、幼虫、前若虫、后若虫和成虫五期。其寄生在人体皮肤表皮角质层间,可在皮下开凿一条与体表平行而迂曲的隧道,雌虫就在此隧道产卵。雄性成虫和雌性后若虫一般是晚间在皮肤表面交配,雄虫大多在交配后不久即死亡。雌性后若虫在交配后20~30分钟内钻入宿主皮内,蜕皮为雌虫,2~3天后即在隧道内产卵。雌虫每日可产2~4个卵,一生共可产卵40~50个,雌螨寿命5~6周。

电子显微镜下的螨虫

212

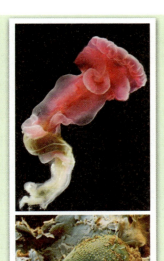

疥虫

螨虫中的常见寄生虫——疥虫

疥虫又称疥螨，是螨虫的一种，为一种肉眼看不到的微小虫子，近似圆形或椭圆形。疥虫的生活史分为卵，幼虫，若虫以及成虫四个阶段。疥虫通常经身体接触传播。雌疥虫在人的皮肤上产卵，引起皮肤反应和发炎。当雌疥虫把卵埋在皮肤下，人的反应会加剧，出现刺痒、疼痛、脓结、皮肤刺激等症状，这就是疥疮。

人体肠道内最大的寄生线虫——蛔虫

蛔虫是最常见的寄生于人类内脏的寄生线虫，成虫可长达15～35厘米，通过摄食传播。蛔虫卵经孵化后能很快刺穿人的内脏壁，进入血液，通过血流进入肺部然后被咳出，或被吞咽再次回到内脏。其引起的主要症状为：发烧、疲劳、过敏、皮疹、呕吐、腹泻、神经问题、喘息和咳嗽等。

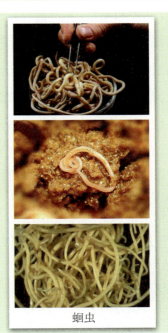

蛔虫

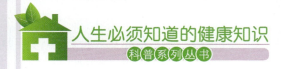
"瘟神"——血吸虫

血吸虫也称裂体吸虫,寄生于多数脊椎动物的门静脉和肠系膜静脉内。雌雄交配后,在血管内产卵。虫卵一部分随血流到肝脏,另一部分逆血流到肠黏膜下层静脉末梢,沉积到肠壁。在适宜温度和湿度条件下,虫卵几小时即可孵出毛蚴。毛蚴进入钉螺体内,再进行发育。在适宜温度和湿度条件下,2~3个月后尾蚴成熟,离开钉螺,在水中游动,可经皮肤、口或者胎盘感染人畜。进入宿主体内即变为童虫,经小血管或淋巴管随血液循环到肠系膜静脉内寄生,发育为成虫。粪便入水、钉螺的存在和接触疫水是血吸虫传播的三个重要环节。

日本血吸虫病是由分体科分体属的日本分体吸虫寄生在人畜门静脉系统的一种危害严重的人畜共患病。主要分布在日本、中国和东南亚地区。在我国,主要集中于长江流域。我们通常所说的血吸虫就是指日本血吸虫。1949年前,血吸虫病是危害人民身体健康最重要的寄生虫病,主要症状为:发热、疼痛、咳嗽、腹泻、肝脾肿大、头晕和死亡。其严重流行,使我国重灾区出现人烟稀少,十室九空,田园荒芜,造成了"千村霹雳人遗矢,万户萧疏鬼唱歌"的悲惨景象。1949年后,我国对血吸虫病进行了大规模的群众性防治工作,灭螺面积达90多亿平方米,占有螺面积80%以上,防治科研有不少创新,并取得了极其显著的成效。至20世纪70年代末期,患病人数已降至250万,晚期患者已很少见到,广大血吸虫病流行区面貌发生了根本变化。但要达到彻底消灭血吸虫病的目的,还需要作长期艰苦的努力。

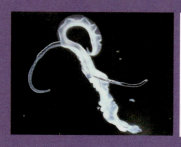
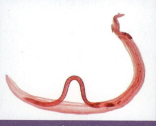
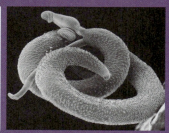

日本血吸虫

人体内最长的寄生虫
——绦虫

绦虫属于扁形动物门的绦虫纲。该纲成虫体背腹扁平，左右对称，大多分节，长如带状；无口和消化道，缺体腔；除极少数外，均为雌雄同体。雄性生殖器官有一至数百个睾丸，雌性生殖器官的阴道末端开口于生殖腔。绦虫病是猪肉绦虫或牛肉绦虫寄生于人体小肠引起的疾病，成虫通过头部的"钩子"附着在寄主的内脏，在人肠内寿命长达数年至20多年。猪肉绦虫在我国分布较广，散发于华北、东北、西北一带，地方性流行区仅见于云南。牛肉绦虫于西南各省及西藏、内蒙古、新疆维吾尔自治区等均有地方性流行，本病的流行与饮食习惯及猪、牛饲养方法不当有密切关系。绦虫是一种巨大的肠道寄生虫，普通成虫的体长可以达到21.6米。成虫寄生于脊椎动物，幼虫主要寄生于无脊椎动物或以脊椎动物为中间宿主，全部营寄生生活。

绦虫病是各种绦虫寄生于人体小肠所引起的疾病。人们吃了未经适当烹煮的带绦虫的猪肉、牛肉或鱼肉，绦虫就会进入人体肠道寄生，将头端嵌入肠壁，在壁上吸取食物，进而影响到人体健康。绦虫在人体内会不断生长，有时可能长到10米长。绦虫成虫的环节能够断脱，随着粪便排出体外。如果绦虫留在肠道内，一般不会造成太大的损害，但却可能导致体重减轻、偶尔腹痛、食欲减退及肛门四周刺痒等轻度症状。

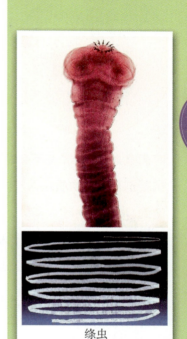

绦虫

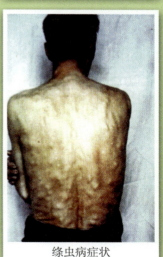

绦虫病症状

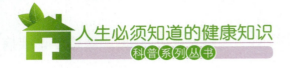
八爪吸血虫——蜱

蜱又称"壁虱"，俗名"狗豆子"，平时比芝麻大一点，吸血后比黄豆大，有8个爪，钻到人肉里，抠不出来，是人、家畜及野生动物的体外寄生虫。无论是幼虫、稚虫、成虫均能吸血。蜱吸血时将螯肢和口下板同时刺入宿主皮内，口器可牢牢地固定在宿主皮肤上，惊吓时也不离去，若强行拔除，易将假头断折于皮肤内。蜱对人或动物叮刺吸血的时候，并不会有疼痛的感觉，其在吸血的同时还可分泌性质尚不明了的抗凝剂及毒性物质注入皮内。蜱的嗅觉极为敏感，能在几米之外嗅到宿主的气味，爬到1米高的树叶或草尖上等候觅食。当人和动物经过时，突然跳到人和动物的身上，伺机吸血。有些寄生于人和动物的体表或体内，直接造成危害，或作为中间宿主传播各种病原体。它是螺旋体、立克次体、病毒、细菌感染的媒介。2010年多省份报道了蜱虫叮咬病死病例，从患者身上分离出的新型布尼亚病毒是蜱虫叮咬后致死的主要元凶，其能侵染人体细胞，致使人体血小板、白细胞锐减，并具传染性。

蜱分为两类，一类是体表较硬，背部和腹部有质板的硬蜱；另一类是躯体较软，无质板的软蜱。硬蜱多在白天叮咬宿主，且吸血时间长。有些硬蜱也可日夜吸血。软蜱多在夜间吸血，吸血时间短。蜱的发育属于不完全变态，包括卵、幼蜱、若蜱和成蜱4个时期。多数蜱在动物体上进行交配。交配后吸饱血的雌蜱离开宿主落地，爬到缝隙内或土块下静伏不动，待血液消化和卵发育后，开始产卵。通常经2~3周或1个月以上孵出幼蜱。幼蜱爬到宿主体上吸血，吸饱血后，落到地面，经过蜕化变为若蜱。饥饿的若蜱再侵袭动物，寄生吸血后，再落到地面，潜伏数天至数十天，蜕化变为性成熟的雌性或雄性成蜱。吸饱血后，蜱体可涨大几倍到几十倍，雌蜱最为显著，可达100~200倍。雌蜱产卵后1~2周内死亡。雄蜱一般能活一个月左右。

屁股虫——蛲虫

　　蛲虫成虫细小，乳白色，呈线头样，粗细如缝衣针。雌虫为(8~13)毫米×(0.3~0.5)毫米，体中部膨大，尾端长直而尖细，常可在新排出的粪便表面见到活动的虫体。雄虫较小，为(2~5)毫米×(0.1~0.2)毫米，尾端向腹面卷曲。蛲虫是常见的人类寄生虫之一，类似蛔虫，可引起蛲虫病。成雌虫后部呈长长的针形，也因此而得名，在寄主的肠腔内安家落户。但与大多数寄生虫不同的是，它们不会进入血液，不能在人体的其他部位生存。蛲虫通过外伤性授精交配，雄虫用阴茎刺破雌虫之后便死去；雌虫在体外产卵，通常在肛门周围，这会引起人的瘙痒感。幼虫会通过人手挠传播，是儿童期易感染的肠道寄生虫之一。幼儿园是孩子最容易互相传染蛲虫的场所。蛲虫是个"夜猫子"，每天晚上当患者入睡后肛门松弛时，便乘机爬出，在肛门周围产卵，引起肛门奇痒不已，但也有的孩子因睡得较深则没感到痒。有些雌蛲虫产卵后还能继续到处乱爬，钻到女孩的外阴部。如果蛲虫钻进阴道，虽无感觉，但因虫体上沾满了各类肠道细菌，因此带入阴道引起炎症。炎症轻者只在阴道口有局部充血、发红；炎症严重者在阴道内，可有黄白色黏性分泌物溢出阴道；如果蛲虫钻进尿道口则可引起剧痛，常使孩子半夜惊哭。蛲虫病常被漏诊，因为蛲虫的卵产在肛门口，查大便时不能找到蛲虫感染的罪证而使其逍遥法外，只能在晚上睡眠中蛲虫出来在肛门口"作案"时，被当场抓个正着而确诊。

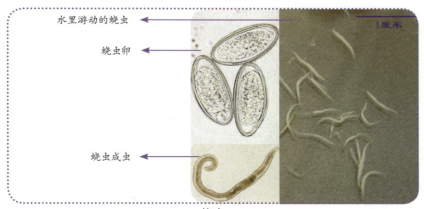

水里游动的蛲虫
蛲虫卵
蛲虫成虫
1厘米

蛲虫

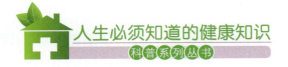
细长如丝的虫——丝虫

　　丝虫虫体乳白色，细长如丝线，但长度一般不到1厘米，雌虫大于雄虫，体表光滑，头端略膨大，呈球形或椭球形，口在头顶正中，周围有两圈乳突。雄虫尾端向腹面卷曲成圆，泄殖腔周围有数对乳突，从中伸出长短交合刺各一根。丝虫会在蚊体内发育。当蚊叮吸带有微丝蚴的患者血液时，微丝蚴随血液进入蚊胃，经1~7小时，脱去鞘膜，穿过胃壁经血腔侵入胸肌。在胸肌内经2~4天，虫体活动减弱，缩短变粗，形似腊肠，称腊肠期幼虫。其后虫体继续发育，又变为细长，内部组织分化，其间蜕皮2次，发育为活跃的感染期丝状蚴。丝状蚴离开胸肌，进入蚊血腔，其中大多数到达蚊的下唇。当蚊再次叮人吸血时，幼虫自蚊下唇逸出，经吸血伤口或正常皮肤侵入人体的淋巴系统、皮下组织、腹腔、胸腔等处寄生，出现淋巴管炎、淋巴结炎及丹毒样皮炎等。如果成虫寄生于阴囊内淋巴管中，可引起精索炎、附睾炎或睾丸炎。在出现局部症状的同时，患者常伴有畏寒发热、头痛、关节酸痛等，即丝虫热。有些患者可仅有寒热而无局部症状，可能为深部淋巴管炎和淋巴结炎的表现。

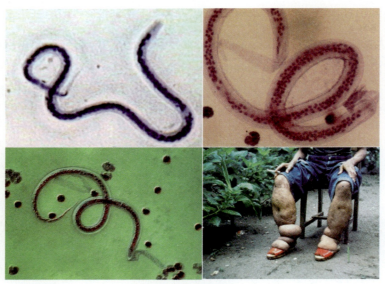

丝虫及其感染的象皮肿

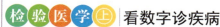

"三尸虫"——弓形虫

我国很早就发现了弓形虫，并起名叫"三尸虫"。《诸病原候论》中，记载："人身内自有三尸虫，与人俱生，而此虫忌血恶，能与鬼灵相通常接引外邪。为人患害。其发作之状，或沉沉默默，不的所苦。而无处不恶；或腹痛胀急；或累块踊起；或栾引腰脊；或精神杂错。变化多端。"古人把人的神经系统的疾病和免疫力下降的原因归因于弓形。几千年前的古代科学仪器不发达，没办法查到弓形虫的踪迹，但古人凭借聪明才智，用推理的办法已经肯定了弓形虫的存在。

弓形虫是细胞内寄生虫，随血液流动到达全身各部位，破坏大脑、心脏、眼底，致使人的免疫力下降，易患各种疾病。它是专性细胞内寄生虫，属于球虫亚纲，真球虫目，等孢子球虫科，弓形体属。任何动物食入弓形虫的包囊、卵囊或活体，都能受到感染而患弓形虫病。猫与猫科动物是其终宿主，因此猫科动物的粪便中，常带有弓形虫的卵囊，身上和口腔内常常有弓形虫包囊和活体，故直接接触猫易受感染。狗是弓形虫的中间宿主，也可以传染弓形虫，但是它的粪便和排泄物却都没有传染性，单纯和狗接触不会感染弓形虫病。其他家畜或家禽体内有时也带有弓形虫包囊和活体，所以食用肉、蛋奶也可能感染。鱼也是一个传染源，鱼肉体内有时也有弓形虫包囊或活体。另外，某些吸血昆虫，叮咬人时也可使人感染弓形虫。

弓形虫的生殖方式分为无性生殖和有性生殖，在终宿主（即猫或猫科动物）体内可进行有性生殖，在中间宿主（包括禽类、哺乳类动物和人）体内则仅有无性生殖。有性生殖仅在终宿主肠黏膜上皮细胞内发育造成局部感染，无性生殖常可造成全身感染。弓形虫是一种常见的新月形寄生虫，能侵袭人的中枢神经系统，主要症状有：流感症状、发烧、寒战、虚弱、头疼等，但很多血清学检测显示感染过弓形虫的人群中很少有人表现出这些症状。免疫系统较弱的人更易感染弓形虫。孕妇感染弓形虫胎儿会受到严重或者致命的影响。

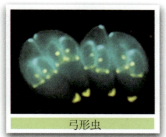
弓形虫

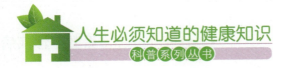
"旅游者腹泻虫"——蓝氏贾第虫

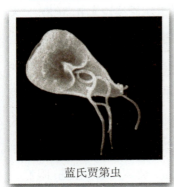

蓝氏贾第虫

1681年，荷兰学者Van Leeuwenhoek在自己腹泻时的粪便内发现了一种寄生虫，就起名为蓝氏贾第鞭毛虫，简称贾第虫。后来发现，贾第虫是一种呈全球性分布的寄生性肠道原虫，主要寄生于人和某些哺乳动物的小肠，是引起美国每年2万多例肠道感染的罪魁祸首。感染者以腹泻、恶心、腹痛、体重减轻、打嗝会发出烂鸡蛋的气味为主要症状。本病曾在国际旅游者中流行，故一度有"旅游者腹泻"之称。如今，贾第虫病已被列为全世界危害人类健康的10种主要寄生虫病之一。

蓝氏贾第虫属单细胞真核细胞生物，通过被污染的水进入人体，或者通过人与人之间的接触进行传播。最终进入内脏，在那里进行无性生殖。最后，以孢子的形式通过大便排出人体，之后可在水体、土壤或者物体表面存活数周时间。本虫发育分为滋养体和包囊两个阶段。滋养体呈纵切为半的倒置梨形，长9~21毫米，宽5~15毫米，厚2~4毫米。两侧对称，前端宽钝，后端尖细，腹面扁平，背部隆起。包囊呈椭圆形，大小长8~14毫米，宽7~10毫米。囊壁较厚，与虫体间有明显的间隙。

不能独立生活的孢子虫——隐孢子虫

孢子虫不是寄生在植物体上，就是寄生在动物体内，绝没有在自然界独立生活的。它们寄生范围很广，在蚕、蜂、鱼类、牲畜乃至人类，无不为害。它们裹在孢子之内，才能混到自然界，由孢子传至其他生物，这是孢子虫生活史中的一环。疟原虫因由蚊子传布，就失去孢子形成的一环。隐孢子虫是比较"专情"的一类寄生虫，完成整个生活史只需一个宿主，生活史简单。

隐孢子虫为体积微小的球虫类寄生虫，广泛存在于多种脊椎动物体内，主要寄生在宿主的消化道（包括禽类泄殖腔和法氏囊）或呼吸道的绒毛上皮细胞下或细胞的刷状缘内。自Tyzzer 1907年首先报道小鼠胃中发现鼠隐孢子虫以来，相继从哺乳动物、鸟类、爬虫类和鱼类发现了20种隐孢子虫。特别是20世纪80年代以来发现隐孢子虫常在艾滋病患者的体内大量感染繁殖，是引起艾滋病人死亡的一个重要因素，因此受到人们的高度重视。故1986年WHO将人体隐孢子虫感染作为艾滋病检查常规的一个重要项目。

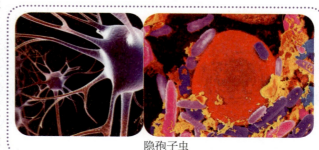

隐孢子虫

能变形的杀人虫——阿米巴

阿米巴的原意就是单纯、傻傻的意思。阿米巴原虫多见于水、土壤和腐殖质中。它的滋养体以细菌为食，以二分裂的简单方式增殖，可形成包膜应付不利的生活环境。细胞质的外质透明，运动时能形成指状伪足，行动缓慢，外形多变，因此又叫做变形虫。其生活史基本过程为包囊—滋养体—包囊。感染阶段是四核包囊阶段，寄生部位主要是在结肠，其次可随血流到达肝、肺、脑等部位。原虫属肉足鞭毛门叶足纲阿米巴目。由于生活环境不同，阿米巴可分为内阿米巴和自由生活阿米巴。

据说人们在湖泊等温暖的地方游泳的时候，阿米巴原虫能进入人的鼻孔，并且"一路"破坏神经组织，直到"抵达"大脑，随后便开始"蚕食"脑细胞，直至患者死亡。这种"蚕食"大脑的"杀人虫"最为常见的是痢疾阿米巴原虫。痢疾阿米巴是一种致病性溶组织阿米巴原虫，为单细胞有机体，主要感染人类和其他灵长类。痢疾阿米巴通过粪便传播，可能存在于水中、潮湿环境中和土壤中，污染水果和蔬菜。它不同于疟原虫，比其他原生动物更能导致人死亡。大滋养体可在结肠壁组织内大

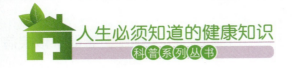
量繁殖，借其伪足运动及所分泌的溶组织酶，破坏肠壁组织，形成肠黏膜及黏膜下组织溃疡，导致患者腹痛、腹泻、黏液脓血便等痢疾症状。

晶莹剔透的活虫子——阴道毛滴虫

滴虫又叫毛滴虫，是一种厌氧的寄生原虫。活的滴虫无色透明，呈水滴状，借鞭毛的摆动及波动膜的波动而活动。显微镜下可见，其外形呈梨形，后端尖，大小为血液中多核白细胞的2~3倍。虫体顶端有4根鞭毛，后端有1根鞭毛，与波动膜外缘相连。生活史比较简单，只有滋养体而无包囊期。滋养体生存能力较强，能在3~5℃温度下生存21天；在46℃生存20~60分钟；在半干燥的环境中生存10小时左右；在普通肥皂水中也能生存45~120分钟。最适合滴虫生长繁殖的pH值为5.5~6，pH值在5以下或7.5以上可阻止其生长。另有实验研究表明，滴虫性阴道炎的临床症状还与阴道内的雌激素浓度有关。雌激素浓度越高，症状越轻，反之亦然。

阴道毛滴虫是寄生在人体阴道及泌尿道的鞭毛虫，主要引起滴虫性阴道炎，是以性传播为主的一种传染病，全球性分布，人群感染较普遍。阴道毛滴虫只能寄生于人类的阴道中，在动物接种试验中，除了猴子阴道外，其他动物的阴道都不适宜它的生长。有些妇女阴道内虽然有阴道毛滴虫寄生，但是可以完全没有临床症状。当身体的抵抗力减低，阴道内pH因各种原因变成碱性时，阴道毛滴虫可大量繁殖而出现临床症状。另外，妇女在妊娠期和月经后，由于阴道内的乳酸杆菌较少，pH接近中性，也易感染毛滴虫。毛滴虫主要是通过性交的方式传播的，也可借公共浴池、浴盆、浴巾、游泳池、厕所、衣物、器械及敷料等间接途径传播。

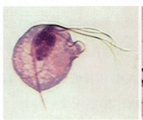
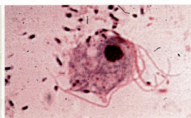

阴道毛滴虫

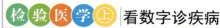

最令人发指的虫子——蚊子

蚊子属于昆虫纲双翅目蚊科,全球约有3000种。蚊子"嘴"是一种刺吸式口器。蚊子有雌雄之分。雄蚊触角呈丝状,触角毛一般比雌蚊浓密。雄蚊由于口器退化,食物一般是花蜜和植物汁液。雌蚊因繁殖需要叮咬人或动物以吸食血液来促进内卵的成熟。蚊子的生活史包括卵、幼虫、蛹、成虫4部分。每只雌蚊一生产卵总数为1000~3000个。一般把卵产于水面,两天后孵化成为水生的幼虫——子子。子子以水中的藻类为食,经历4次脱皮后成长为蛹,漂浮在水面上。最终,蛹表皮破裂,幼蚊诞生。一般卵1~2天,幼虫期5~7天,蛹2~3天,成虫羽化至吸血产卵3~7天,整个世代1~2周。

几乎每个人都有被蚊子"咬"的不愉快经历,事实上应该说被蚊子"刺"到了。蚊子无法张口,因此不会在皮肤上咬一口。其实,蚊子是用6枝针状构造的东西刺进我们的皮肤的。这些短针就是蚊子摄食用的口器的核心部分。这些短针吸人血液的功用就像抽血用的针一样。蚊子的唾液中有一种具有舒张血管和抗凝血作用的物质,它使血液更容易汇流到被叮咬处。被蚊子叮咬后的皮肤常出现起包和发痒症状。蚊子还会放出含有抗凝血剂的唾液来防止血液凝结,这样它就能够安稳地饱餐一顿了。当蚊子吃饱喝足,飘然离去时,留下的就是一个痒痒的肿包。但是,痒的感觉并不是因为短针刺人或唾液里的化学物质而引起的。我们会觉得痒,是因为体内的免疫系统在这时释出一种称为组胺的蛋白质,用以对抗外来物质,而这个免疫反应引发了叮咬部位的过敏反应。当血液流向叮咬处以加速组织复原时,组胺会造成叮咬处周围组织的肿胀。此种过敏反应的强度因人而异,有的人被蚊子咬后的过敏反应比较严重。蚊子每次叮咬吸吮大约五千分之一毫升的鲜血。每次饱餐一顿之后,蚊子通常是在出生地2千米范围内活动,不过最远活动距离可达180千米。吸血的雌蚊也是登革热、疟疾、黄热病、丝虫病、日本脑炎等其他病原体的中间寄主。除南极洲外,各大陆皆有蚊子的分布。其中,以按蚊属、伊蚊属和库蚊属最为著名。

微生物是敌是友

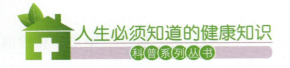
令人恶心的高蛋白虫子——蝇蛆

　　苍蝇的幼虫称为蝇蛆，以大便为食。蝇蛆含有高蛋白，现在很多养殖户直接繁殖鲜蛆来解决特种养殖动物所需的活体饵料。苍蝇的生长速度很快，生长4~5天就有1厘米长，重约30毫克，然后开始化蛹。在温度22~30℃、相对湿度60%~80%的条件下，经过3天发育，蛹体由软变硬、由黄变棕红色，再变为黑褐色有光泽，蛹壳破裂、羽化成虫。成虫经1小时后开始吃食、饮水、飞翔，3~5天后性成熟，雌雄蝇交配产卵。1只雌蝇每次产卵100~200粒，每对家蝇一年内可繁殖10~20代，按生物学统计测算可产1亿~2亿个后代。这样的生殖能力加上只吃大便，自身又是高蛋白营养，这样的宝贝应该是比牛还好啊。但是，令人讨厌的是，苍蝇多以腐败有机物为食，因此常见于卫生条件差的环境。苍蝇具有舐吮式口器，会污染食物，传播痢疾等疾病。

　　苍蝇因携带多种病原微生物传播而危害人类。苍蝇的体表多毛，足部抓垫能分泌黏液，喜欢在人或畜的粪尿、痰、呕吐物以及尸体等处爬行觅食，极容易附着大量的病原体，如霍乱弧菌、伤寒杆菌、痢疾杆菌、肝炎杆菌、脊髓灰质炎病菌、甲肝病菌、乙肝病菌以及蛔虫卵等；又常在人体、食物、餐饮具上停留，停落时有搓足和刷身的习性，附着在它身上的病原体很快就能污染食物和餐饮具。苍蝇吃东西时，先吐出嗉囊液将食物溶解才能吸入，而且边吃、边吐、边排泄。这样也就把原来吃进消化液中的病原体一起吐了出来，污染了它吃过的食物。人再去吃这些食物和使用污染的餐饮具就会得病。霍乱、痢疾的流行和细菌性食物中毒与苍蝇传播直接相关。

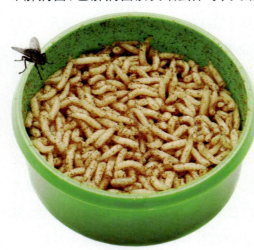

苍蝇及其幼虫蝇蛆

"翻山越岭"检测寄生虫

微生物
是敌是友

如何诊断寄生虫病

　　寄生虫的诊断相对较困难，要详细了解患者的居住区域、外出旅行情况、生活行为方式、饮食习惯、感染史、治疗史以及现有的症状与体征；还应熟悉寄生虫的形态、生活史、致病情况、寄生的部位、流行情况和地理分布等。对于那些病原检查不易确诊的，而又有一定病变特征性表现的患者，可采用物理检查方法，并辅以各种影像学诊断；如果还是不能诊断，要用上实验诊断了，这也是寄生虫检验的"金标准"。实验诊断包括：病原检查、免疫学检查和DNA诊断。

寄生虫标本应怎么采集

　　体内的寄生虫可通过先驱虫后在采集的分泌排泄物中查获；体表体外的寄生虫根据寄生的部位和寄生的孳生地和栖息场采集；有些寄生虫标本的采集要注意个人防护，一不小心可能会感染自身。采集到的标本还要注意防止标本破坏，影响检查。采集到的标本要及时检查，如果不能及时检查，要用固定液固定待以后检查。检查时不要以为一次检查阴性，就以为万事大吉了，其实寄生虫检查方法存在敏感性不高的弊端，加上原虫存在着间断排虫、蠕虫的排卵规律尚不清楚，所以要多次或重复检查。

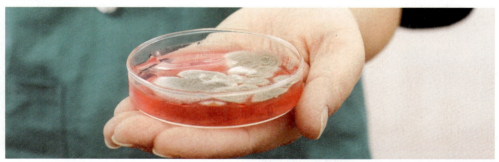

（本章撰稿：张薇、张明华、张金红、高默洁）

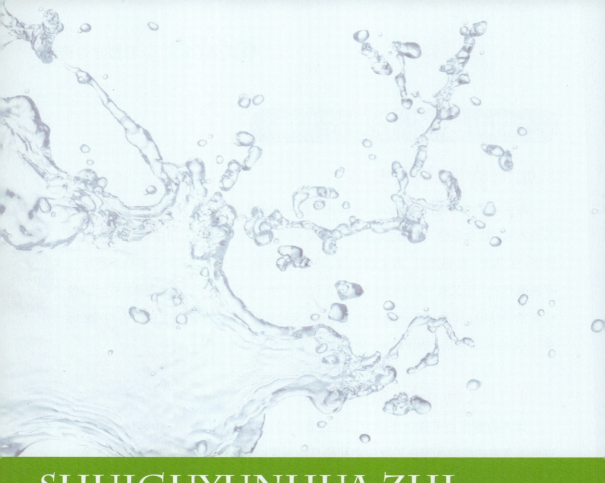

SHUIGUYUNHUA ZHI "JINGHUA"

——LINCHUANG TIYEXUE JIANYAN QUTAN

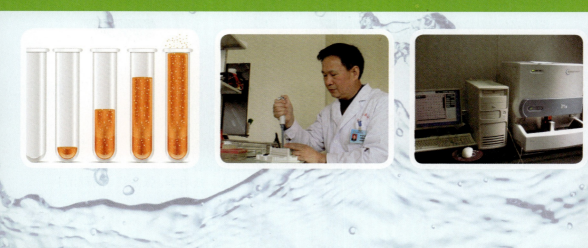

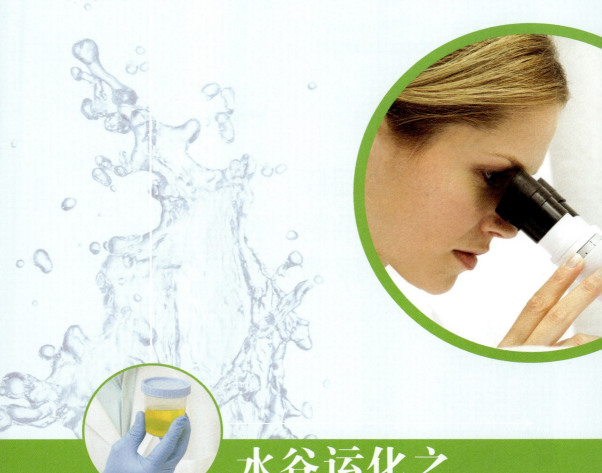

水谷运化之"精华"
——临床体液学检验趣谈

在中医津液学说中，津液被说成是人体正常水液的总称；津和液虽同属水液，但所指有所不同。肌肉和孔窍等部位渗入血脉起滋润营养作用者，称为津；灌输骨关节、脏腑、脑、髓等组织器官，起营养作用者，称之为液。津和液之间可以相互转化，病变过程中又相互影响，故并称津液。也就是我们所说的体液。血液是体液中的大户，内容相对复杂，我们已单独列为一章，本章节主要给大家介绍除血液以外的体液家族成员。

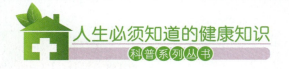

过滤程序
最复杂的"水"
——尿液检验

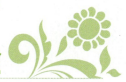

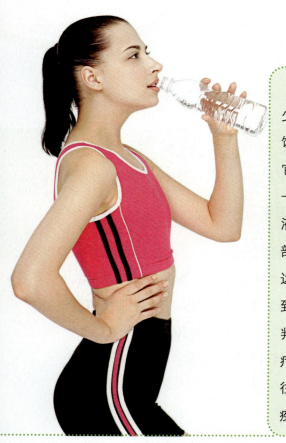

尿液是人体排出的废"水"。尿量的多少、颜色深浅、尿中成分如何都是随着您的饮食健康和身体状况的好坏不断变化的。它是最变化多端的"水"。但是，我们通过一些化学方法、显微镜检查却能辨析出尿液的各种变化，对疾病作出诊断。比如，某部1名战士，常年驻守在海拔3000多米雷达站，一日出现剧烈肚子疼，满地打滚，送到山下的卫生所化验尿发现大量红细胞，判断可能是肾结石，及时送医院方得以治疗。现在，我们到医院体检或看病时，医生往往首先开出一张尿常规化验单用以筛查疾病。可见尿液化验很常见！

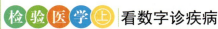

尿是怎样形成的

我们每天排出的尿液是由位于腰部两侧的肾脏生成的。尿贮存在膀胱,通过输尿管及尿道排出体外。

肾单位是肾脏泌尿活动的基本功能单位。肾单位包括肾小体与肾小管两部分。肾单位与集合管共同完成泌尿功能。当体内血液流经肾小球毛细血管时,其中的细胞、大分子蛋白质和脂类等胶体被截留,其余成分则经半透膜滤过,进入肾小囊腔形成原尿。原尿通过肾小管时,约大部分水分、电解质、葡萄糖、氨基酸、乳酸及肌酸、部分硫酸盐、尿酸等物质又重新被吸收回血;肾小管也分泌一些物质加入尿中;肾小管滤过的原尿经过曲小管和集合管的重吸收和排泄、浓缩与稀释作用成为终尿排出体外。因此,尿液的生成,包括肾小球滤过、肾小管的重吸收和排泄3个过程。

在感染、代谢异常、肾血管病变、变态反应性疾患、毒素或药物刺激情况下,泌尿道的病理产物或血液中的异常成分,可随尿排出。尿液的性状和组成,可反映机体的代谢情况。

尿中含有什么成分

正常的尿中含水分(96%~97%)和固体物(3%~4%)。正常成人每天由尿中排出总固体约60克,其中无机盐约25克,有机物约35克。无机盐中约1/2是钠离子和氯离子;有机物中主要是尿素(每天可排出约30克),其次是少量的糖类、蛋白质、酶、性激素和抗体,还有多种其他代谢产物。

正常尿液成分示意图

水分
(96%~97%)

固体物
(3%~4%)

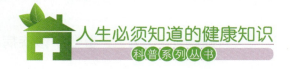
每天尿量是多少

　　一般健康成人尿量为1~1.5升/24小时，白天与夜晚尿量之比为2:1~4:1。小儿尿量个体差异大，按体重计算较成人多3~4倍。尿量主要取决于肾小球的滤过率、肾小管重吸收和浓缩与稀释功能。尿量的变化还与外界因素如每日饮水量、食物种类、周围环境（气温、湿度）、排汗量、年龄、精神因素、活动量等相关。

"尿沉渣"是否就像清水中含有的杂质呢

　　是的，尿沉渣就像清水中含有杂质的那样，但用肉眼看不出来。将尿液离心后，可用显微镜对尿沉淀物进行检查，识别尿液中细胞、管型、结晶、细菌、寄生虫等各种病理成分，辅助对泌尿系统疾病作出诊断、定位、鉴别诊断及判断预后。在一般性状检查或化学试验中不能发现的变化，常可通过沉淀检查来发现，如尿蛋白定性检查为阴性，而显微镜检查却可查见少量的红细胞。尿沉渣检查应取新鲜尿液。尿液放置过久要变碱，尿液中的细胞、管型等有形成分可能被破坏而影响检查结果。

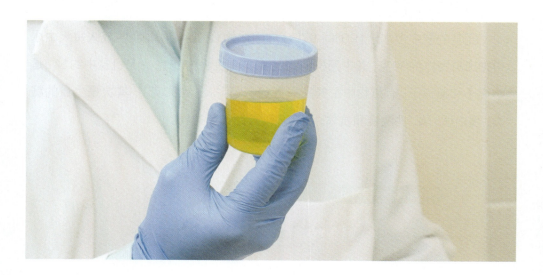

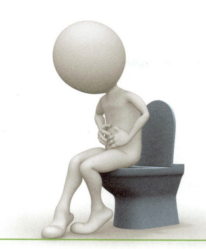

什么叫多尿

多尿是指1天内（24小时）排尿量多于2.5升。多尿可见于饮水过多或多饮浓茶、咖啡，精神紧张、失眠等情况，也可见于使用利尿剂或静脉输液过多，这些属于正常情况。疾病时的多尿常因肾小管重吸收障碍和浓缩功能减退所致，可见于如下几类疾病。

（1）内分泌病：如尿崩症、糖尿病等。患尿崩症时，由于机体分泌抗利尿激素（ADH）不足或肾小管上皮细胞对ADH的敏感度降低（肾源性尿崩症），使肾小管重吸收水分的能力降低。这种尿的比密（俗称比重）很低，用比重计测定时常小于1.010。糖尿病患者尿量增多为溶质性利尿现象，即尿中含有大量葡萄糖和电解质、尿比密高，可与尿崩症区别。

（2）肾疾病：慢性肾炎、肾功能不全、慢性肾盂肾炎、多囊肾、肾髓质纤维化或萎缩，肾小管破坏致使尿浓缩功能减退，都可导致多尿。其特点为昼夜尿量的比例失常，夜尿量增多。

（3）精神因素：如癔症大量饮水后。

（4）药物：如服用噻嗪类利尿剂，用甘露醇、山梨醇等药物治疗后。

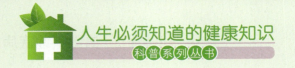
什么叫少尿

指1天的尿量少于400毫升或每小时尿量持续少于17毫升。少尿可见于机体缺水或出汗过多时，在尚未出现脱水的临床症状和体征之前可首先出现尿量的减少，这属于生理性的。病理性少尿可见于肾前性、肾性和肾后性少尿。

（1）肾前性少尿：①各种原因引起的脱水，如严重腹泻、呕吐、大面积烧伤引起的血液浓缩。②大失血、休克、心功能不全等导致的血压下降、肾血流量减少或肾血管栓塞、肾动脉狭窄引起的肾缺血。③重症肝病、低蛋白血症引起的全身水肿、有效血容量减低。④当严重创伤、感染等应激状态时，可因交感神经兴奋、肾上腺皮质激素和抗利尿激素分泌协加，使肾小管再吸收增强而引起少尿。

（2）肾性少尿：①急性肾小球肾炎时，滤过膜受损，肾内小动脉收缩，毛细血管腔变窄、阻塞、滤过率降低而引起少尿。此种尿的特性是高渗量性少尿。②各种慢性肾功能衰竭时，由于肾小球滤过率极度减低也出现少尿，但其特征是低渗量性少尿。③肾移植术后急性排异反应，也可导致肾小球滤过率下降引起少尿。

（3）肾后性少尿：单侧或双侧上尿路梗阻性疾病，尿液积聚在肾盂而不能排出，可见于尿路结石、损伤、肿瘤以及尿路先天畸形和机械性下尿路梗阻致膀胱功能障碍、前列腺肥大症等。

什么叫无尿

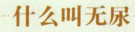

1天内尿量小于100毫升，或完全无尿者称为无尿。进一步排不出尿液，称为尿闭，其发生原因与少尿相同。

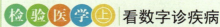

尿血很可怕，我到底得了什么病

红细胞为尿沉渣成分中最重要者，用显微镜高倍视野（指物镜放大40倍，目镜放大10倍，共放大400倍）检查时，成人每4~7个高倍视野可偶见1个红细胞；如每个视野见到1~2个红细胞时应考虑为异常；若每个高倍视野均可见到3个以上红细胞，则可诊断为镜下血尿。

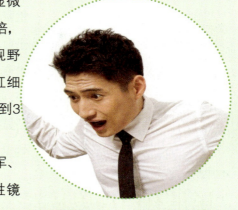

正常人特别是青少年在剧烈运动、急行军、冷水浴、久站或重体力劳动后可出现暂时性镜下血尿，这种一过性血尿属生理性变化范围。女性患者还应注意月经污染问题（月经期不宜做尿常规或尿沉渣检查），应通过动态观察加以区别。疾病状态如下。

（1）泌尿系统自身的疾病：泌尿系统各部位的炎症、肿瘤、结核、结石、创伤、肾移植排异、先天性畸形等均可引起不同程度的血尿，急、慢性肾小球肾炎、肾盂肾炎、泌尿系统感染、肾结石、肾结核等等都是引起血尿的常见原因。

（2）全身其他系统的疾病：主要见于各种原因引起的出血性疾病，特发性血小板减少性紫癜、血友病、DIC、再生障碍性贫血和白血病合并有血小板减少时，某些免疫性疾病如系统性红斑狼疮等也可发生血尿。

（3）泌尿系统附近器官的疾病：前列腺炎、精囊炎、盆腔炎等患者尿中也偶尔见到红细胞。

血尿颜色都是红的吗

尿内含有一定量的红细胞时称为血尿。血尿外观颜色可以是红色的，也可以是无色的，与红细胞量的多少有关。尿中红细胞量多时，可呈淡红色云雾状、淡洗肉水样或鲜血样，甚至混有凝血块。每升尿内含血量超过1毫升即可出现淡红色，这称为肉眼血尿。肉眼血尿主要见于各种原因所致的泌尿系统自身疾病，如肾结核、肾肿瘤、肾或泌尿系结石以及某些菌株所致的泌尿系统感染等。洗肉水样外观常见于急性肾小球肾炎时。血尿还可由出血性疾病引起，见于血友病和特发性血小板减少性紫癜。用显微镜检查尿中有红细胞并超过正常数量称之为镜下血尿，这时尿液的外观变化不明显，而离心沉淀后进行显微镜检查时能看到红细胞。凡每高倍镜视野均见3个以上红细胞时则可确定为镜下血尿。

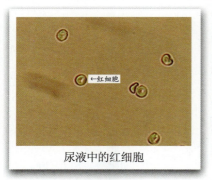
←红细胞

尿液中的红细胞

尿里有白细胞是怎么回事

尿中的白细胞来自血液。在正常尿中显微镜检查可偶然见到1~2个白细胞/高倍视野；收集24小时尿液，健康成人尿中排出白细胞和上皮细胞不超过200万个。尿中白细胞分类一般是中性分叶核白细胞。可见于如下疾病。

（1）泌尿系统有炎症时均可见到尿中白细胞增多，尤其在细菌感染时为甚，如急、慢性肾盂肾炎、膀胱炎、尿道炎、前列腺炎、肾结核等。

（2）女性阴道炎或宫颈炎、附件炎时可因分泌物进入尿中，而见白细胞增多，常伴有大量扁平的上皮细胞。

（3）肾移植后如发生排异反应，尿中可出现大量淋巴及单核细胞。

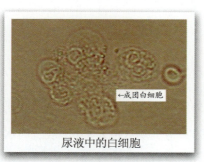
←成团白细胞

尿液中的白细胞

（4）肾盂肾炎时也偶见到。

（5）尿液白细胞中单核细胞增多，可见于药物性急性间质性肾炎及新月形肾小球肾炎；急性肾小管坏死时单核细胞减少或消失。

（6）尿中出现多量嗜酸性白细胞时称为嗜

酸粒细胞尿,可见于某些急性间质性肾炎患者。药物所致变态反应,尿道炎等泌尿系其他部位的非特异性炎症时,也可出现嗜酸粒细胞尿。

尿里查出了像"圆柱体"样的东西,严重吗

这种"圆柱体"叫管型,为尿沉渣中有重要意义的成分。它的出现往往提示有肾实质性损害。管型是尿液中的蛋白在肾小管、集合管内凝固而形成的圆柱状结构物,可有不同类型。

(1)透明管型:在正常人浓缩尿中偶尔见到。在剧烈运动、发热、麻醉、心功能不全时,肾受到刺激后尿中可出现透明管型。大量出现见于急、慢性肾小球肾炎、肾盂涌炎、肾瘀血、恶性高血压、肾动脉硬化等疾病。急性肾炎时透明管型常与其他管型并存于尿中,慢性间质性肾炎患者尿中可持续大量出现。

(2)细胞管型:为含有细胞成分的管型,按细胞类别可分为红细胞管型、白细胞管型及上皮细胞管型。①红细胞管型。提示肾单位内有出血,可见于急性肾小球肾炎、慢性肾炎急性发作。②白细胞管型。表示肾实质有细菌感染性病变。可结合临床患者有无感染症状给予诊断,常见于急性肾盂肾炎、间质性肾炎等。红斑狼疮肾炎患者亦可见到。③肾上皮细胞管型。常见于肾小管病变,如急性肾小管坏死,子痫,重金属、化学物质、药物中毒,肾移植后排异反应及肾淀粉样变性等。

(3)颗粒管型:可见于肾实质性病变,提示肾

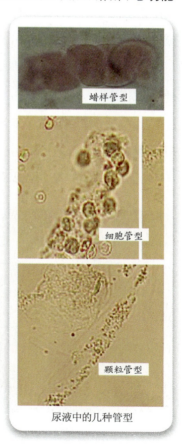

蜡样管型

细胞管型

颗粒管型

尿液中的几种管型

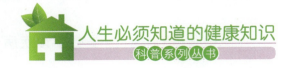

单位内淤滞，如急、慢性肾小球肾炎、肾动脉硬化等。药物中毒损伤肾小管及肾移植术发生排异反应时亦可见到。

（4）肾功能不全管型：又称宽大管型，可见于肾功能不全患者尿中。急性肾功能不全者在多尿早期这类型管型可大量出现，随着肾功能的改善而逐渐减少消失。在异型输血后由溶血反应导致急性肾功能衰竭时，尿中可见褐色宽大的肌红蛋白管型。挤压伤或大面积烧伤后急性肾功能不全时，尿中可见带色素的肌红蛋白管型。肾功能不全管型出现于慢性肾炎晚期尿毒症时，常表示预后不良。

（5）蜡样管型：提示肾小管的严重病变，预后差。可见于慢性肾小球肾炎晚期、肾功能不全及肾淀粉样变性时；亦可在肾小管炎症和变性、肾移植慢性排异反应时见到。

（6）细菌管型：可早期诊断原发性及播散性真菌感染，对抗真菌药物的监测有一定作用。

（7）结晶管型：临床意义类似相应的结晶尿，本书有关于结晶尿的介绍，这里不再赘述。

（8）类管型、黏液丝及与管型相似的物质：①类管型。常与透明管型并存，可在急性肾炎患者尿中见到，与肾血循环障碍或肾受刺激时有关。②黏液丝。可见于正常尿中，如大量存在常表示尿道受刺激或有炎症反应。③其他，包括非晶形尿酸盐或磷酸盐团；细胞团；其他异物如棉、毛、麻的纤维、毛发及玻片上的纹痕等。

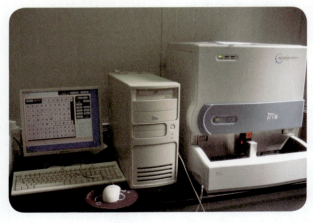

中国武警总医院的尿沉渣分析仪

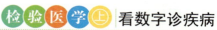

尿里是怎样长出石头的

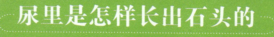

尿液中出现结晶称晶体尿。结晶包括草酸钙、磷酸钙、磷酸镁铵（磷酸三盐）、尿酸及尿酸盐等，还包括磺胺及其他药物的析出物。尿液中是否析出结晶，取决于这些物质在尿液中的溶解度、pH、温度及胶体状况等因素。当种种促进与抑制结晶析出的因子动态平衡因素失衡时，则可见结晶析出。

尿结晶可分成代谢性、病理性两大类。代谢性结晶多来自饮食，一般无重要临床意义。查尿结晶的方法除在光学显微镜下观察不同沉渣物形态外，还可用相差、干涉或偏振光显微镜从不同角度观察晶体的立体形态及颜色。检查各化学物质的温度变化及特异物理化学反应也有助于识别。

尿内常见的结晶如下。

（1）磷酸盐类结晶：包括无定形磷酸盐、磷酸镁铵、磷酸钙等。常在碱性或近中性尿液中见到，尿液表面可形成薄膜。三联磷酸盐结晶呈无色透明，屋顶形或棱柱形，有时呈羊齿草叶形，加乙酸可溶解，一般是正常代谢产生，但如长期在尿液中见到大量的磷酸钙结晶，则应与临床资料结合考虑是否患有甲状旁腺功能亢进、肾小管性酸中毒，或因长期卧床骨质脱钙等。如果患者尿中长期出现磷酸盐结晶，应注意有结石的可能。

（2）草酸钙结晶：为无色方形闪烁发光的八面体，有两条对角线互相交叉，有时呈菱形。不常见的形态为哑铃形或饼形，应与红细胞鉴别。结晶溶于盐酸但不溶于乙酸内，属正常代谢成分，但又是尿路结石主要成分之一。如草酸盐排出增多，患者临床表现尿路刺激症状（尿痛、尿频、尿急）或有肾绞痛合并血尿，则应注意患尿路结石症的可能性。

（3）尿酸结晶：在目视下类似红砂细粒，常沉积在尿液容器底层。在显微镜下可见呈黄色或暗棕红色的菱形、三棱形、长方形、斜方形的结晶体，可溶于氢氧化钠溶液。尿酸为机体核酸中嘌呤代谢的终末产物，常以尿酸或尿酸铵、尿酸钙、尿酸钠的盐类形式随尿排出体外。正常情况下，如多食含高嘌呤的动物内脏可使尿中尿酸增加。但在急性痛风症、小儿急性发热、慢性间质性肾炎、白血病时，因细胞核大量分解，也可排出大量尿酸盐。在肾小管对尿酸的重吸收发生障碍时也可见到高尿酸盐尿。

（4）尿酸铵结晶：黄褐色不透明，常呈刺球形或树根状，为尿酸与游离铵结合

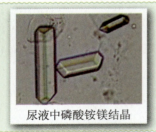
尿液中磷酸铵镁结晶

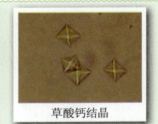
草酸钙结晶

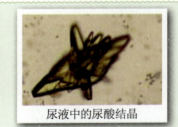
尿液中的尿酸结晶

的产物。尿酸铵结晶可在酸性、中性、碱性尿中见到，正常人尤其是小儿（新生儿、乳儿）尿中易见。如尿液放置时间过长见到此结晶多无意义，但在新鲜尿中出现可能存在膀胱的细菌感染。

其他病理性结晶如下。

（1）胱氨酸结晶：为无色、六边形、边缘清晰、折光性强的薄片状结晶，由蛋白质分解而成，在尿沉淀物中少见。其特点为不溶于乙酸而溶于盐酸，能迅速溶解于氨水中，再加乙酸后结晶可重新出现。胱氨酸结晶的临床意义与胱氨酸尿相同。

（2）亮氨酸与酪氨酸结晶：尿液中出现的亮氨酸与酪氨酸结晶，为蛋白质分解产生。亮氨酸结晶为淡黄色小球形油滴状，折光性强，其特性为不溶于盐酸而溶于乙酸。酪氨酸结晶为略带黑色的细针状结晶，常成束成团，可溶于氢氧化钠而不溶于乙酸。这两种结晶不见于正常尿中，可见于有大量的组织坏死的疾病如急性肝坏死与急性磷中毒患者尿中；在糖尿病性昏迷、白血病或伤寒等患者尿液中也可出现。

（3）胆固醇结晶：在尿沉淀物中很少见胆固醇结晶，如有则多在尿液表面成薄片状。胆固醇结晶形态为缺角的长方形或方形，无色透明，可溶于氯仿、乙醚。胆固醇结晶可常在乳糜尿中看到，偶亦见于脓尿中。

药物结晶如下。

（1）放射造影剂：使用放射造影剂（如碘造影剂、尿路造影剂等）患者如合并静脉损伤时可在尿中发现束状、球状、多形性结晶。尿比密可明显升高。结晶可溶于氢氧化钠溶液，但不溶于乙醚、氯仿等有机溶剂。

（2）磺胺类药结晶：某些磺胺类药物在体内乙酰化率较高，易于在酸性尿中

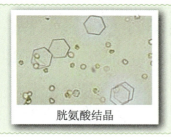

胱氨酸结晶

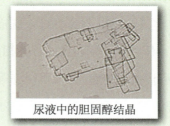

尿液中的胆固醇结晶

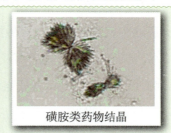

磺胺类药物结晶

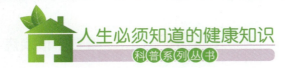

析出结晶引起血尿、肾损伤甚至尿闭。目前卫生部允许使用的磺胺药物中由于乙酰化率较低，在尿中不易产生结晶，但磺胺嘧啶及磺胺甲基异恶唑的乙酰化率仍较高，易在酸性尿中形成结晶。磺胺嘧啶结晶为桂冠黄色不对称的麦秆束状或球状。磺胺甲基异恶唑结晶为无色透明，长方形（间有正方形）的六面体结晶，似厚玻璃块，厚度大，边缘有折光阴影，散在或集束成"+"、"×"形等排列，除依靠显微镜识别外，也可用碘胺化学试验证实，磺胺结晶可在丙酮内溶解。如在新鲜尿中查到大量磺胺结晶，同时与红细胞或管型并存，多表示肾已受磺胺药物损害，应立即停药，大量饮水，服用碱性药物使尿液碱化，以保护肾不受进一步损害。在应用磺胺药时应选用不易乙酰化的制剂，同时服用碱性药，定期查尿沉淀物有无结晶析出，预防肾损害。

（3）解热镇痛药：退热药如阿司匹林、磺基水杨酸也可在尿中出现双折射性、斜方形或放射性结晶，应加以注意。此外，由于新药日益增多，也有一些可能在尿中出现结晶，但尚未被人所识别。因此对尿中出现异常结晶应多加研究，以识别其性质及来源。

尿液发黄是得了什么病

尿液发黄在人体喝水少，尿液浓缩时可见到，属生理性的。病理情况下，可见于各种黄疸患者。

（1）溶血性黄疸：当体内有大量红细胞破坏时未结合胆红素增加，使血中含量增高，由于未结合胆红素不通过肾，故尿胆红素试验阴性。未结合红素增加，导致肝细胞代偿性产生更多的结合胆红素。当将其排入肠道后转变为粪胆原的量亦增多，因而肠道吸收粪胆原及由尿中排出尿胆原的量亦相应增加，尿胆原试验呈明显阳性。溶血性黄疸可见于各种溶血性疾病、大面积烧伤等。

（2）肝细胞性黄疸：肝细胞损伤时其对胆红素的摄取、结合、排除功能均可能

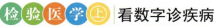

受损，由于肝细胞摄取血浆中未结合胆红素能力下降使其在血中的浓度升高，结合胆红素又可能由于肝细胞肿胀、毛细胆管受压，而在肿胀与坏死的肝细胞间弥散经血窦进入血循环，导致血中结合胆红素亦升高，因其可溶于水并经肾排出，使尿胆红素试验呈阳性。此外，经肠道吸收的粪胆原也因肝细胞受损不能将其转变为胆红素，而以尿胆原形式由尿中排出，故肝细胞黄疸时尿胆红素与尿胆原均呈明显阳性。在急性病毒性肝炎时，尿胆红素阳性可早于临床黄疸。其他原因引起的肝细胞黄疸，如药物、毒物引起的中毒性肝炎也可出现类似的结果。

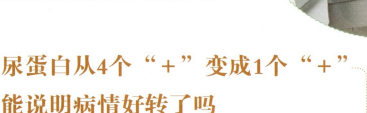

（3）阻塞性黄疸：胆汁淤积使肝胆管内压增高，导致毛细胆管破裂，结合胆红素不能排入肠道而逆流入血由尿中排出，故尿胆素检查阳性。由于胆汁排入肠道受阻，故尿胆原亦减少。可见于各种原因引起的肝内、外完全或不完全梗阻，如胆石症、胆管癌、胰头癌、原发性胆汁性肝硬化等。

尿蛋白从4个"＋"变成1个"＋"
能说明病情好转了吗

　　尿液蛋白定性或定量检查为尿液化学成分中重要的项目之一。正常人的肾小球滤液中存在小分子质量的蛋白质，在曲小管时绝大部分又被重吸收，因此终尿中的蛋白质含量很少，仅为30~130毫克/24小时。尿中蛋白质含量增加常常是一种病理状态。那么，我们如何检测出尿中的蛋白质呢？方法如下。

　　（1）尿蛋白定性试验：尿蛋白定性为过筛性试验，目前常用加热乙酸法、磺基

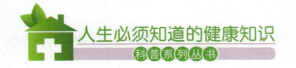
水杨酸法和干化学试带法；参考值：尿蛋白定性试验，阴性。

　　（2）尿蛋白定量测定：尿蛋白定量对肾疾病的诊断及疗效观察有重要意义，尿蛋白定量测定有沉淀法、比浊法、比色法（双缩脲法）、染料结合法及免疫测定法等；参考值：尿中蛋白<0.1g/L或小于等于0.15g/24h。

尿糖是怎么回事

　　当血液中的葡萄糖浓度大于8.8mmol/L时，肾小球滤过的葡萄糖量超过肾小管重吸收能力（即肾糖阈），无法重吸收的葡萄糖随尿排出，即出现糖尿。

尿液中的酮体是怎样产生的
如果尿酮体增高是人体哪些部位出现了问题

　　尿中的酮体是由3种成分组成的，分别是丙酮、乙酰乙酸和β-羟丁酸。这3种物质是体内脂肪代谢的中间产物，正常情况下产生极少，用现行的常规方法检测不出，因此正常人尿酮体定性为阴性。但在饥饿、各种原因引起的糖代谢发生障碍，脂肪分解增加及糖尿病酸中毒时，因为产生酮体速度大于组织利用速度，可出现酮血症，继而发生酮尿。

尿中检出亚硝酸盐是得了什么病

　　正常尿液中，亚硝酸盐定性检查为阴性。正常人尿液中含有来自食物或蛋白质代谢产生的硝酸盐。当尿液中有大肠埃希氏菌增殖时，可将硝酸盐还原为亚硝酸盐，所以尿亚硝酸盐试验阳性是细菌感染的指标。阳性结果的产生取决于三个条件：①尿液中的致病菌须含有硝酸盐还原酶；②体内有适量硝酸盐存在；③尿液在膀胱内有足够的停留时间（＞4小时）且排除药物等干扰因素。

尿比重与哪些因素有关，什么情况下尿比重会增高呢

尿比重（specific gravity, SG）指尿液在4℃时与同体积纯水重量之比，是尿中所含溶质浓度的指标。尿液比重的高低与尿中水分、盐类及有机物的含量和溶解度有关，与尿液溶质（氯化钠等盐类、尿素）的浓度成正比，同时受年龄、饮食和尿量影响。在病理情况下则受尿糖、尿蛋白及细胞成分、管型等影响。因此用于估计肾功能时，24小时连续多次测定尿比重，比一次测定更有价值。

尿比重增高：见于脱水、糖尿病、急性肾炎等，而低比重尿提示肾脏稀释浓缩功能严重损害，可见于急性肾衰多尿期、慢性肾衰、肾小管间质疾病、急性肾小管坏死等。

临床体液学
检验趣谈

尿里有细菌正常吗

菌尿，指清洁外阴后在无菌技术下采集的中段尿标本，涂片每个高倍镜视野均可见到细菌，或者培养菌落计数超过10^5个/毫升。方法有硝酸盐还原实验、直接显微镜检查、直接涂片革兰染色和定量培养。这4种方法互补其短，对临床治疗泌尿系感染有一定的指导作用。

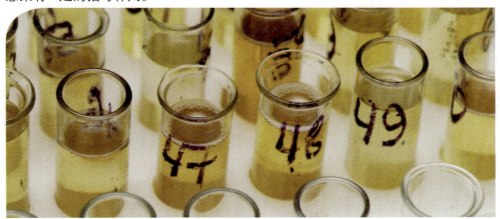

尿液化验

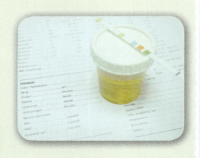

脓尿是怎么回事

　　脓尿是尿液中含大量白细胞而使外观呈不同程度的黄白色混浊或含脓丝状悬浮物。见于泌尿系统感染及前列腺炎、精囊炎。脓尿蛋白定性试验常为阳性，镜检可见大量脓细胞。还可通过尿三杯试验初步了解炎症部位，协助临床鉴别诊断。

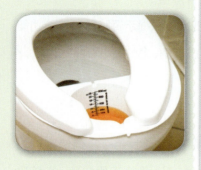

化验尿时正确的留取方法是什么

　　为保证尿液检查结果的准确性，必须正确留取标本：①容器清洁、干燥、有较大开口，一次性使用。避免阴道分泌物、月经血、粪便等污染。②防止干扰化学物质（如表面活性剂、消毒剂）混入。③尿标本收集后及时送检并在2小时内检查，以免发生细菌繁殖、蛋白质变性、细胞溶解等。④尿标本采集后应避免强光照射，以免尿胆原等物质因光照分解或氧化而减少。⑤如需做细菌培养应在无菌条件下，用无菌容器收集中段尿液。

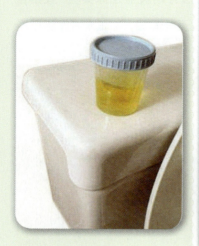

检查不同疾病
要留不同种类的尿标本吗

是的。下面简单的给大家作个介绍。

（1）晨尿：即清晨起床后的第一次尿标本，为较浓缩和酸化的标本，血细胞、上皮细胞及管型等有形成分相对集中且保存得较好，也便于对比。适用于可疑或已知泌尿系疾病的动态观察及早期妊娠试验等。但由于晨尿标本尿液在膀胱内停留时间过长易发生变化，因此有人推荐用清晨第二次尿标本来取代晨尿。

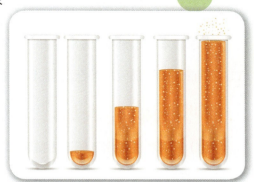

（2）随机尿（随意一次尿）：即留取任何时间的尿液，适用于门诊、急诊患者。本法留取尿液方便，但易受饮食、运动、用药等影响，可致使浓度或病理临界浓度的物质和有形成分漏检，也可能出现饮食性糖尿或药物如维生素C等的干扰。

（3）餐后尿：通常于午餐后2小时收集患者尿液，此标本对病理性糖尿和蛋白尿的检查更为敏感，因餐后增加了负载，使已降低阈值的肾不能承受。此外，由于餐后肝脏分泌旺盛，促进尿胆原的肠肝循环，而餐后机体出现的碱潮状态也有利于尿胆原的排出。因此，餐后尿适用于尿糖、尿蛋白、尿胆原等检查。

（4）3小时尿：收集上午3小时尿液，测定有形成分，如白细胞排出率等。

（5）12小时尿：晚8时排空膀胱并弃去此次的尿液后，留取至次日晨8时夜尿，作为12小时尿有形成分计数，如爱迪氏计数。

（6）24小时尿：尿液中的一些溶质（肌酐、总蛋白质、糖、尿素、电解质及激素等）在一天的不同时间内其排泄浓度不同，为了准确定量，必须收集24小时尿液。于第一天晨8时排空膀胱，弃去此次尿液，再收集至次日晨8时全部尿液，用于化学成

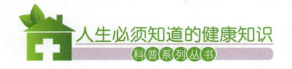
分的定量。

（7）其他：包括中段尿、导尿、耻骨上膀胱穿刺尿等。后两种方法尽量不用，以免发生继发感染。

如何留中段尿

在尿标本的检查中，通常选用中段尿的留取方法，如有条件应清洗外阴及尿道口，不间断排尿，前段尿解至马桶，留取中段尿于尿杯中，后段尿液解至马桶丢弃。

哪些疾病要查尿

（1）泌尿系统疾病及邻近生殖系统疾病的筛查及鉴别：如炎症、畸形、结石、肿瘤、血管病变等。

（2）其他系统疾病的辅助诊断与病程观察：如心、脑血管病、糖尿病、传染性肝炎、急性胰腺炎等。

（3）安全用药监护：如抗生素类药、抗肿瘤药、解热镇痛抗炎药、海洛因等毒品，以及某些可引起肾损害的中药如木通、马兜铃等。

（4）中毒与职业病防护：如对从事铅、汞、镉、铋等重金属作业场地及附近居民定期体检以及早发现并预防肾损害：提高人们的劳动保护及环境保护意识。

（5）健康体检：特别对老年人等高危发病年龄及社区居民中的亚健康群体进行定期尿检监测，有助于发现某些类疾病，提高人们的生活质量。

服用某些药物会使尿液变色，甚至肾损害吗

是的。

（1）使尿液变为黄色至红色或红棕色的药物：小檗碱（黄连素）、大黄、氯喹、呋喃妥因、吩噻嗪类（氯丙嗪、奋乃静等）、苯妥英钠、呋喃唑酮（痢特灵）、酚酞、利福平等。

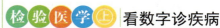

（2）使尿液变为蓝绿色的药物：阿米替林、吲哚美辛、亚甲蓝等。

（3）使尿液（放置时）变为黑褐色的药物：左旋多巴、甲基多巴、奎宁及其衍生物等。

以上药物使尿液变色，属于正常现象，不影响继续用药。另外，也有些药物对肾脏有损害，服用后可引起血尿，如感冒通、磺胺类药物、四环素、华法林等。这是药物的不良反应造成的，出现血尿应立即停药。如果未服用任何药物而尿液呈红色，那可能是其他病理因素导致的血尿，必须尽快去医院就诊。

化验单上的尿常规指什么，包括哪些项目

尿常规检查方法目前有传统手工操作法和自动化分析法。传统手工操作法包括：外观形状、酸碱度、葡萄糖定性、蛋白质定性、胆红素定性试验、潜血试验、显微镜检查（观察红细胞、白细胞、管型、结晶等有形成分）。目前，多数医院已装备尿液自动化分析仪。自动化分析项目包括两部分：①尿液化学分析。包括糖、蛋白质、胆红素、尿胆原、酸碱度、酮体、亚硝酸盐、比重等。②尿液沉渣分析。包括红细胞、白细胞、白细胞团、细菌、精子、各种上皮细胞等。

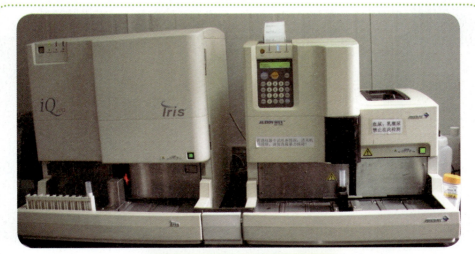

中国武警总医院的全自动尿分析系统

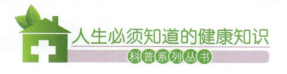
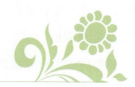

谷之终产物
——粪便检验

粪便是食物消化和吸收后形成的残渣，与水、电解质、肠道黏液等成分经直肠排出的最终产物。粪便通常是邋遢、污秽之物，人们不愿谈起。但在临床上它对疾病诊断却有重要意义，也是最容易取得的化验标本。我们通常所说的三大常规，即血常规、尿常规、便常规，其中的便常规就是指粪便的检查。通过粪便的形状、颜色、气味变化，一些化学指标改变、显微镜检验就能对疾病作出诊断。

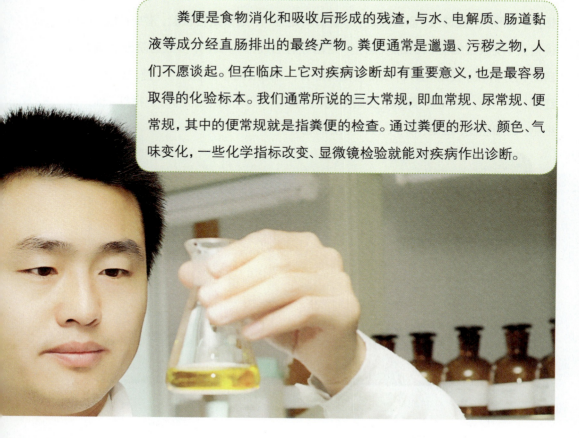

肉眼看粪便应该是什么样子

正常成人的粪便排出时为黄褐色圆柱形软便,婴儿粪便呈黄色或金黄色糊状便。

便常规检查的主要目的是什么

粪便检测对了解消化道及通向肠道的肝胆、胰腺等器官有无病变,间接地判断肠胃、胰腺、肝胆系统的功能状况有重要意义,尤其是大便隐血是消化道癌筛查的非常敏感的项目之一。

什么情况需要检查粪便常规

当身体出现消化系统的症状时,如消瘦、腹泻、腹痛、便血、大便不规律以及粪便性状出现异常情况时,都应该及时就医、检查粪便常规。

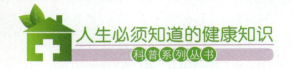

如何正确留取粪便标本

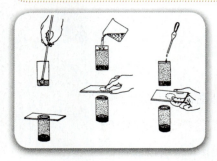

（1）应使用干燥、洁净、防水盛器（如专用便盒）留取新鲜标本，不得混有尿液及其他成分。作细菌学检查时，应将标本采集于无菌有盖容器内。

（2）采集时，应用干净竹签选取有脓血、黏液等成分的粪便，外观正常时应多处取样检查。

（3）标本采集后应及时送检，最好在1小时内检验完毕。检查阿米巴滋养体时，应30分钟内送检，并注意保温。

（4）粪便隐血检查，患者应素食3天，并禁服铁剂及维生素，否则易出现假阳性。

（5）如无粪便排出而必须检查时，可用拭子采取或肛门指诊采集粪便。

（6）对某些寄生虫及虫卵的初筛检测，由于其有周期性排出现象，应采取三送三检的方法。

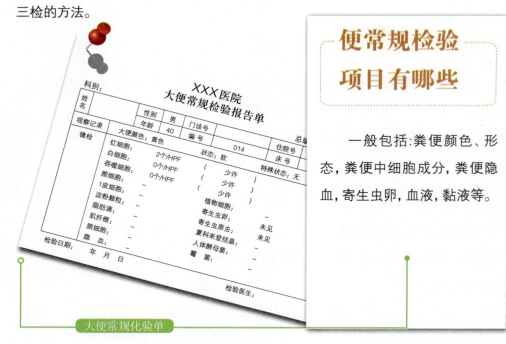

大便常规化验单

便常规检验项目有哪些

一般包括：粪便颜色、形态，粪便中细胞成分，粪便隐血，寄生虫卵，血液，黏液等。

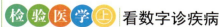

嗅粪便气味，辨疾病发生

正常粪便有臭味是因为含蛋白质的分解产物，如吲哚、粪臭素、硫醇、硫化氢所致。肉食者味重，素食者味轻。病理情况下，因未消化的蛋白质发生腐败而致粪便有恶臭，主要见于慢性肠炎、胰腺疾病、消化道大出血，尤其是结肠或直肠溃疡及坏疽性痢疾；脂肪及糖类消化不良或吸收不良时，由于脂肪酸分解及糖的发酵，而致粪便有酸臭味，见于消化或吸收不良；阿米巴肠炎时粪便有鱼腥臭味。

临床体液学
检验趣谈

黏液便对哪些疾病有诊断意义

正常粪便中的少量黏液与粪便均匀混合不易察觉。病理情况下，黏液可大量增多，肉眼可见。黏液是透明黏稠的液体，并带有一定的光泽。黏液增多提示肠道受刺激或有炎症。根据黏液在粪便中分布的部位可大致辨别病变的部位。

（1）小肠或近端结肠炎症时，增多的黏液均匀地混于粪便之中，粪便呈油膏样光泽。

（2）大肠病变时，黏液仅附着于粪便表面，有较明显的光泽。

（3）黏液附于成形的粪便表面提示痉挛性便秘或黏液性结肠炎，也可见于情绪紊乱或过度紧张患者。

（4）单纯黏液便的黏液无色透明、稍黏稠，脓性黏液便则呈黄白色不透明，见于各类肠炎、细菌性痢疾、阿米巴痢疾等。

肉眼观粪便有血色时可能为何种疾病

肉眼观粪便呈鲜血便时提示为下消化道出血，常见于肛裂、直肠息肉、结肠癌及痔疮等。患痔疮

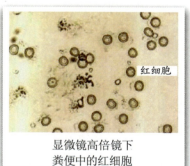

红细胞

显微镜高倍镜下
粪便中的红细胞

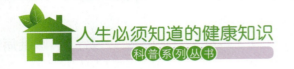

时，常在排便之后有鲜血滴落，其他疾患则鲜血附着于粪便表面。当粪便外观呈暗红色稀果酱、血中带脓、以血为主，提示阿米巴痢疾。当脓中带血、以脓以黏液为主，提示细菌性痢疾。溃疡性结肠炎、结肠癌或直肠癌等也可见脓血便。

什么情况可引起黑便

病理情况下，当上消化道出血量超过50毫升时，粪便呈黑色且富有光泽的柏油样便，隐血试验呈强阳性。当服用铁剂、活性炭之后也可排无光泽黑色便，隐血试验为阴性。当食用较多动物血、肝以及某些中药也可使粪便呈黑色，隐血试验也可呈阳性，应注意鉴别。

什么是便隐血试验
如何测定

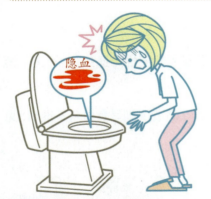

便隐血试验又叫便潜血试验。胃肠道少量出血时，粪便外观的颜色可无明显变化，因红细胞被溶解破坏，故显微镜下观察不到红细胞。这种肉眼及显微镜均不能证明的出血称为隐血。此时，必须应用便隐血试验来对出血与否作出判断。

便隐血试验从原理上可分为化学法和免疫法两种。①化学法：其实验设计原理基于血红蛋白中的含铁血红素有类似过氧化物酶的作用，能催化分解过氧化氢，释放新生态氧，氧化色原物质使之呈色。此法具有高灵敏度，但容易出现假阳性结果，缺乏特异性和准确性。②免疫法：此试验采用抗人血红蛋白抗体和抗人红细胞基质抗体，具有很高的特异性。

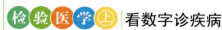

稀糊状或稀汁样便常提示何种疾病

当患者腹泻时，为肠蠕动亢进或分泌增多所致，常见于急性胃肠炎。乳儿消化不良时，因肠蠕动过快可致胆绿素不能及时转变为粪胆素呈绿色稀便。大量黄绿色稀汁样便并含有膜状物时应考虑伪膜性肠炎。呈乳白色淘米水样，多见于霍乱、副霍乱。

干扰隐血试验的因素有哪些

（1）造成假阳性的物质：如动物性食品（鱼、牛乳、鸡蛋、贝类、动物肉）；大量生食蔬菜（如绿叶菜、萝卜、香蕉、葡萄）；服用某些药物，如铁剂、铋剂、阿司匹林、吲哚美辛（消炎痛）、糖皮质激素，故受检者须在检查前至少3天禁食肉食类等食物。

（2）造成假阴性的情况：标本久置使血红蛋白被肠道细菌分解；服用大量维生素C或其他具有还原作用的药物。

隐血试验阳性可诊断什么疾病

（1）上消化道出血性疾病：如胃溃疡或十二指肠溃疡出血时，阳性率可达50%~77%，可呈间歇性阳性。

（2）消化道肿瘤（胃癌、结肠癌等）：隐血试验的阳性率可达87%~95%，其特点是出血量少，但呈持续阳性。

（3）其他引起隐血试验阳性的疾病有：药物（如阿司匹林、糖皮质激素、吲哚美辛）对胃黏膜的损伤、肠结核、克罗恩病、溃疡性结肠炎、钩虫病、结肠息肉等。

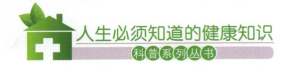
粪胆素定性试验的鉴别诊断

病理情况下，胆总管因肿瘤或结石致使完全梗阻，粪便中无粪胆素而呈白陶土色，粪胆原定性试验阴性。溶血性黄疸，粪便中粪胆素增加，粪便深黄色，粪胆原定性试验阳性。

粪便检查发现脂肪有什么意义

正常粪便的脂肪主要来源于食物，由游离脂肪酸、脂肪酸盐（结合脂肪）和中

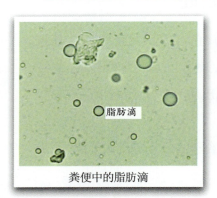
粪便中的脂肪滴

性脂肪等组成。正常成人24小时粪便中脂肪总量为2~5克。如果超过6克，或镜检脂肪小滴超过25个/高倍视野，称为脂肪泻。常见于梗阻性黄疸、慢性胰腺炎、胰腺癌、胰腺纤维囊性病以及小肠疾病等。慢性腹泻患者常规的粪便镜检，若有较多淀粉颗粒、脂肪小滴或肌肉纤维等，常提示为慢性胰腺炎等胰腺外分泌功能不全。

粪便显微镜检查的临床意义有哪些

（1）白细胞增多：见于肠道炎症常伴脓细胞，如细菌性痢疾以中性粒细胞增多为主。溃疡性结肠炎、阿米巴痢疾、出血性肠炎和肠道反应性疾病还可伴有嗜酸细胞和浆细胞增多。

（2）大量红细胞：见于下消化道出血、严重感染、恶性肿瘤、溶组织阿米巴感染。

（3）大量上皮细胞：见于慢性肠炎、伪膜性肠炎。

（4）巨噬细胞（吞噬细胞）：多见于细菌性痢疾，也可见于急性出血性肠炎。

（5）结晶：病理性结晶如夏科-莱登晶体多见于阿米巴痢疾及过敏性肠炎。

血红素结晶胃肠道出血后的粪便中;脂肪酸结晶多见于梗阻性黄疸患者。

(6)霉菌:可见于两种情况,一是容器污染或粪便采集后在室温下久置后污染。二是大量使用抗生素后引起的霉菌二重感染所致。如白色念珠菌致病菌作用,常见于肠道菌群失调;普通酵母菌大量出现可致轻度腹泻;人体酵母菌,主要见于腹泻患者。

(7)寄生虫卵及原虫:粪便涂片中可见蛔虫卵、鞭虫卵、钩虫卵、蛲虫卵、血吸虫卵、肺吸虫卵、姜片虫卵等。致病的原虫有溶组织阿米巴、隐孢子虫、蓝氏贾第鞭毛虫、人芽孢子虫。

(8)食物残渣:如大量出现,主要反映消化道功能不良,多见于慢性胰腺炎、肠道功能不全等。肌肉纤维增多可见于腹泻、肠蠕动亢进或蛋白消化不良,如有细胞核则是胰腺功能障碍的佐证。淀粉颗粒增多,见于胰腺分泌功能不全。

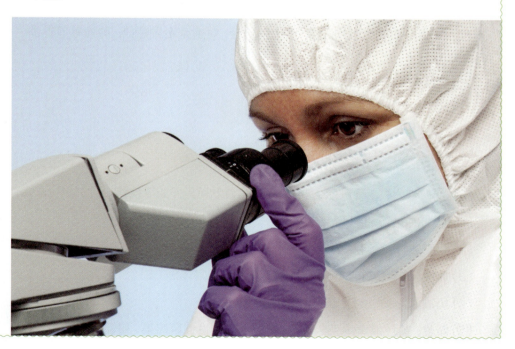

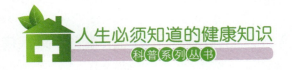

上帝赐给夏娃的"水"
——阴道分泌物检验

女性阴道分泌物是女性体内才有的液体,是女性生殖系统分泌的,主要由阴道黏膜、宫颈腺体、前庭大腺及子宫内膜的分泌物混合而成,俗称"白带"。通过对阴道分泌物的量、颜色、显微镜检验,对生殖系统感染、肿瘤等有诊断价值。

白带的正常性状如何
异常性状有何临床意义

正常的白带为白色稀糊状、无气味。异常性状可见于如下疾病。

(1)泡沫状脓性:滴虫性阴道炎。

(2)豆腐渣样:念珠菌阴道炎。

(3)血性,并有特殊臭味:恶性肿瘤(宫颈癌、宫体癌)。

(4)奶油状、有恶臭:阴道加德纳菌感染。

(5)脓性、黄色或黄绿色、味臭:滴虫或化脓性细菌感染,如慢性宫颈炎、老年性阴道炎、子宫内膜炎、宫腔积脓，阴道异物引起的感染。

（6）白带中带血：宫颈息肉、子宫黏膜下肌瘤、老年性阴道炎、中度慢性宫颈炎、宫内节育器所致不良反应等。

（7）黄色水样：子宫黏膜下肌瘤、宫颈癌、宫体癌、输卵管癌等。

引起非特异性和特异性阴道炎的病原生物是哪些

（1）非特异性阴道炎：常见于链球菌、葡萄球菌、肠球菌、大肠杆菌等。

（2）特异性阴道炎：主要有滴虫性、霉菌性、阿米巴性、淋病奈瑟菌及加德纳菌等。

特异性阴道炎的诊断依据是什么

（1）阴道毛滴虫：生理盐水悬滴显微镜观察，可见波状或螺旋状运动的虫体。虫体顶宽尾尖呈倒置梨形，顶端有前鞭毛4根，后端有后鞭毛1根，侧体有波动膜借以移动。阴道毛滴虫生长最适温度为25~42℃，故检查时需注意保温。

（2）淋病：初步涂片革兰染色，淋病奈瑟菌为革兰阴性双球菌，形似肾或咖

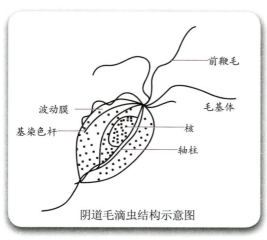

阴道毛滴虫结构示意图

前鞭毛
毛基体
波动膜
基染色杆
核
轴柱

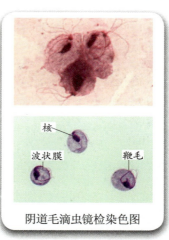

阴道毛滴虫镜检染色图

核
波状膜
鞭毛

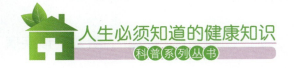
啡豆，凹面相对，可散在白细胞之间外，也可见被吞噬于中性粒细胞胞质内；可用专用培养基培养增加阳性检出率。

（3）加德纳阴道炎：找到的线索细胞为阴道鳞状上皮细胞粘附大量加德纳菌所致。上皮细胞呈锯齿状，细胞部分溶解，胞核模糊不清，周边大量加德纳菌及厌氧菌，有斑点和大量细小颗粒。

（4）霉菌：阴道霉菌多为白色念珠菌，当机体抵抗力降低时可引起真菌性阴道炎，诊断以找到霉菌为依据。

何为阴道清洁度检查

正常女性生殖系统的组织解剖学和生化特点，能防御外界病原微生物侵袭。当外来病原生物感染、机体免疫力低下、内分泌水平变化或其他某种因素破坏阴道与阴道内正常菌群间的平衡，阴道分泌物检查显示杂菌或某种病原生物增多，并出现大量上皮细胞、白细胞及脓细胞，为清洁度下降。阴道清洁度判断标准见下表。

阴道清洁度分级表				
清洁度	杆菌	球菌	上皮细胞	脓细胞或白细胞/高倍
I级	++++	−	++++	0~5
II级	++	−	++	5~15
III级	−	++	−	15~30
IV级	−	++++	−	>30

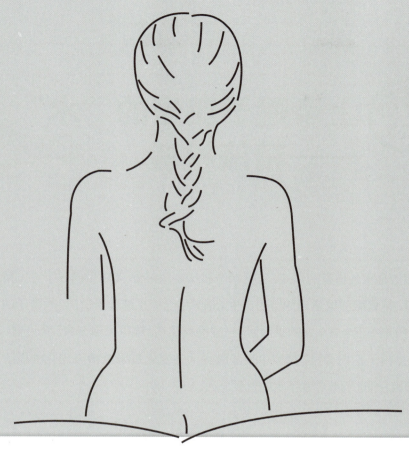

阴道清洁度与阴道杆菌呈正相关。阴道清洁度为I、II级时，阴道杆菌量多（杂菌少、细胞少），属正常。阴道清洁度为III、IV级时，阴道杆菌量少（感染、杂菌多、细胞多），主要见于各种阴道炎，如细菌性、霉菌性、滴虫性阴道炎，并同时可发现有关病原体。单纯清洁度改变常见于非特异性阴道炎，包括化脓性感染性阴道炎、嗜血杆菌性阴道炎、老年性或婴幼儿的阴道炎。阴道清洁度差还可见于输卵管或子宫腔炎症、异物、赘生物、宫颈内管及宫颈的炎症或赘生物，阴道本身的创伤（如流产、产后因阴道创伤所致）。

上帝赐予亚当的"水"
——精液检验

精液是男性特有的体液，包括精子和精浆两部分。精子由睾丸产生；精浆由前列腺、精囊腺和尿道球腺分泌产生。精浆中含有果糖和蛋白质，是精子的营养物质；精浆中还含有丰富的雄激素、一些酶类及铁、锌等微量元素。精液量、颜色的改变，精子形态异常，精浆中某些酶类活性变化是导致精液理化性质改变的直接原因，也是导致男性不育的首要原因。

精子是如何生成的

精子是在脑垂体前叶分泌的促性腺激素刺激下，由睾丸曲细精原细胞分化发育而成的。精原细胞经过有丝分裂、增殖分化，再经过一次减数分裂等一系列复杂过程，最后生成形如蝌蚪状的精子。在曲细精管生成的精子尚未完全成熟，不具备受精能力，需进入附睾进一步完成精子成熟的过程。精子在附睾中停留5~25天才

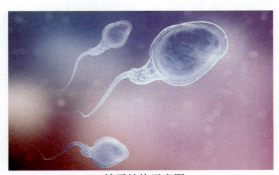

精子结构示意图

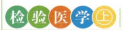

逐步成熟。此阶段精子在形态、大小、膜通透性、结构、抗热耐寒等方面均发生了不同程度的改变。其运动方式从原地摆动转为圈状运动，最后为螺旋式向前运动，并获得使卵子受精的能力。一个完整的生精周期大约需时74天。据研究，1克睾丸组织每天可生成约1000万个精子。

精液中有哪些成分

精液主要是由精子和精浆组成的混合液体。精液中水分约占90%，有形成分除精子外，还有少量的上皮细胞、白细胞、未成熟的生精细胞等。精液的化学成分非常复杂，有蛋白质、酶类、果糖、微量元素等。

正常精液量是多少，量少正常吗

正常人一般一次排精量2～6毫升，平均3.5毫升。精液量多、量少的临床意义：①数日未射精而精液量少于1.5毫升，视为精液减少。②精液可减少至数滴，甚至完全无精液排出，称为无精液症。见于生殖系统的特异性感染如淋病、结核及非特异性炎症等。③如果一次排精量超过8毫升，可见于禁欲时间过长者，亦不利于生育。

精液的颜色改变是病态吗

刚射出后的精液为灰白色或乳白色；10日以上未射精者，可射出略带淡黄色的精液。如果男子生殖道有炎症时，精液也会呈黄色，在显微镜下可看到大量脓球，很可能是前列腺和精囊的化脓性感染所引起的。 如果精液呈红色或淡红色，有时还会出现棕红色或酱油色，且在显微镜下可见到大量红细胞，这就是通常所说的"血精"。而且，某些男同志是在某次射精后才发现精液变成粉红色，或者混有血丝。 这种症状多数由精囊炎或前列腺炎所致。因为精囊炎症引起充血、水肿时，易出血。当精囊的分泌物和精液通过精囊时，也就会与血液混合，从而产生血精。

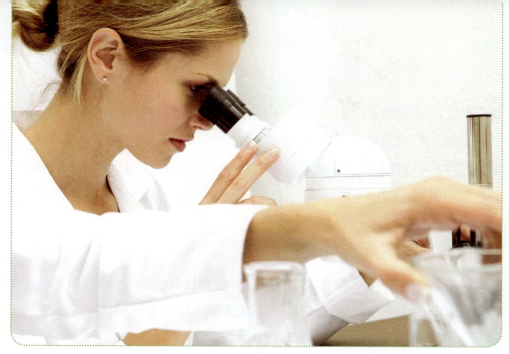

精液的气味是什么样的

正常精液的气味是由一种称为精氨的化学物质经氧化以后散发出来的，呈一种特殊的腥臭味。精氨是前列腺分泌物所含的多种重要成分之一。精氨的氧化必须有精囊液的参与，经直肠按摩取得的前列腺液，则一般不带有自然射精精液的气味。 可见，正常射精精液的气味来自前列腺，但在精囊液的参与下才散发出来的。精液缺乏这种特殊气味常常表示前列腺功能损害。许多前列腺患者的精液常常嗅不到这种气味。尿道病变时，精液也有可能呈现其他气味。

化验精液的黏稠度和液化时间有何意义

正常精液最初排出时呈白色黏稠胶冻状凝块，放置30分钟至1小时后可自行液化。如果超过1小时精液仍未液化，则称为精液迟缓液化症。排出的精液如液化迟缓或根本无液化，可抑制精子的活动而影响生育力，也可能是间接影响不孕的因素。如排出时即甚稀薄，表示含精子量少，亦属异常。

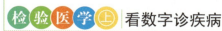

精液化学与免疫学检查有哪些

精液化学检查有精浆果糖、精浆乳酸脱氢酶X、精浆α-葡萄糖苷酶、精浆酸性磷酸酶、精子顶体酶。精液免疫学方面的检查包括：精浆锌、抗精子抗体等。

精液显微镜检查内容有哪些

精液的显微镜观察内容包括：①精子密度、活力、存活率；②精子形态分析；③精子的凝集状况；④精液中的细胞成分等。它们都是对精液质量作出评价的指标，对男性不育、男性生殖系统疾病等有非常重要的辅助诊断的作用。

精液中精子数是多少

精液中的精子数通常用精子密度来表示，就是单位体积精液中的精子数量，也称为精子计数。如以精子密度乘以标本的精液量，为该标本的精子总数。正常成人的精子数量个体差异较大，同一个人不同时间精子数量亦有差异，一般认为正常的精子密度为 $(20 \sim 200) \times 10^6$ 个/毫升。多次检测精子密度低于 20×10^6 个/毫升可以诊断为低密度精子症。若经普通显微镜检查未见精子，则需要取适量精液离心，取离心管底部沉渣进一步镜检，如仍未见精子，且3次检查结果相同，可诊断为无精子症。

精子活动率有什么临床意义

精子活动率是活动精子数占精子总数的百分率。
正常值：排出的新鲜精液中，精子活动率大于75%。
临床意义：精子活动率小于40%，是引起男性不育症的重要原因之一。

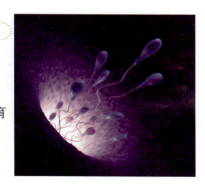

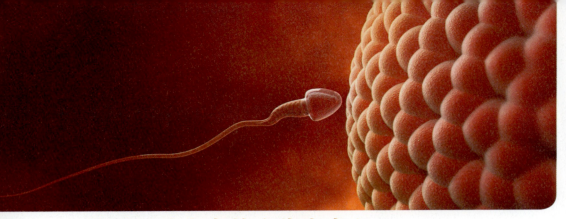

精子活动力有什么临床意义

精子活动力是指精子向前运动的能力。世界卫生组织推荐精子活动力分为4级。a级：前向运动活跃，快速直线运动；b级：精子中等的前向运动；c级：精子原地摆动；d级：不活动。

正常值：正常的精子活动力为a+b级的精子≥40%～50%。

临床意义：精子无活动能力或活动能力不强的精子，提示为不育原因之一。

显微镜下的精子形态是什么样的

正常形态：正常精子的形态如蝌蚪状，前竭膨大为头部，其后方为体部，体后面连接一条长50～60微米的尾巴，即尾部。

临床意义：异形精子，可分为头部、体部和尾部异形3种，其中头部异形尤为重要。如畸形精子在10%以下时，对生育无影响；在20%以下，仍有生育的可能；如畸形精子超过20%可考虑与不育有关。

精液中有红、白细胞正常吗

正常精液中可见少量红、白细胞。一般红细胞（RBC）和白细胞（WBC）各少于5个／高倍视野（HP），偶见极少的精原细胞和上皮细胞等。如显微镜下见满视野红细胞，称为血精。常伴有少量白细胞，可见于非特异性精囊炎、结核或前列腺癌等。如镜下有大量白细胞或有成堆脓细胞存在，称为脓精，可伴有红细胞，常见于前列腺炎、精囊病变等。

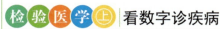

精液果糖测定有何意义

精浆中的果糖是由其前体——血液中的葡萄糖通过酶促转化而来的,并由精囊分泌。果糖代谢为精子尾部纤丝收缩提供ATP能量,与精子的运动密切相关。正常精液中的果糖含量为9.11~17.67毫摩尔/升(间苯二酚法)。精液果糖为0,可见于先天性两侧输精管及精囊腺缺如、两侧输精管完全阻塞或逆行射精。精液果糖降低,常见于精囊炎和雄激素分泌不足。果糖不足可导致精子运动能量缺乏,甚至不易受孕。

精子活动时间测定的临床意义

正常精子活动(37℃)持续时间应在4~8小时;在阴道中,活动精子存活时间为12小时;在宫颈中,活动精子存活时间为2~8日;在子宫和输卵管中,活动精子存活时间为2~2.5日。精子活动持续时间与精子本身的质量有关,还与女性阴道、宫颈、子宫和输卵管的环境正常与否有关,环境异常(如炎症),便可影响存活时间,为不育的原因之一。

精子低渗膨胀试验有什么意义

精子尾部是运动器官,直接关系到精子的活动能力。精子低渗肿胀实验是观察精子在低渗溶液中的变化以检测精子膜的完整性的指标,可预测精子潜在的受精能力。根据低渗膨胀试验后精子尾部形态可分为a~g7种:a.未肿胀;b.尾尖肿胀;c.尾尖弯曲肿胀;d.尾尖肿胀伴弯曲肿胀;e.尾弯曲肿胀;f.尾粗短肿胀;g.尾完全肿胀。除a未肿胀外,b~g型均为肿胀。统计b~g型精子尾部低渗肿胀百分率时,b~g型精子膨胀率为50.9%~72.9%,或g型为13.8%~31.8%,则认为精子低渗肿胀试验正常。

临床意义:精子尾部肿胀现象是精子膜功能正常的表现。男性不育症的精子低渗肿胀实验肿胀率明显降低。

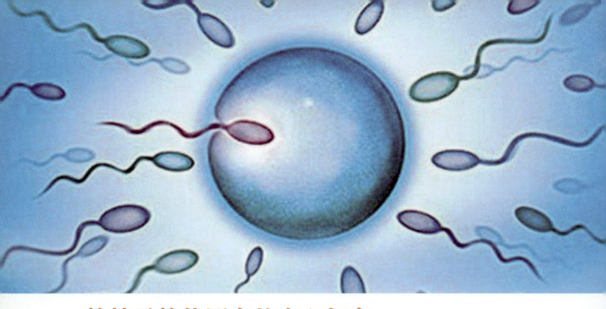

抗精子抗体测定的意义何在

　　导致不育(孕)的原因十分复杂,免疫学因素和某些患者的不育(孕)有密切关系。尤其是血清和生殖道局部的抗精子抗体(AsAb)是免疫性不育(孕)的主要因素。抗精子抗体对精子有制动和细胞毒作用,男性和女性都有可能出现,尤其对男性不育症的综合分析有一定参考价值。检测AsAb的方法很多,不同的方法有不同的正常参考值,如精子凝集试验:阴性;精子制动试验:<2;免疫珠试验:阴性;混合免疫球蛋白试验:阴性。

　　25%～30%不育症患者的抗精子抗体试验为阳性,但男性有效生育能力的判断还需结合其他精液检查。

为什么要检测精浆酸性磷酸酶

　　酸性磷酸酶(ACP)广泛存在于人体的组织体液中,以前列腺最丰富。精浆中的ACP主要来源于前列腺,因此是一个反映前列腺功能的指标。ACP的参考值:48.8～208.6U/mL。

　　临床意义:①精浆酸性磷酸酶含量增高,常见于前列腺肥大或早期前列腺恶性肿瘤患者;②精浆酸性磷酸酶含量降低,常见于前列腺炎患者;③精浆酸性磷酸酶检测是法医鉴定有无精液最敏感的方法。

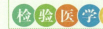

精浆锌的含量会影响生育吗

精浆中的锌具有保护精子膜,维持精子活力的作用。精液中锌的缺乏可影响垂体分泌促性腺激素,导致性腺功能减退,出现睾丸萎缩、精子数目减少、死精子增多的现象。那么,如何检测精液中锌的含量呢?方法有很多,WHO推荐的方法是1–(2–吡啶偶氮)–2–苯酚(PAN)在碱性介质中与锌反应,产生反应液颜色的变化,从而检测出锌的含量。用该方法测定锌的含量参考值是1.259±0.313毫摩尔/升或≥2.4毫摩尔/1次射精。当精液中的锌严重缺乏时可导致精子产生停顿状态,造成不育。

当然会啦!

临床体液学 检验趣谈

为什么要做精液白细胞染色检查

在精液的常规检测中,很难区分白细胞和未成熟生精细胞,而白细胞在精液中的大量出现($>1\times10^6$/毫升)是精液微生物感染的重要征兆。因此区分出白细胞,并检测出白细胞的数量多少显得尤为重要。目前世界卫生组织(WHO)推荐的是正甲苯胺染色的方法。这种方法能将白细胞染成棕色,而未成熟生精细胞却不着色,从而达到区分两种细胞的目的。

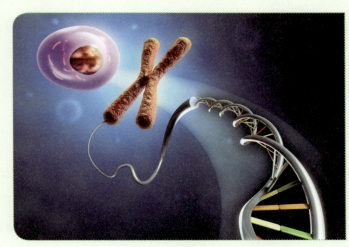

染色体

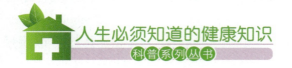

精子顶体酶活性检测有什么作用

精子顶体位于精子头的最前端。在精子顶体中存在着受精过程中必不可少的一种酶，叫顶体酶。这种酶具有水解蛋白质的作用，在精子与卵细胞结合时能够水解卵细胞透明带，促成精子与卵细胞的结合。由此可见，顶体酶的测定也是判断精子受精过程的一个重要指标。检测顶体酶的方法有很多，比如顶体酶在适宜的温度和pH条件下，在乙醇脱氢酶和氧化型辅酶的存在下，跟苯甲酰精氨酸乙酯发生反应，产生反应液吸光度的改变。采用特定的仪器就能检测出这种改变，从而测出精子顶体酶的活性。一般情况下测出的顶体酶在$36.72\pm21.43U/L$范围内都属于正常。如果顶体酶活性降低，可能会导致男性不育。

精子活体染色检查有何意义

跟精子尾部低渗肿胀试验一样，伊红Y水试验也是用于检测精子膜完整性的方法，俗称活体染色。当精液常规检查中发现所检测的精子都没有活动力，往往通过精子活体染色来判断精子膜功能的完整性。具体方法是将等量的伊红Y水溶液和精液混合，然后在显微镜下计数100个精子，看其中活精子所占比例。那么，如何判断什么样的是活精子呢？对于活精子来说，精子的膜是完整的，伊红染液无法进入精子中进行染色，所以精子显现出它原本透明的颜色；相反，如果精子膜已经不完整了，精子就会被染成红色。正常精子活体染色未着色率≥50%。

您知道精液中的微生物检查吗

人精液中检出的微生物达30多种，包括细菌、支原体、病毒和原虫等。精液的细菌学检查应在常规消毒的条件下，以手淫法采集精液于无菌容器内，常规涂片进行革兰染色或抗酸染色检查等，亦可于37℃液化30分钟后作细菌培养；需氧培养结果>1000CFU/mL方有临床意义。

您了解精液的正确采集方法吗

精液的采集方法主要有3种。①手淫法：适用于在实验室收集。②性交中断法：易为患者接受，但标本不易收全，也易被阴道分泌物污染，有很多精液实验项目的检测是不能用该方法采集的。③电按摩法：通过高频震荡刺激阴茎头部使精液排除。在手淫法不能取得精液时采用本法。

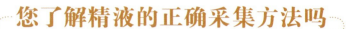

精液标本采集要注意什么

（1）标本采集时间和送检温度：必须禁欲（即无性交、手淫、遗精）4~7天后才能采集。一般在第一次采集后间隔1~2周再进行复查2~3次，方能作出正确判断。采集后，应立即保温（20~40℃，例如将容器贴身）送检，不能超过2小时，否则精子的活动力会降低。

（2）量：收集一次排出的全部精液送检，尽量不要遗漏。

（3）容器：宜用玻璃试管或塑料容器，不宜用避孕套（因其含杀死精子的有害物质）等。

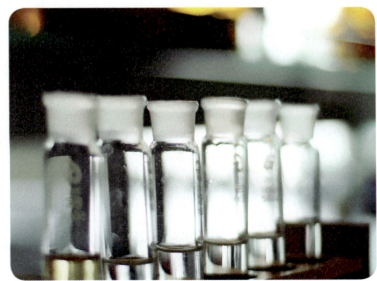

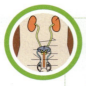
男人的润滑液——前列腺液检验

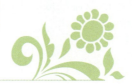

前列腺是男性生殖器官中最大的附属腺。前列腺液是前列腺分泌的。正常的前列腺液常常呈乳白色。前列腺液的分泌受雄激素的控制，是精液的重要组成部分，约占精液的30%。在射精顺序中，前列腺液是精液的前导成分之一，具有重要生理作用。前列腺液量、颜色、理化性质改变对于前列腺炎、前列腺脓肿、前列腺结核及前列腺癌等疾病诊断有重要意义，也用于性传播疾病的实验诊断。

出现哪些症状时需做前列腺液检查

当出现尿频、尿急、尿疼、夜尿次数增多、排尿不尽等；以及腰骶疼痛时；性功能障碍、性欲减低或消失、早泄、阳痿等情况时要做前列腺液检查。

如何留取前列腺液

前列腺液一般由临床医师按摩前列腺采集，弃去第一滴前列腺液，根据标本量的多少，直接涂片或收集在洁净的试管内，立即送检。

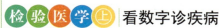

前列腺液量是多少

正常成年男性经前列腺按摩一次可采集数滴前列腺液。前列腺炎时前列腺液减少。

前列腺液的一般性状是什么

正常前列腺液的颜色呈乳白色、稀薄、有光泽，前列腺炎时呈黄色、浑浊、脓性黏稠或脓血性。正常前列腺液的酸碱度为6.3～6.5，50岁以上者pH多增高。

前列腺液淀粉颗粒意义是什么

参考值：淀粉样体少见。

临床意义：淀粉样体老年人多见，但与疾病无明显关系。

前列腺液的显微镜检查常见的有形成分形态特点及临床意义

取1滴前列腺液，用生理盐水稀释后涂在载玻片上，镜检可见：

（1）卵磷脂小体：圆球形，大小不均，折光性强，满视野均匀分布。前列腺炎时，量减少。

（2）红细胞：<5个/高倍视野。增多见于前列腺炎、结核、结石或肿瘤。

（3）白细胞：<10个/高倍视野。增多见于慢性前列腺炎。

（4）前列腺颗粒细胞：体积大、内含较多卵磷脂小体。正常时<1个/高倍视野，增多见于老年前列腺液和前列腺炎患者。

（5）淀粉样小体：一般无临床意义。

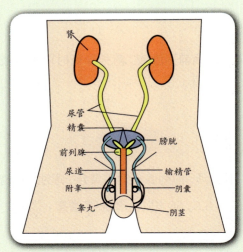

肾

尿管
精囊

前列腺

尿道

附睾

睾丸

膀胱

输精管

阴囊

阴茎

男性生殖系统解剖示意图

前列腺液卵磷脂小体的意义是什么

参考值：镜下可见多量大小不等的卵磷脂小体，且分布均匀。

临床意义：前列腺炎时，卵磷脂小体常减少或消失，且分布不均匀，有成堆的倾向。

前列腺液中有哪些细胞

参考值：白细胞低于5个／高倍镜，红细胞偶见，上皮细胞少量，颗粒细胞偶见。

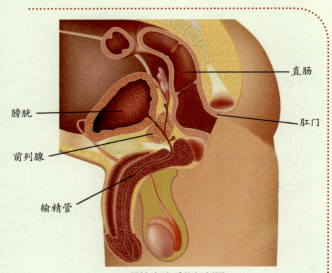

膀胱

前列腺

输精管

直肠

肛门

男性生殖系统解剖图

临床意义：前列腺炎时，白细胞增多，可成堆出现；前列腺癌时，红细胞增多；前列腺病变时，上皮细胞增多；前列腺炎和老年人，颗粒细胞增多。

正常值：未找到肿瘤细胞

临床意义：报告"找到肿瘤细胞"，多数为前列腺癌，且以腺癌多见，未分化癌较少。

大脑的护理液
——脑脊液检验

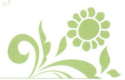

　　每个人的脑子里都有一定含量的脑脊液,脑脊液具有重要的生理功能:缓冲、减轻或消除外力对脑组织和脊髓的损伤;调节颅内压;供给中枢神经系统营养物质,并运走代谢产物;调节神经系统碱贮量,维持脑脊液pH在7.31~7.34;转运生物胺类物质,参与神经内分泌调节。正常情况下,脑脊液内各成分的含量相对稳定。当中枢神经系统发生外伤、炎症、出血、肿瘤等,脑脊液的成分均会发生变化。所以,通过对脑脊液成分的分析可协助诊断神经系统疾病、疗效观察、预后判断。

脑脊液检查的适应证和禁忌证包括哪些

　　脑脊液检查的适应证:①有脑膜炎刺激征者;②可疑颅内出血者、脑膜白血病和肿瘤颅内转移者;③原因不明的剧烈头痛、昏迷、抽搐或瘫痪者;④脱髓鞘疾病者;⑤中枢神经系统疾病椎管内给药治疗、麻醉和椎管造影者。

　　脑脊液检查的禁忌证:①对疑有颅内压升高,有明显视神经乳头水肿者;②颅后窝占位性病变者;③处于休克、全身衰竭状态者;④穿刺局部有化脓性炎性感染者。

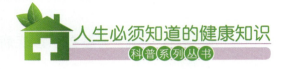
如何正确留取脑脊液标本

采集脑脊液标本由临床医师进行。4～5腰椎穿刺采集，特殊情况下可采用小脑延髓或脑室穿刺获取。穿刺成功后立即测定脑脊液压力，了解蛛网膜下腔有无堵塞，然后将脑脊液按先后顺序分别收集于3个无菌试管中，每管大约2毫升。第1管作病原生物学检查，第2管作化学和免疫学检查，第3管作理学和细胞学检查。标本采集后立即送检，并于1小时内检验完毕，否则造成细胞破坏、葡萄糖等物质分解、细菌溶解等，影响检验结果。

脑脊液常规检查包括哪些项目

脑脊液常规检查主要检查颜色、透明度和是否凝结以及蛋白定性，还包括显微镜检查。

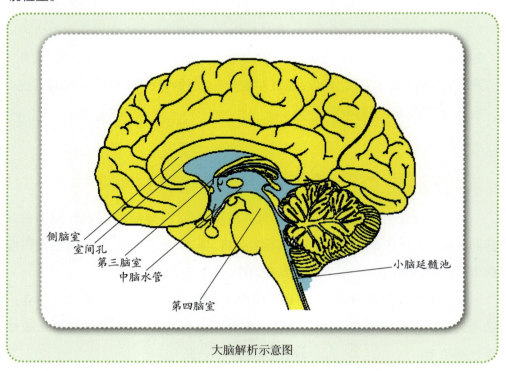

大脑解析示意图

侧脑室
室间孔
第三脑室
中脑水管
第四脑室
小脑延髓池

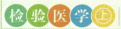

正常脑脊液颜色如何
异常的脑脊液有怎样的临床意义

正常脑脊液是无色透明液体，水分占99%，不发生凝固。这是由于存在血脑屏障，不但血液中的有形成分（红细胞、白细胞）不能自由进入脑脊液，而且血浆中的各种成分也需通过中枢神经系统脉络丛的选择才能出现于脑脊液中。正常脑脊液中所含细胞总数极少，蛋白质等许多物质含量均较血浆中低。新生儿胆红素较多可呈黄色。

在病理情况下，脑脊液可呈不同颜色。

（1）红色：常由各种出血引起。若明显混浊，常因脑脊液采集时穿刺损伤造成出血。蛛网膜下腔和脑室出血时，脑脊液呈透明红色或微混。

（2）黄色：多由脑脊液中含有变性的血红蛋白，见于陈旧性蛛网膜下腔或脑室出血。此外，梗阻性黄变症可因髓外肿瘤造成椎管梗阻或蛛网膜下腔粘连使脑脊液蛋白增高产生黄色；还可见于黄疸、黄色素、胡萝卜素、黑色素脂色素增高、重症结核性脑膜炎、新生儿溶血病等。

（3）白色或灰白色：常见于脑膜炎球菌、肺炎球菌、溶血性链球菌等引起的化脓性脑膜炎。

（4）其他较少见的颜色改变：绿色，多由脓性分泌物增多如铜绿假单胞菌性脑膜炎、急性肺炎双球菌性脑膜炎；黑色，可见于黑色素瘤转移。但无色透明，也可见于病毒性脑膜炎、病毒性脑炎和运动神经元变性等疾病。

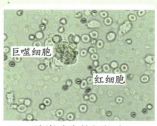

巨噬细胞
红细胞

脑脊液中的红细胞
和吞噬细胞

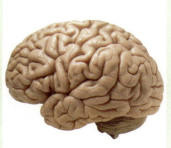

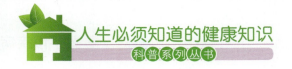
为什么脑脊液会有透明度改变及出现凝块提示有何种疾病

脑脊液的透明度与其所含的细胞数量和细菌多少有关。当白细胞超过300个可呈浑浊；蛋白质、细菌和真菌明显增高时，也可浑浊。而凝块的出现与脑脊液中的纤维蛋白原的含量有关。通常，化脓性脑膜炎因脑脊液中细胞数、纤维蛋白原增高而明显浑浊，且易在1~2小时内出现凝块；结核性脑膜炎，呈毛玻璃样浑浊，在12~24小时内成薄膜或纤细的凝块；神经梅毒的脑脊液可有小絮状凝块；蛛网膜下腔梗阻时呈黄色胶样凝固。

不同穿刺部位脑脊液比重的参考范围及其临床意义如何

参考范围：腰椎穿刺1.006~1.008；脑室穿刺1.002~1.004；小脑延髓池穿刺1.004~1.008。

临床意义：凡是脑脊液中的细胞数量增加和蛋白质含量增高的疾病，其比重均增高。常见于中枢神经系统感染、神经系统寄生虫病、脑血管病、脑肿瘤、脑出血、脑退行性变和神经梅毒等。

脑脊液细胞计数和分类计数正常值及临床意义是什么

参考值：正常人脑脊液中无红细胞，仅有少量白细胞。成人：$0~8×10^6$个/升，儿童$1~15×10^6$个/升，主要为单个核细胞，淋巴细胞与单核细胞之比为7：3。

临床意义：中枢神经系统病变时，脑脊液细胞数可增多，增多的程度及细胞的种类与病变的性质有关。白细胞达$10~50×10^6$个/升为轻度增高，$50~100×10^6$个/升为

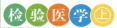

中度增高；大于200×10^{6}个/升为显著增高。

（1）蛛网膜下腔出血或脑出血以及穿刺损伤时，可见多数红细胞。

（2）化脓性脑膜炎以中性粒细胞显著增高为主。

（3）脑寄生虫感染时可见嗜酸粒细胞。

（4）结核性脑膜炎、病毒性脑膜炎等细胞可中度轻度增加，常以淋巴细胞为主。

临床体液学 检验趣谈

脑脊液蛋白质的检测方法及临床意义

脑脊液中的蛋白质含量较血浆低，约为血浆的0.5%。脑脊液蛋白质检测有定性和定量两种方法，定性法包括潘迪氏试验、硫酸铵试验、Lee-Vinson试验，常用潘迪氏试验；定量法利用比浊法、染料结合比色法和免疫学方法，常用方法为磺基水杨酸-硫酸钠比浊法。

参考值：①定性。阴性（或弱阳性）。②定量。腰椎穿刺 0.20～0.40克/升；小脑延髓池穿刺 0.10～0.25克/升；脑室穿刺 0.05～0.15克/升。

临床意义：脑脊液蛋白质含量增高是血-脑屏障功能障碍的标志。由于脑脊液清蛋白只来自血清，因此更能反映血-脑屏障完整性。脑脊液蛋白质增高见于中枢神经系统的感染、梗阻和出血等多种疾病

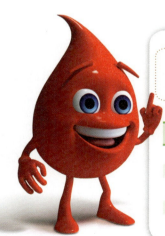

如何鉴别脑脊液
是新鲜性出血还是陈旧性出血

脑脊液出血鉴别表

项　目	新鲜性出血	陈旧性出血
外观	浑浊	清晰、透明
易凝性	易凝	不易凝
离心后上清液	无色、透明	红色、黄褐色或柠檬色
上清潜血试验	多为阴性	阳性
白细胞	不增高	继发性或反应性增高

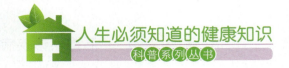
什么情况下会引起

脑脊液蛋白质检查出现假阳性

（1）因穿刺出血，脑脊液可有血液蛋白质混入，可出现假阳性。

（2）试管中所用试管和滴管必须十分洁净，否则易出现假阳性。

（3）苯酚不纯可引起假阳性；但室温低于10℃，苯酚饱和度降低可引起假阴性。

脑脊液乳酸的测定

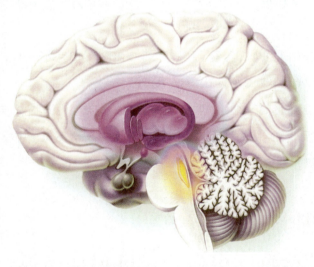

参考范围：8~32单位/升。

临床意义：

（1）脑脊液乳酸水平常与中枢神经系统感染有关。脑脊液乳酸盐水平升高往往伴随着由于厌气性葡萄糖利用的增高而导致的脑脊液葡萄糖浓度降低。乳酸水平的升高与细菌、真菌和分枝杆菌感染有关，而与病毒感染无关，所以作为鉴别细菌性和病毒性脑膜炎的重要依据。

（2）脑梗死、脑出血、蛛网膜下腔出血的急性期。

（3）脑肿瘤的进展期明显增高，治疗后疗效较好者明显减低或恢复正常。

（4）脱髓鞘病，特别是多发性硬化症的急性期或病情加重期。

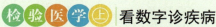
脑脊液氯化物的检测是怎样的

脑脊液中氯化物含量常随血清氯化物的改变而变化。由于脑脊液中蛋白质含量较少，为了维持脑脊液和血浆渗透压的平衡，氯化物含量较血浆高20%。

氯化物定量检方法与血清氯化物检验方法相同，测定方法有硝酸汞滴定法、电量分析法、离子选择性电极法和硫氰酸汞比色法。临床常用电极法。

参考值：

成人：120~130 毫摩尔/升；

婴儿：110~130 毫摩尔/升。

临床意义：

（1）减低：在中枢神经系统疾病中，凡能引起脑脊液蛋白质含量升高的，都可使氯化物的浓度降低。蛋白质含量越高，氯化物浓度下降越明显。如结核性脑膜炎减低最明显，可低于102 毫摩尔/升；化脓性脑膜炎时，氯化物含量下降不明显；病毒性脑膜炎，氯化物的含量多无变化；非中枢神经系统疾病，呕吐、腹泻、脱水等使血氯降低的疾病，脑脊液中的氯化物也可减少；其他中枢神经系统疾病氯化物的含量多正常。

（2）增高：主要见于尿毒症、肾炎、心力衰竭、病毒性脑膜炎或脑炎。

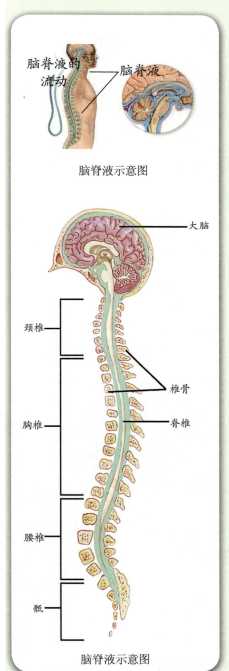

脑脊液示意图

脑脊液的流动 脑脊液

大脑

颈椎

椎骨

胸椎

脊椎

腰椎

骶

脑脊液示意图

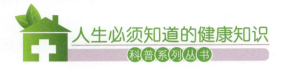

脑脊液葡萄糖的检查

脑脊液葡萄糖含量大多为血糖的50%～80%，其高低与血糖浓度、血–脑屏障的通透性、葡萄糖的酵解程度有关。脑脊液葡萄糖检验多采用葡萄糖氧化酶法和己糖激酶定量法。

参考值：腰椎穿刺：2.5～4.4 毫摩尔/升；小脑延髓池穿刺：2.8～4.2 毫摩尔/升；脑室穿刺：3.0～4.4 毫摩尔/升。

临床意义：

（1）葡萄糖减低：主要用于鉴别诊断细菌性脑膜炎与病毒性脑膜炎。细菌可以分解葡萄糖；被破坏的细胞能释放出分解葡萄糖的酶，最终使脑脊液中葡萄糖浓度降低。病毒性脑膜炎葡萄糖会轻度减少。化脓性脑膜炎的葡萄糖含量明显降低或缺如。其他一些疾病，如脑膜肿瘤、神经梅毒、低血糖状态以及一些寄生虫感染都可引起葡萄糖不同程度的减少。

（2）葡萄糖增高：见于新生儿及早产儿、脑或蛛网膜下腔出血、急性颅脑外伤及缺氧、糖尿病或静脉注射葡萄糖等。

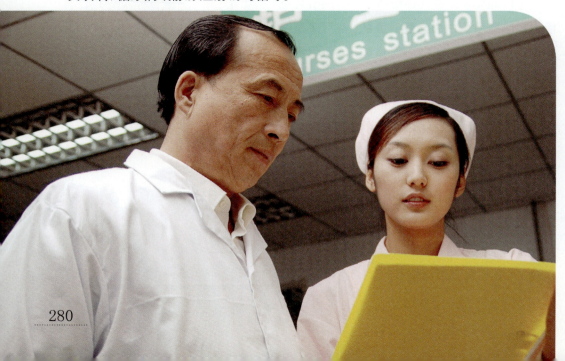

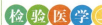

多出来的脏器润滑液
——浆膜腔积液
检验

人体的胸腔、腹腔和心包腔、关节腔统称为浆膜腔。正常情况下，浆膜分泌起润滑作用的少量液体，以减少脏器间的摩擦，一般采不到；当浆膜出现炎症、恶性肿瘤浸润或低蛋白血症、循环障碍等病变时，浆膜腔内液体生成增多而形成浆膜腔积液。因此，人体一旦出现浆膜腔积液就是一种病态的表现。

浆膜腔积液可分为哪些

根据部位的不同可分为胸腔积液（胸水）、腹腔积液（腹水）、心包积液。根据病因和性质，浆膜腔积液可分为漏出液和渗出液。

浆膜腔积液检验项目有哪些

浆膜腔积液检查的项目主要有病理学检查、化学与免疫学检查。①病理学检查包括：量、凝块、颜色与透明度、比重。②化学与免疫学检查包括：蛋白质、葡萄糖、脂类（胆固醇、三酰甘油）、酶类（乳酸脱氢酶、溶菌酶、腺苷脱氨酶）。

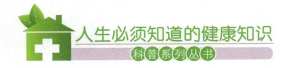

通常所说的漏出液和渗出液是怎么回事，如何区别

渗出液与漏出液的区别表

项目	漏出液	渗出液
病因	非炎症性	炎症性，外伤，肿瘤或理化穿刺
颜色	淡黄色	黄色，红色，乳白色
透明度	清晰透明	浑浊
比重（克/升）	<1.015	>1.018
凝固性	不易凝固	易凝固
蛋白质定量（克/升）	<25	>30
葡萄糖（毫摩尔/升）	与血糖相近	低于血糖水平
乳酸脱氢酶（单位/升）	<200	>200
细胞总数（×10^6）	<500	>500
有核细胞分类	以淋巴细胞自主，偶见间皮细胞，单核细胞>50%	炎症早期以中性粒细胞为主；慢性期以淋巴细胞为主；恶性积液以淋巴细胞为主
肿瘤细胞	无	可有
细菌	无	可有

浆膜腔积液的一般性状检查及其临床意义是什么

（1）量：正常胸腔、腹腔和心包腔内均有少量的液体。病理情况下液体增多，其量与病变部位和病情严重程度有关，可有数毫升至上千毫升。

（2）颜色与透明度：正常颜色为淡黄色。一般渗出液颜色随病情而改变，漏出液颜色较浅。透明度：正常为清晰透明，可因其含细胞、蛋白质、细菌等而变浑浊。

（3）凝块：正常无凝块。漏出液一般不易凝固或出现凝块。渗出液易凝固或出现凝块。

（4）比重：漏出液<1.015，渗出液>1.018。浆膜腔积液比重的高低与其所含溶质的多少有关。漏出液因其含有的细胞、蛋白质等成分少，比重常小于1.015，而渗出液由于含有较多的蛋白质、细胞等成分，比重常大于1.018。

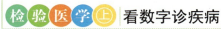
浆膜腔积液的化学检查有哪些

（1）蛋白质定量：本测定主要用以区别漏出液与渗出液；漏出液蛋白质小于25克/升，渗出液大于30克/升，蛋白质为25~30克/升，则难以判明积液性质。

（2）葡萄糖定量：漏出液与血糖相近，渗出液葡萄糖含量较血糖稍低。

（3）乳酸脱氢酶（LDH）：浆膜腔积液中LDH的测定主要用于鉴别积液的性质。LDH活性增高见于化脓性积液、恶性积液、结核性积液等。化脓性积液，LDH增高程度与感染程度有关。

（4）腺苷脱氨酶（ADA）：ADA活性测定对结核性积液诊断疗效观察有重要意义。当抗结核药物治疗有效时，ADA活性随之减低。ADA也可用于鉴别结核性和恶性积液。

临床体液学 检验趣谈

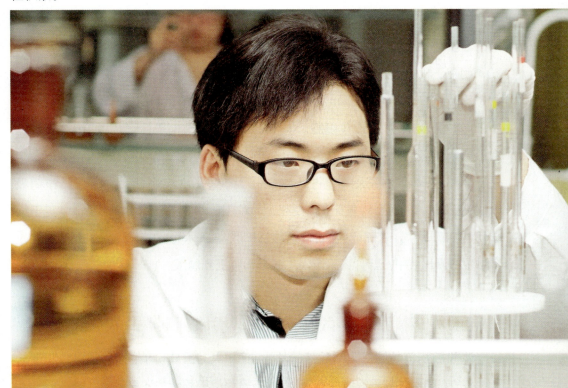

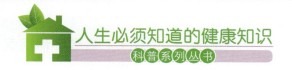
浆膜腔积液的显微镜检查有哪些

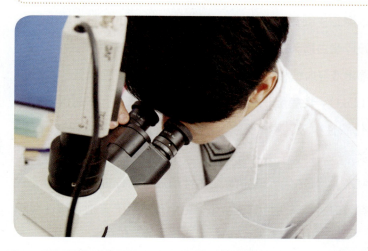

（1）细胞计数：红细胞，无。白细胞，漏出液<$100×10^6$，渗出液>$500×10^6$。红细胞计数对鉴别漏出液和渗出液的意义不大，因为1000毫升积液中加1滴血液即可使积液呈红色。如穿刺损伤等很容易造成浆膜腔积液中检测出红细胞；淋巴细胞和中性粒细胞的增高对诊断积液的性质有一定的帮助。淋巴细胞>200可见于结核性，肿瘤性积液。中性粒细胞>1000可见于化脓性积液。

（2）细胞分类计数：漏出液中细胞较少，以淋巴细胞和间皮细胞为主。渗出液中细胞种类较多，如中性粒细胞，淋巴细胞，间皮细胞，恶性细胞等。细胞分类计数的临床意义：中性粒细胞数量增高占85%～95%，见于急性化脓性细菌感染、结核早期感染；嗜酸粒细胞增高占2%～5%，见于过敏性疾病、寄生虫病、结核病吸收期、系统性红斑狼疮、气胸、肺梗死、真菌感染、肿瘤等；淋巴细胞增高，见于结核病、梅毒、肿瘤、骨髓瘤、慢性非结核性胸膜炎等；间皮细胞通常占15%～20%，多出现在漏出液中，也可见于渗出液，表示胸膜受到刺激。

浆膜腔积液检查的临床应用有哪些

浆膜腔积液检验对判断积液的性质、病因具有重要价值。用于漏出液和渗出液的鉴别。结核性与恶性胸腔积液，良性与恶性腹腔积液的鉴别等。

不容小觑的体液
——其他体液
的检验

除了以上所说的几大类体液外，还有这样一些小"团体"体液不容忽视。它们也同样在为人体的安全"运转"埋头苦干。它们的一些小变化常常为机体各种疾病的诊断提供重要的依据。

痰液的检查包括哪些内容

痰液的检查包括一般性状检查、显微镜检查；寄生虫检查、嗜酸粒细胞检查、细菌检查、免疫学和酶学检查。

（1）一般性状检查：痰液通常呈无色或灰白色。化脓性感染时可呈黄绿色；绿脓杆菌感染时呈明显绿色；大叶肺炎时呈铁锈色；阿米巴肺脓肿时呈咖啡色；呼吸系统有病变时可呈黏液性、浆液性、脓性、血性等。

（2）显微镜检查：观察有无红细胞、白细胞、上皮细胞、弹力纤维、真菌孢子、心力衰竭细胞、癌细胞等。

（3）寄生虫检查：可能查见肺吸虫卵、阿米巴滋养体、圆线虫幼虫、蛔幼、钩幼、尘螨等。

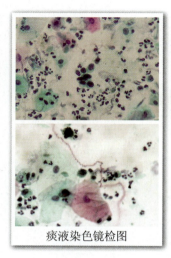

痰液染色镜检图

（4）嗜酸粒细胞检查：痰液直接涂片用瑞氏染色，油镜下计数100个白细胞，报告嗜酸粒细胞百分数。

（5）细菌检查：痰液直接涂片用革兰染色，查找肺炎球菌、螺旋体、梭形杆菌、霉菌等，用抗酸染色找抗酸杆菌。

（6）免疫学和酶学检查：正常痰中分泌型IgA为2.03±0.21克/升。慢性支气管炎急性发作时可降低，治疗后可回升。慢性支气管炎患者痰液中乳酸脱氢酶、唾液酸含量比正常人高1.5倍或更多。治疗后明显降低。

滑膜液有哪些检查

正常关节腔内有少量滑膜液。当关节病变时，滑膜液增多形成关节腔积液。正常关节腔积液很少，为0.1～0.3毫升。颜色呈淡黄色或无色。透明度清亮，呈高度黏稠，拉丝长达3～6厘米。关节腔积液化学检查项目及临床意义如下。①粘蛋白凝块形成试验：凝块形成不良多见于化脓性、结核性、类风湿关节炎及痛风。②蛋白质：正常总蛋白10～30克/升。增高主要见于化脓性关节炎。③葡萄糖：正常与血浆葡萄糖浓度相当，化脓性关节炎时减低。④乳酸：正常与血浆乳酸浓度相当，化脓性关节炎时增高，类风湿关节炎轻度增高。⑤类风湿因子：阳性见于感染性和非感染性关节炎；⑥抗核抗体（ANA）：70%系统性红斑狼疮和20%类风湿关节炎可检出ANA。⑦补体：风湿性、系统性红斑狼疮活动期减低；感染性关节炎、痛风、Reiter综合征时增高。

如何检查泪液

泪液的采集用玻璃毛细管从较低的泪囊收集。泪液检查以化学分析为主。

（1）IgE：在特异反应性结膜炎时升高。

（2）乳酸脱氢酶（LDH）：正常情况下，机械刺激角膜和结膜后可引起LDH升高；病理情况下，疱疹性角膜和结膜炎LDH升高。

（3）转铁蛋白：参考范围0.2~14毫克/升。青春性结膜炎患者常升高。

（4）总蛋白：参考范围：4.6~6.9克/升。细菌性感染患者可升高。

如何进行胃液检查

胃液是胃腺细胞分泌的，重要成分包括氯化氢、蛋白裂解酶（胃蛋白酶Ⅰ~Ⅲ）及内因子。胃液化学分析项目及参考范围：氯化物，77.5~159毫摩尔/升；游离酸<115毫摩尔/升；粘蛋白0.5~15克/升；多肽Ⅰ~Ⅱ，男性：29千单位/24小时，女性：19千单位/24小时；钾6.5~16.5毫摩尔/升；钠18.5~69.9毫摩尔/升；钙1.0~2.3毫摩尔/升；镁0.25~1.5毫摩尔/升；磷0.19~5.8毫摩尔/升。

十二指肠引流液检查如何进行

十二指肠引流液按胆汁来源不同可分为甲、乙、丙、丁4管。甲管从胆总管排出，呈金黄色。乙管从胆囊排出，呈深褐色。丙管从肝胆管排出，呈柠檬黄色。丁管来自十二指肠，为灰白色或淡黄色。正常情况下为透明液体无沉渣，一般为中性或弱碱性。

临床意义：如乙管为脓性可能为胆囊脓肿；混有陈旧性血块应考虑胆囊、胆道、十二指肠、胃等部位的癌症。胆石症者常可找到非晶形泥沙样颗粒，胆红素结晶与胆固醇结晶同时存在，应考虑胆道结石。

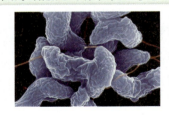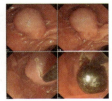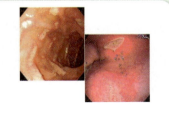

引流液显微镜检图

（本章撰稿：刘爱兵、范冰、宁健、蒋雯）

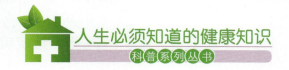

参考文献

[1] 中华人民共和国卫生部医政司. 全国临床检验操作规程. 南京: 东南大学出版社, 2006.

[2] 丛玉隆. 实用检验医学. 北京: 人民卫生出版社, 2009.

[3] 周新. 临床生物化学和生物化学检验. 北京: 人民卫生出版社, 2003.

[4] 周新, 府伟灵. 临床生物化学与检验, 北京: 人民卫生出版社, 2010.

[5] 郭健. 检验与临床诊断·内分泌和代谢病分册. 北京: 人民军医出版社, 2008.

[6] 迟家敏. 实用糖尿病学. 北京: 人民卫生出版社, 2009.

[7] 王传新. 检验与临床诊断·肾病分册. 北京: 人民军医出版社, 2006.

[8] 杨肇立. 检验项目选择及临床应用要点. 北京: 人民军医出版社, 2008.

[9] [美]杨（YOUNG,D.S.）. 分析前因素对临床检验结果影响. 李艳, 等, 译. 北京: 人民军医出版社, 2009.

[10] 童明庆. 临床检验标本采集送检手册. 北京: 人民卫生出版社, 2010.

[11] 赵军. 临床疾病检验诊断程序. 北京: 军事医学科学出版社, 2007.

[12] 王兰兰, 吴建民. 临床免疫学与检验. 北京: 人民卫生出版社, 2007.

[13] 王兰兰. 医学检验项目选择与临床应用. 北京: 人民卫生出版社, 2010.

[14] 刘运德. 微生物学检验. 北京: 人民卫生出版社, 2009.

[15] 贾文祥. 医学微生物学. 北京: 人民卫生出版社, 2009.

[16] 王世平. 医学寄生虫学. 北京: 高等教育出版社, 2009.

[17] 黄宇烽, 李宏军. 检验与临床诊断·男科疾病分册. 北京: 人民军医出版社, 2007.

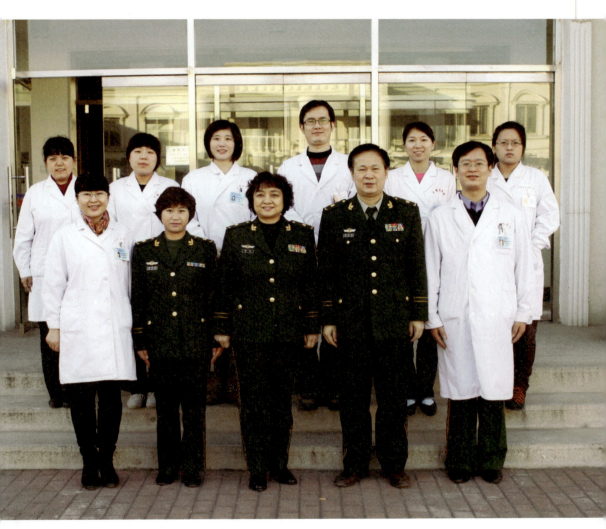

中国武警总医院医学实验中心成员合影（2012年5月）

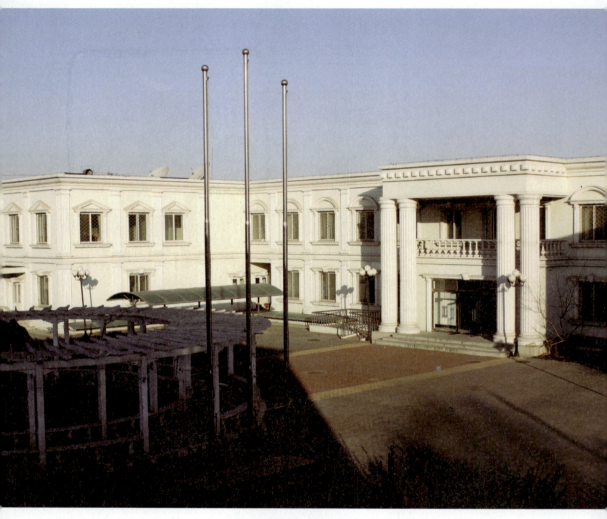

武警总医院医学实验中心外景一角